宇都宮療養所所長 最上修二と
結核特殊学級

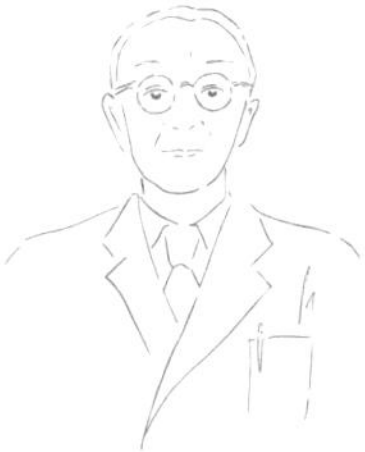

二兎を追う

橋本伸一

随想舎

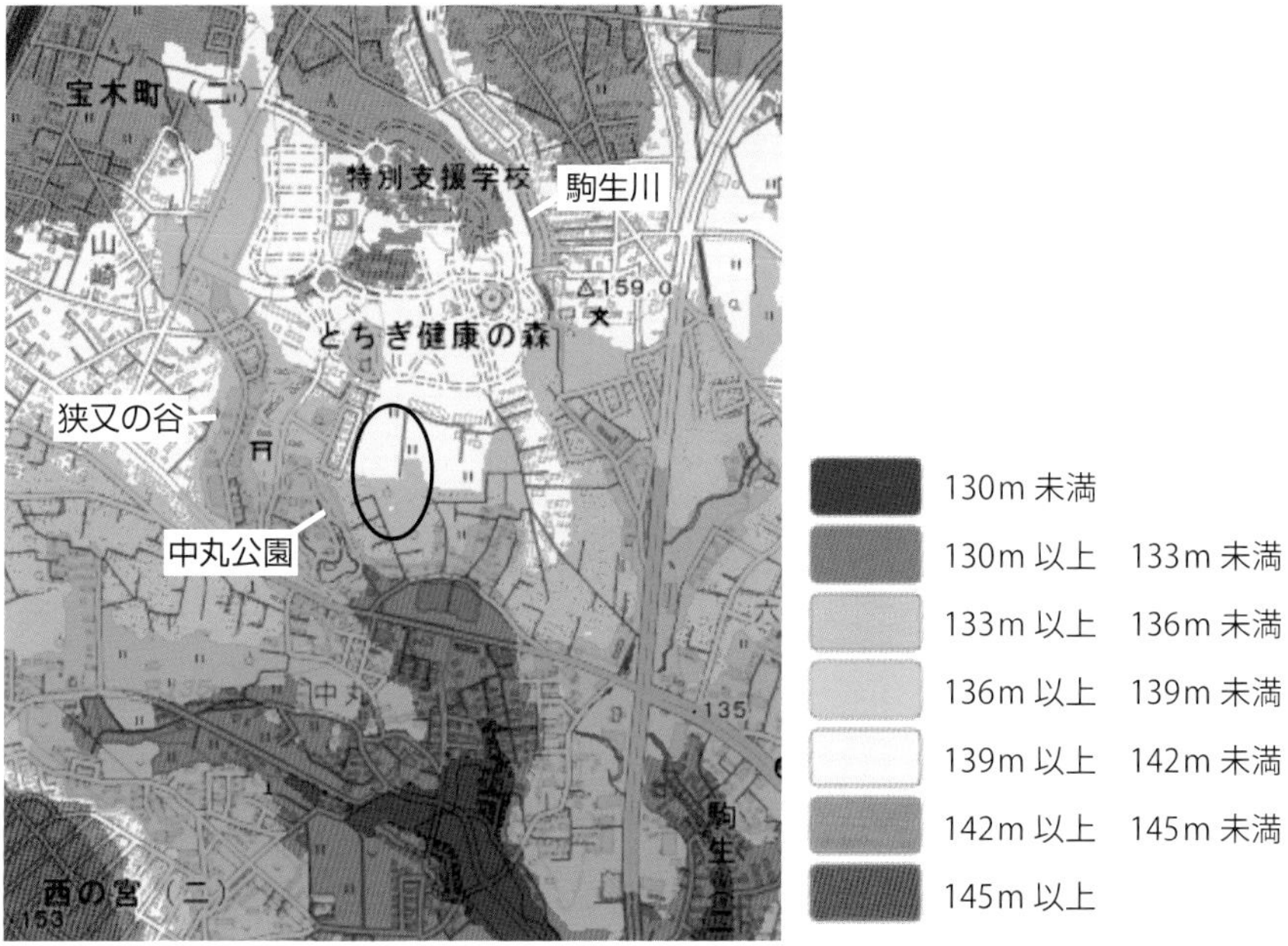

口絵１　とちぎ健康の森付近の地形図（電子地形図25000〈国土地理院〉を加工して作成）

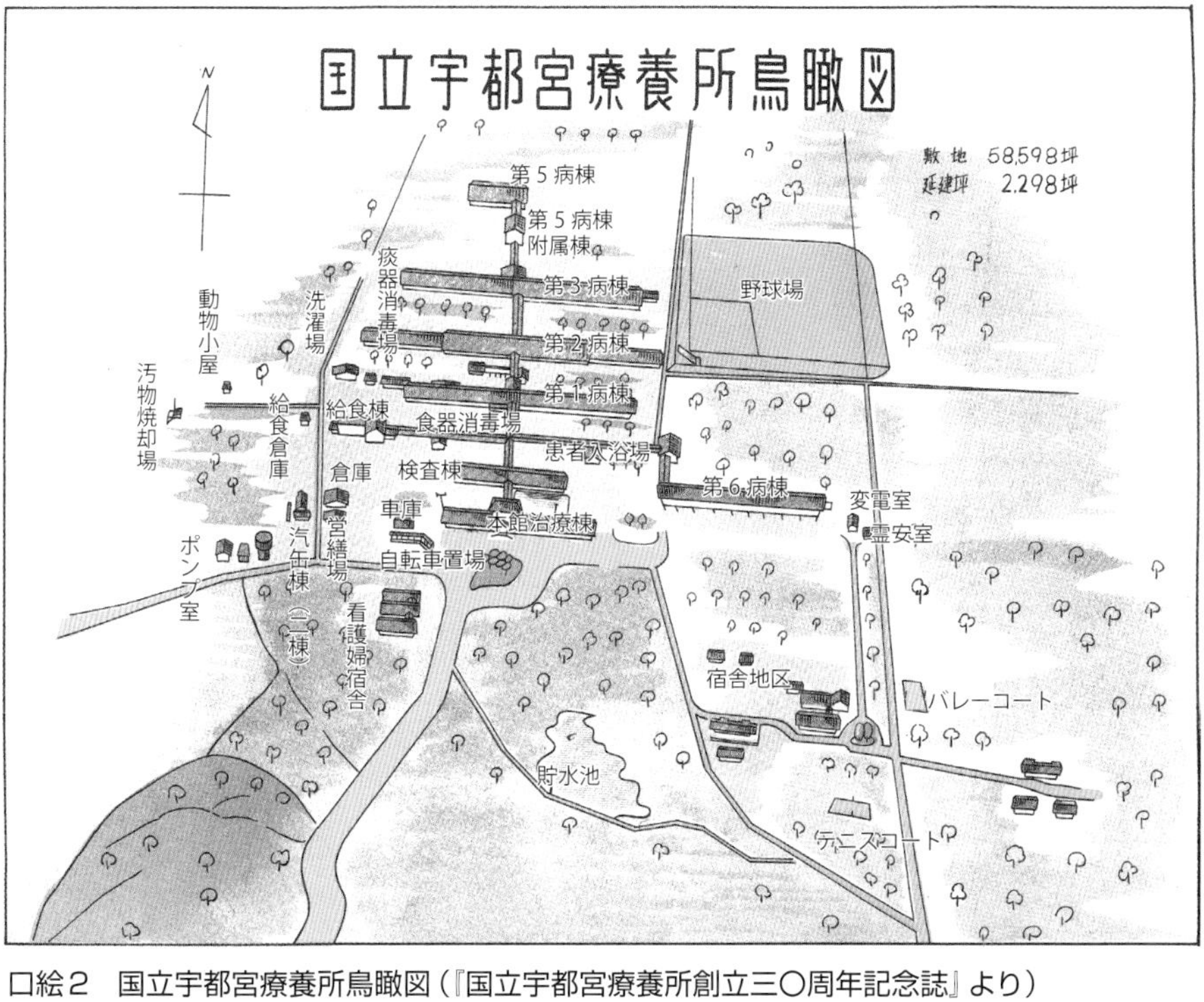

口絵２　国立宇都宮療養所鳥瞰図（『国立宇都宮療養所創立三〇周年記念誌』より）

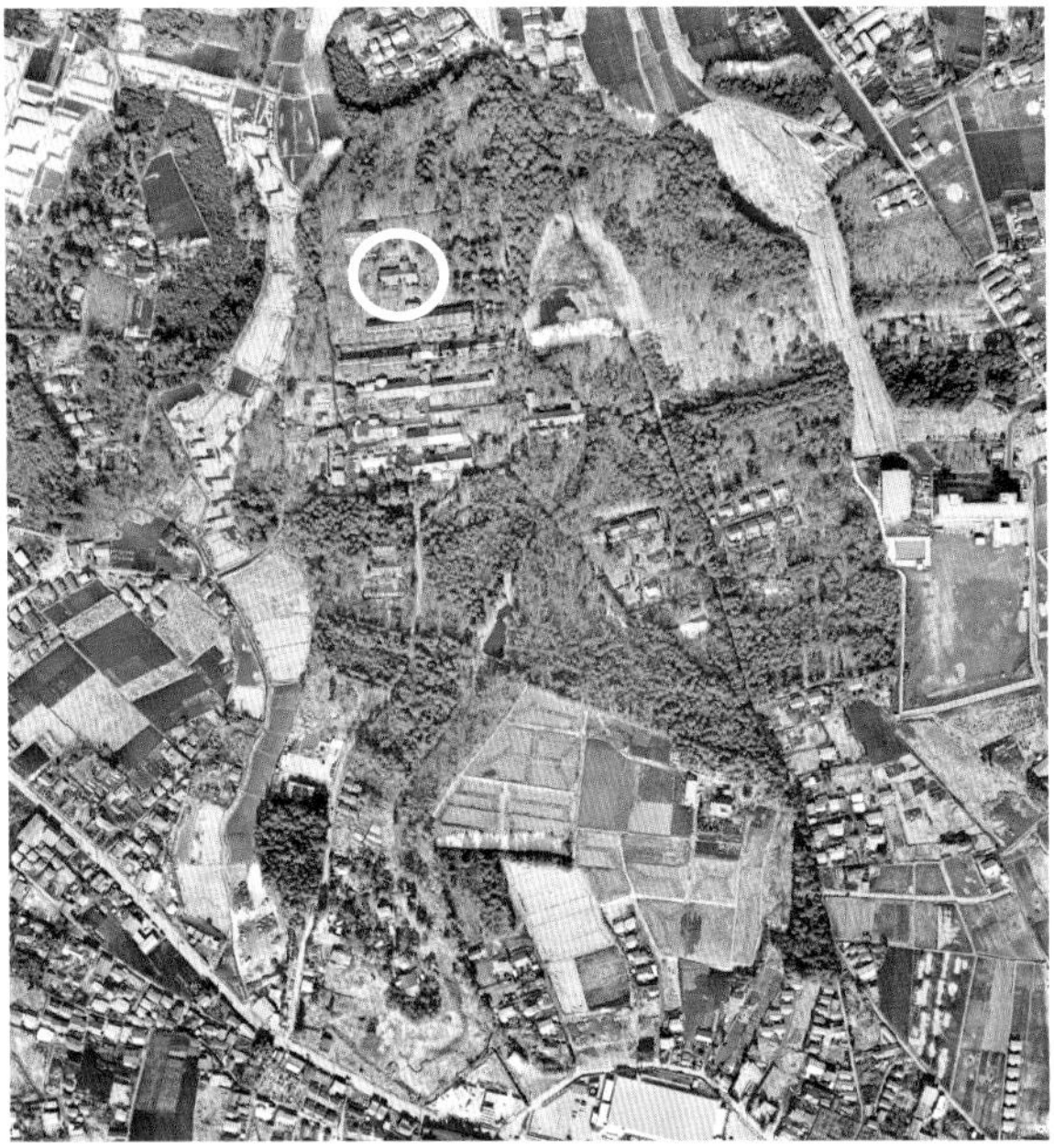

口絵３　宇療の特殊学級の校舎（〇で囲んだ建物）
出展：国土地理院撮影の空中写真（1975年撮影）

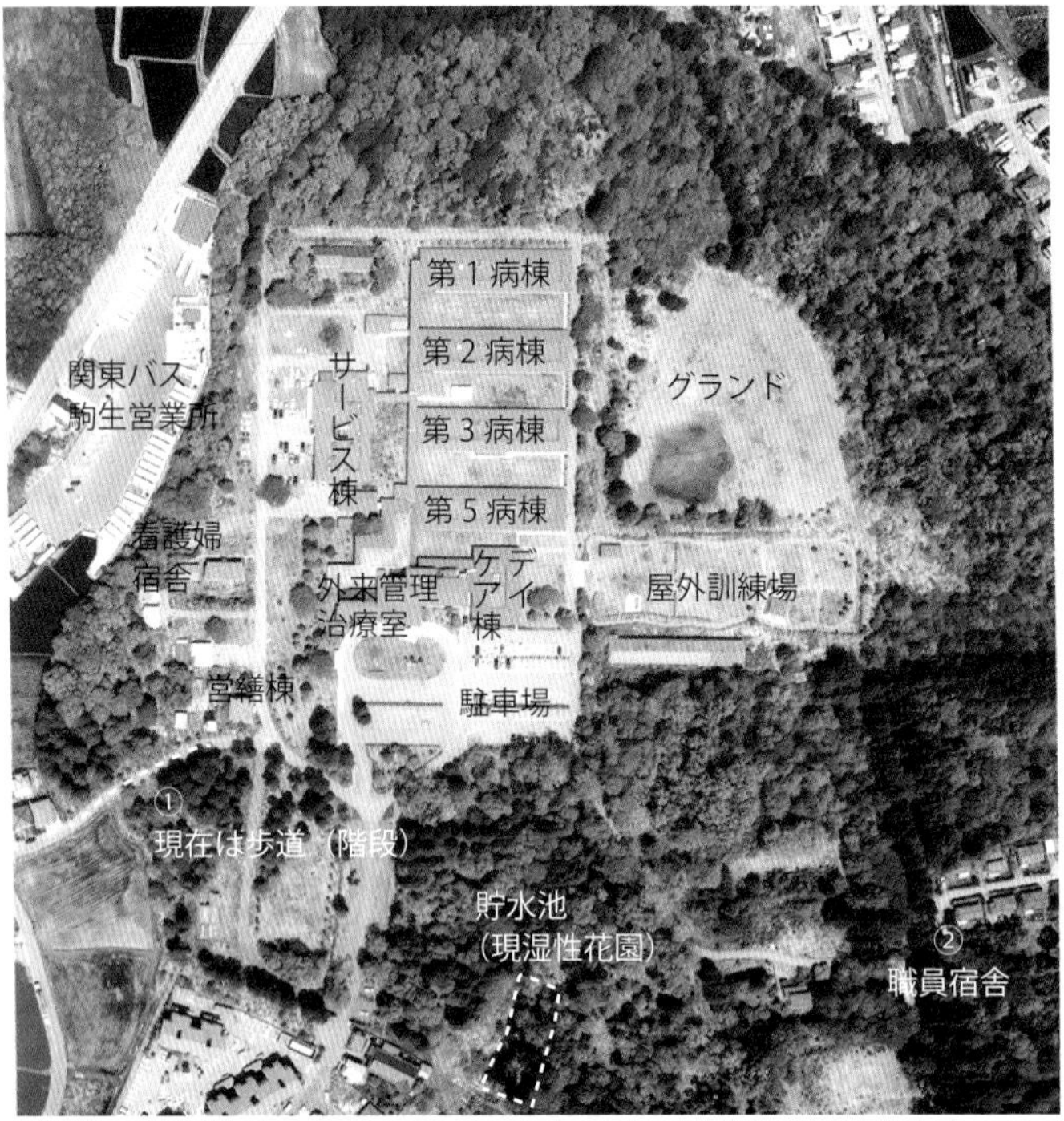

口絵４　宇療閉院前の空中写真（『駒生の思い出　国立療養所宇都宮病院閉院記念誌』より作成）

はじめに

とちぎ健康の森

「とちぎ健康の森」（宇都宮市駒生町三三三七―一）は敷地総面積二一ヘクタールになんなんとする敷地内に、室内プール・体育館を備えた「とちぎ健康づくりセンター」、栃木県シルバー大学校の講義、講座で高齢者が集う「とちぎ生きがいづくりセンター」、回復期のリハビリテーションと肢体不自由児の療育を専門とし、「わかくさ特別支援学校」や「栃木県障害者総合相談所」が隣接する「栃木県立リハビリテーションセンター」が円を描くように立ち並んでいます。

また栃木県保健衛生事業団や栃木県医師会なども入居し、人間ドックのために連日多くの人々が訪れます。

最大の売りは、もちろん四季の移ろい豊かな広大な森で、最大一・六キロメートルのウォーキングコースを毎日多くの市民が利用しています。そのため、駐車場も連日満車の日が多いようです。

この敷地の全てがかつての結核療養所のものでした。自然豊かな森は、大気療法を行っていた結核療養所であった何よりの証しです。ただし、この森以外に結核療養所の痕跡を留めたものは一切残っていません。

療養所は名称と経営母体を変遷させながら平成五（一九九三）年にその歴史に幕を閉じました。健康の森正面のロータリーの近くには、病院閉鎖後の平成八（一九九六）年に建立され、最後の名称となった「国立療養所宇都宮病院跡地」の碑があります。

戦前や昭和二〇・三〇年代と比べ、結核は現在の日本では患者数が極めて少なくなっており、全国に多数あった療養所は閉院や、通常の病院に姿を変えて存続するなど日本から姿を消してしまいました。この国立療養所宇都宮病院（以下当時の通称を採用して「宇療」と記します）も宇都宮市岡本町の国立療養所東栃木病院（当時、現独立行政法人国立病院機構〈ＮＨＯ〉宇都宮病院）と統合するという形で閉院しました。

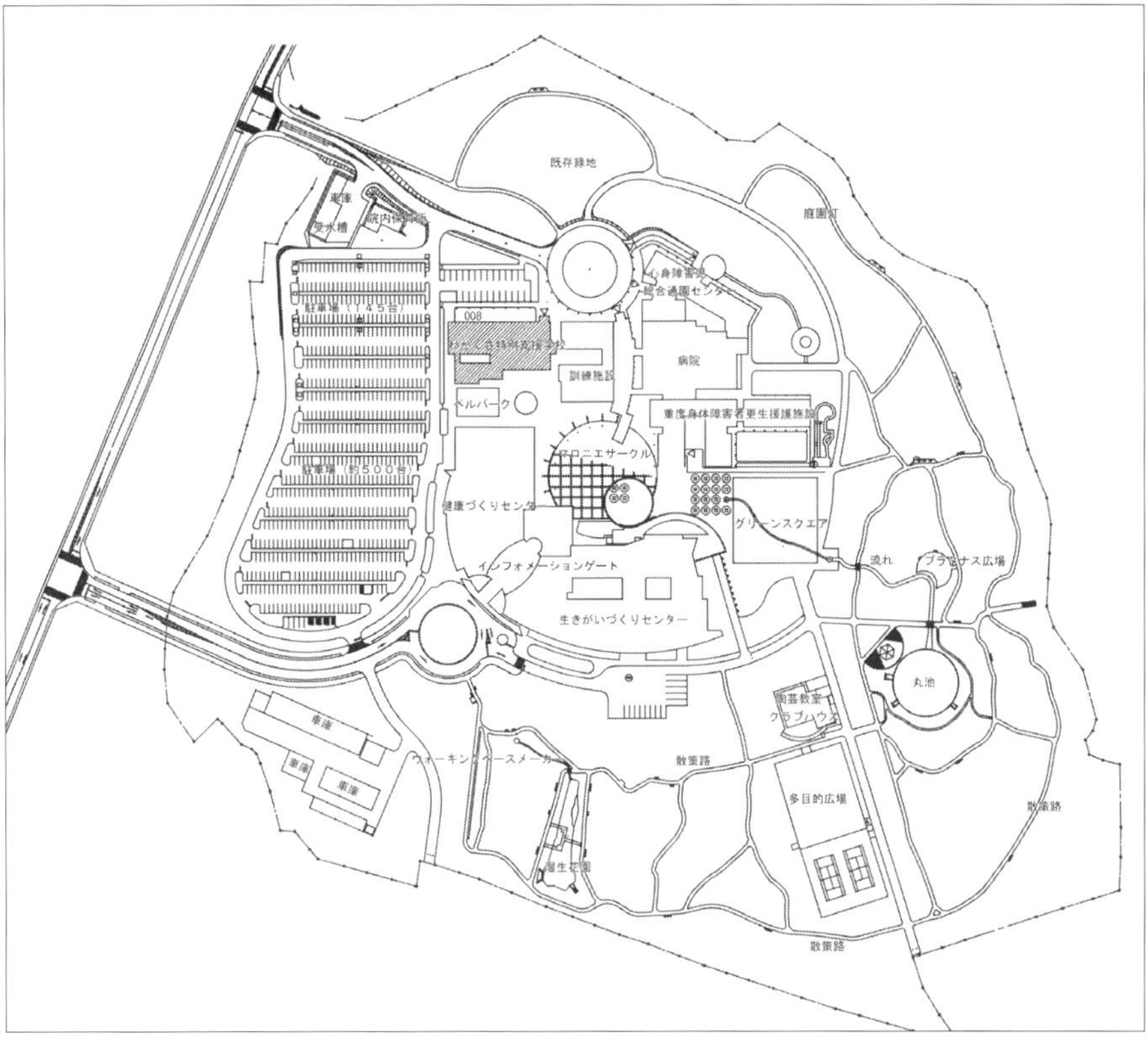

図１　とちぎ健康の森平面図

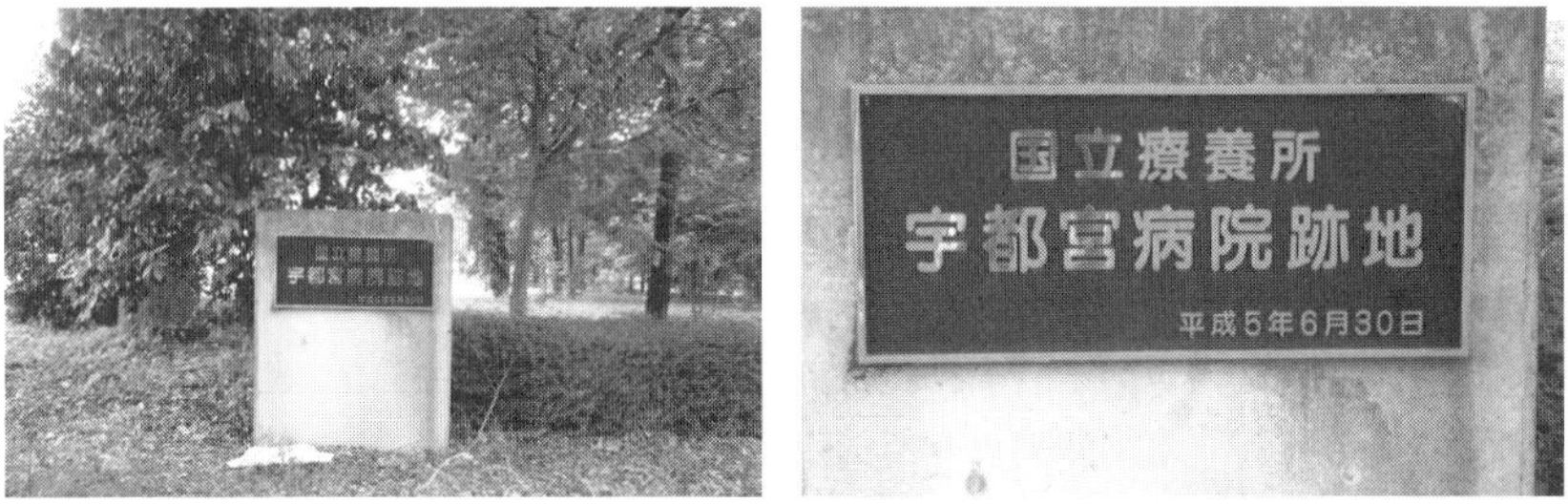
国立療養所
宇都宮病院跡地
平成5年6月30日

図２　国立療養所宇都宮病院の碑

結核と療養所は忘れられた存在となってしまったわけですが、結核に限らず感染症は流行が終息すると忘れ去られてしまうようです。一九一八〜二〇年のいわゆる「スペイン風邪」、スペイン・インフルエンザ・パンデミックは、速水融の名著『日本を襲ったスペイン・インフルエンザ　人類とウイルスの第一次世界戦争』によると、忘れられているそうです。スペイン・インフルエンザの基本文献であるA・W・クロスビーの書名も、『史上最悪のインフルエンザ―忘れられたパンデミック』となっています。また、二〇〇九年の新型インフルエンザ・パンデミックも今では誰も気にする人はいません。

しかし実際には結核は日本において制圧されていません。先進国の中で最も感染率が高く、現在年間一万人以上が新たに感染しています。日本は今でも結核の「中蔓延国」であり、二〇二〇年までに「低蔓延国」とする政府の目標は達成することはできませんでした。

また今般の新型コロナウイルス感染症の流行によって、保健所、濃厚接触者の追跡、N95マスクなど、結核由来のものが改めて注目を集めています。結核史の中に現代の教訓となることも浮かび上がってくるかもしれません。

本書の内容

本書はこの宇都宮療養所の歴史を振り返り、そこで長く所長を務めた最上修二という一人の医師の半生を辿っていきます。そして最上所長の最大の功績である結核特殊学級の設置の経緯について述べていきます。この特殊学級は栃木県の特別支援教育における病弱教育部門の起源となる学校でした。

第一章ではまず日本における結核の歴史を概観します。この部分は結核の知識がある方は飛ばしていただいて結構です。

宇療の歴史は全国の結核及び療養所の動向とパラレルに進行しているので、六〇年以上にわたる宇療の変遷を日本の結核史を踏まえて見てみます。ただし、宇都宮療養所の歴史は一〇年ごとに創立周年記念誌が編まれており、本書はその歴史を編年体的に追うものではありません。記念誌には医療（医局）、看護、放射線科、薬剤科、施設など様々な分野の変遷がまとめられていますが、それらは現代の医学と比べる遥か以前の歴史的段階なので医学史の観点から考察すべきものです。筆者は医学史の専門家ではありませんので、それらについてはほとんど言及していません。

新型コロナウイルス感染症に対する人々の反応を見るにつけ、感染症は差別と直結しています。いつの世も感染症施設は忌み嫌われる運命です。また感染者は隔離を理由に、不当に社会から遠ざけられ、いわれない差別を受けます。

そこで本書では宇都宮市が療養所を建設する際に起きた、近隣住民の反対運動にも触れていきます。その後、療養所の敷地と建物、規模（患者数）の変遷を中心に述べていきます。入手した図、写真などの視覚史料をできる限り紹介し、療養所の景観の変遷を追っていきます。

第二章では最上修二の生涯中、戦前から昭和三〇年代を中心に見ていきます。しかし、これもまたその一生をくまなく追ったような評伝にはなっていません。彼の医師としての生涯は結核療養所とともにあり、結核患者が激減して療養所が斜陽化していく時代は本書の対象としませんでした。

最上は秋田県出身で、医専を卒業後、すぐに宇療で結核医としてそのキャリアをスタートさせますが、日中戦争開始後、軍医として従軍し中国で終戦を迎えます。その間、いくつかの不幸が彼を襲います。彼はある意味、戦争の犠牲者です。しかし、宇療に復帰後は長く宇療の所長を務め、結核治療にそれこそ一生を捧げます。

そうした彼の半生中の出来事を述べるとともに、結核という感染症の背後にある「貧困」の問題に積極的に踏み込み、単なる病気の治療の枠を超えて患者のために尽くすヒューマニストであったことを紹介します。「仁医」であったこの医師を顕彰するのが本書の目的の一つであります。

第三章は、最上所長が昭和三一年に設立した結核特殊学級の設置経過について述べます。昭和二〇年代から三〇年代にかけて、全国の結核療養所で同様の特殊学級が設置されました。最上の仕事も他の結核療養所の所長と比べて特段違うところはなく、彼は one of them に過ぎません。

ですが最上所長は結核特殊学級の設置運動を始めてからわずか五カ月でこの特殊学級を開設してしまいました。これは他県の結核特殊学級と比べても驚異的な速さで、全国で最も短期間で開設された結核特殊学級かもしれません。

結核特殊学級の設立に対しては、利害関係者全てが決して賛成ではありませんでした。初めは、これに賛同して積極的に応援してくれた関係者は少なかったのです。そのため、様々な困難に突き当たりますが、最上所長は関係者の間を奔走してこの壁を乗り越えました。

その設置運動の経過を見る際に、なぜ最上所長が特殊学級の開設を急いだのか、彼の無意識の思いに迫ってみます。

第二・三章で依拠するのは、最上修一が残したエゴ・ドキュメント、すなわち著書と日記です。特に彼が書きためていた日記を長女の最上恵美子氏から提供していただいたことは、本書がこのような形で上梓できた最大の要因といえます。

結核療養所の所長の日記というのは大変貴重なもので、結核療養所の特殊学級がどのようにして誕生したのかという点以外にも、当時の療養所の内部が垣間見える貴重な情報をもたらしてくれました。

第四章は、その結核特殊学級で行われた教育の内実と子どもたちのために尽力した教師たちについて述べた章です。全国の療養所では「患者先生」と呼ばれ、患者が教師となって子どもたちを教える動きが自然発生しました。

宇療の特殊学級にも、わざわざ他の療養所から転院して教師を務めたいわば、「押しかけ患者先生」がいたことを紹介します。

ただし、この章については、まとまった資料を見つけられず、中心となる人物の証言がありません。断片的な資料・証言しか集められませんでした。しかし、この章に限らず本書は全体を通して、更に証言・未見の資料の存在を関係者から教示していただくことにこそ意義があると考えています。

また宇療の特殊学級の育ての親ともいえる遠山有能医師の論文を引用しながら、医療と教育の特殊な関係が現在の病弱教育にまで連続していることを見ます。「おわりに」では、次の二点について言及し私見を述べています。一九六〇年代、既にWHOは結核の「入院治療は不必要」「療養所治療は中止すべき」という勧告を出しています。もう一つ、二〇一九年に厚労省は、全国の公立病院で再編対象となる四〇〇以上の病院名を発表しました。その中にはかつての結核療養所であったNHOの病院が多数含まれ、それらのNHOの病院には病弱教育の特別支援学校が隣接して存続しています。これらは本書の「落ち」「下げ」のようなものです。

誠に管見の限りですが、健康の森開設以前のこの地の忘れられた歴史について知っていただければ幸いです。

お断り

・本書で取り上げる「特殊学級」は、設立当時から療養所では一貫して〝養護学級〟と呼んでいました。しかし、学校教育側では、当初は表記に揺れがあったものの、知的障害児（当時は精神薄弱）対象や肢体不自由児対象などと同じカテゴリーの教育を施すとして「特殊学級」と表記されるようになりました。またのちに「養護学校」という現在の特別支援学校に当たる学校も各地に設立され、まぎらわしい点があります。そこで本書では引用文を除き、全て特殊学級に統一しました。

・本書に登場する人物は、歴史的人物と考えて実名を挙げ、基本的に敬称は略させていただきました。ただし、一部例外があります。一部の人物の来歴が書かれていますが、筆者が書籍やネット等で調査したものです。その内容に誤りがあった場合はご容赦願います。また個人の評価に関してその方々の功績を否定するものではありません。

・患者に関しては全てアルファベットのイニシャルで表記しました。特殊学級の児童生徒名も新聞・冊子等では実名で出現していますが、イニシャルに変えました。当時と今とではプライバシー、個人情報保護に対する基準や世間の感覚が異なると考えたからです。

・引用した文献の中で、最上修二の『珍病名談義』と最上の日記、宇都宮療養所の周年記念誌の一部は、文献名や引用したページを示しませんでした。引用した箇所が多く、煩雑になると考えたからです。

・最上の日記は、他人に読ませるために整えて書かれたものでは〝もちろん〟ありません。句読点はついていない場合が多く、改行も適当になっています。本書では読みやすくするために筆者が適宜句読点や〝スペース（空白）〟を置き、改行を施しました。

二兎を追う　宇都宮療養所所長最上修二と結核特殊学級

目次

凡例

i　引用文は、以下の方針で校訂した。

・旧字・旧仮名遣いは、現行の字体・仮名遣いに改める。

・適宜振り仮名を補う。

・送り仮名は原文通りとする。

ii「おらが施設　こうして養護学級は生れた」（最上修二著、『珍病名談義』所収）からの引用文は、上部に罫線を施した。

第一章　宇都宮療養所の変遷

1　日本の結核と結核対策の変遷

結核とは

結核は結核菌によって発症する感染症です。結核菌は人類が農耕牧畜を始めて定住生活に入った時代から、牛などの動物から感染して広まっていたようです。そのため、現在では人類の三分の一が結核菌に感染しているといいます。

しかし、感染しても結核を発症するのは一〜二割（三割という説もあり）程度で、健康な人であれば、免疫の働きで菌の増殖を抑え込んでしまいます。また発症しても排菌をしない場合があり、その人は他人に感染させることはありません。

感染は排菌者の肺から出された菌を含んだ飛沫核を吸い込むことで起こる空気感染で、いわゆる〝三密〟の住環境で多く感染し、また過労や栄養不良などで免疫機能が落ちると発症率が高まります。そのため、歴史上結核が蔓延したのは、どの国も国内の産業構造がシフトし「工業化」を果たした時期、いわゆる産業革命期に集中しています。

工業化の過程で発生した工場労働者は過酷な生活環境に置かれました。それが結核蔓延の決定要因となったのです。換気の悪い住居での集団生活、栄養分に乏しい食事、一日十数時間にわたる重い肉体労働によって、労働者は結核に対する耐性を失ったのでした。

そのような結核で苦しむ労働者が発生した歴史上初めての国が資本主義の発祥国であるイギリスで、エンゲルスの『イギリスにおける労働者階級の状態』（一八四五年）が、英国労働者の悲惨な生活を報告しています。

日本では明治期の日清戦争後から産業革命が発生しますが、製糸女工の間から爆発的に結核が広まったとは、人口に膾炙《かいしゃ》しています。その惨状を記したものとしては、石原修の『女工と結核』（大正二〈一九一三〉年）が基本資料で、細井和喜蔵の『女工哀史』（大正一四〈一九二五〉年）などもよく知られています。

これから本書では公立の結核療養所に関して述べていきますが、その際特に強調しておかなければならないのが、こうした結核の特徴、すなわち結核は「貧者の病」であるという点です。戦前の公立の結核療養所も、戦後の国公立の療養所も、貧困の問題と切っても切れない存在でした。

結核蔓延の推移

以上のように日本において結核が蔓延したのは、一九世紀末の日清戦争前後に産業革命が発生し、多数の工場労働者が現れた時代でしたが、やがて帰郷した製糸工女などにより都市から農村へと全国的に拡大し、爆発的に発症者が現れました。結核は国民病、亡国病と呼ばれる程に猖獗《しょうけつ》を極めます。

結核による死亡者数と死亡率の変遷を大まかなデータで追ってみます。明治三三（一九〇〇）年の日本の人口一〇万人当たりの結核死亡者数は一六三・七人でしたが、大正時代にかけて徐々に増加し、大正七（一九一八）年の二五七・一人まで増え続けました。その後、昭和初期にかけて死亡率は低下しましたが、満州事変後、日本が一五年にわたる戦争の時代に突入すると、再び上昇に転じまし

表１　日本の結核死亡者数・死亡率[(1)]

西暦	元号	死亡者数	死亡率 人口10万対	
1900	明治33	71,771	163.7	
1910	43	113,203	230.2	
1918	大正 7	140,747	257.1	※死亡率最高年
1920	9	125,165	223.7	
1929	昭和 4	123,490	194.6	※宇療開院年
1930	5	119,635	185.6	
1940	15	153,154	212.9	
1950	25	121,769	146.4	
1956	31	43,874	48.6	※宇療特殊学級創立年
1960	35	31,959	34.2	

公益財団法人結核予防会結核研究所疫学情報センター『結核死亡数及び結核死亡率の年次推移』より抜粋

た。

大正七年の死亡率のピークは、初のインフルエンザ・パンデミック（いわゆるスペイン風邪）の影響で多数の結核患者が死亡した時で、戦時中の上昇は軍隊内での蔓延が原因と言われています。戦後は化学療法等の普及で死亡率は劇的に低下し、結核は死に至る病ではなくなりました。

表２　療養所と結核対策の推移

年	全国の動向	宇療の動向
1889	須磨浦療病院開設　日本初の結核療養所	
1914	肺結核療養所ノ設置及國庫補助ニ関スル法律	
1917	上記法により公立初の刀根山療養所開設	
1919	結核予防法　人口５万以上の市に療養所	1923療養所設置下命　29市立宇療開設
1937	結核療養所官制　傷痍軍人療養所設立	
1938	厚生省新設	
1942	日本医療団設立→43公立結核療養所の移管	医療団に統合、梅花寮と改称　用地拡張
1945	陸海軍病院・傷痍軍人療養所を厚生省に移管	
1947	日本医療団所管の療養所を国に移管	国立療養所梅花寮と改称
1951	結核予防法改正　医療公費負担の確立	国立宇都宮療養所と改称

初期の療養所

結核は、昭和一九（一九四四）年に抗結核薬ストレプトマイシンが開発されて、化学療法が普及するまでは確実な治療法がありませんでした。従って戦前の結核は隔離して〝療養〟するしかなかったのです。

戦前の療養所での〝治療〟法は、「大気」「安静」「栄養」を三原則とする一般療法しかなく、結核の療養所に適した環境は、「大気」すなわち、自然が豊かで空気が清浄なところと考えられていました。明治時代に設立された初期の結核療養所は自然環境のよい海岸沿いのいわゆるサナトリウムで、民間が経営する私立療養所のため費用も高額で一部の裕福な者しか入れませんでした。

日本の療養所の起源は、明治二二（一八八九）年に

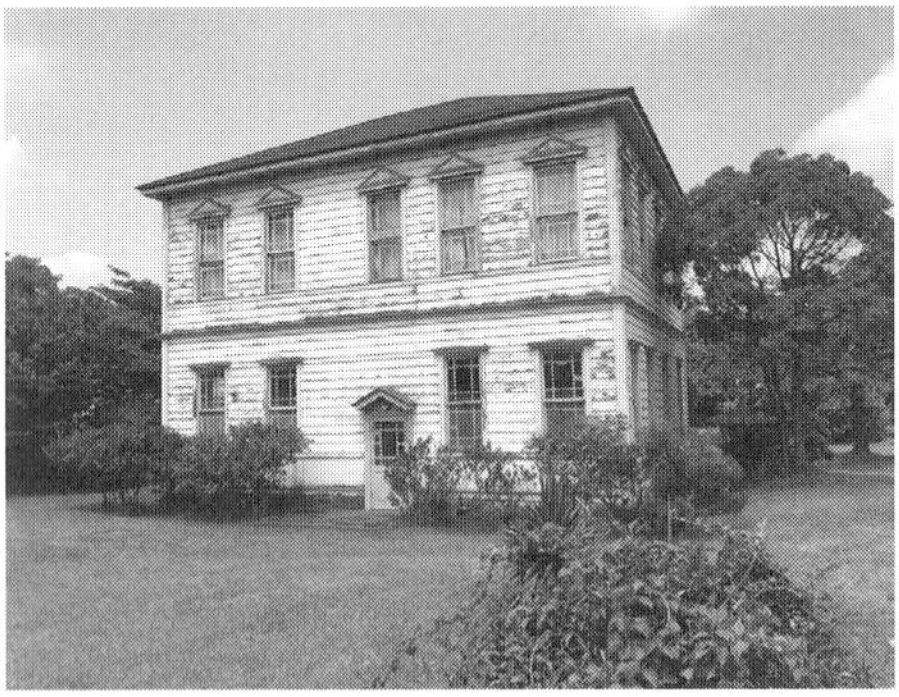

図１　南湖院第１病舎（茅ケ崎市　2019筆者撮影）

東大医学部出身の鶴崎平三郎が兵庫県須磨浦に設立した須磨浦療病院です。その後、湘南地方の海岸沿いに相次いでサナトリウムが建設されました。中でも現茅ケ崎市の南湖院は、最大時五万坪、二〇〇床以上の最も大規模なものでした。また大正末期には長野県八ヶ岳山麓の富士見高原療養所など高原地帯にも療養所が設立されました。

公立療養所の設立と立地

貧困な工場労働者の間に結核が爆発的に増加すると、政府はいわゆる「痰壺《たんつぼ》条例」（明治三七〈一九〇四〉年）などを制定しましたが効果がなかったため、公立の結核療養所建設の方針を打ち出しました。すなわち大正三（一九一四）年、肺結核療養所ノ設置及国庫補助ニ関スル法律を、大正八（一九一九）年、（旧）結核予防法を成立させ、全国各地に公立の療養所の建設を推進しました。

まず三年の療養所設置法で「療養ノ途《ミチ》ナキ者」を収容する療養所を一部国庫負担の上、人口三〇万人以上の都市に建設させ、大阪市立刀根山《とねやま》療養所を始めとして東京、神戸、横浜、名古屋、京都に療養所が設置されました。また八年の予防法では基準を人口五万人以上の都市に拡大した結果、広島、静岡、岐阜、金沢、札幌、宇都宮、福岡に療養所の設置が命令されました。この「療養ノ途ナキ者」とは貧困者のことと解釈されていました。この頃民間の療養所も次第に増加していきましたが、患者に比べて圧倒的に病床数は不足していました。

この二法によって建設された公立療養所は、いずれも市街地近郊の山麓や丘陵、台地、河岸段丘上の森林地帯に立地しています。療養所にとって決定的に重要な立地条件は隔離のために住宅密集地から離れていることであり、大気療法のために空気が清浄な森林がある場所も不可欠な条件でした。

戦前に建てられた公立の療養所は現在ＮＨＯ病院などに転換して存続しているものが多いのですが、いずれも広大な敷地を持ち、森林に囲まれていて、かつては森を散歩できる遊歩道・ベンチなどを備えていました。

戦前、不治の病であった結核は人々に忌み嫌われ、発症者は差別・偏見に苦しみました。その理由からも療養所は郊外に建設されましたが、全国各地で建設反対運動が起こりました。近隣住民にとってはごみ処理場、斎場、監獄、原発、基地と同様に迷惑施設と感じられたのです。

同二法に基づき建設が命じられた各地の療養所は、近隣住民の反対運動によって設置命令から完成まで何年も要しました。ハエや蚊による感染を疑ったり、水源地なので感染の恐れがあるとか、非科学的な根拠が持ち出され、反対されました。

戦時中の療養所の拡大・発展

昭和六（一九三一）年の満州事変後、日本は多くの兵員を動員して戦争を続け、昭和二〇（一九四五）年の敗戦に至ります。戦局拡大に伴い軍隊内に結核に感染する兵士が増加し、戦争遂行に深刻な影響が生じると、その対策が急務となりました。軍部の力が強まり、国家総動員・総力戦体制が強力に推進される中、結核対策も政府＝軍部により強化・拡充されるようになりました。

昭和一二（一九三七）年から傷痍軍人療養所の建設が各地で進み、その多くが従来の公立療養所より病床数が多く、広大な敷地を持ちました。また陸軍・海軍病院、奨健寮などが敗戦まで全国各地に設立されました。更に健康保険・簡易保険の被保険者療養施設、赤十字社、済生会、その他の私立療養所の数は増えていきましたが、依然病床数は大きく不足していました。

昭和一七（一九四二）年、特殊法人日本医療団が設立されて、従来の公立療養所と国立療養所〈昭和一〇〈一九三五〉年の村松青嵐荘が初〉がすべて同医療団に移管されました。しかし戦局打開のための療養所拡充の計画は実現されないまま、敗戦を迎えました。

戦後の結核治療の進展

結核治療に決定的な革新をもたらしたのは、ストレプトマイシンの発見です。これ以後、第二次大戦後から結核治療は化学療法の時代に入ります。また、すでに発見されていたペニシリンによって外科手術も安全性を増し、結核による死亡率は急速に低下して死亡者数も減少します。結核は治る病気となり、療養から治療へと大きく転換したのです。

敗戦後、結核政策は抜本的に改められます。軍関係の病院・療養所は一般に開放されて政府が管轄し、日本医療団に属する療養所も昭和二二（一九四七）年、厚生省が管轄することとなり、やがてそれらは国立療養所に転換します。

昭和二六（一九五一）年、結核予防法が改正され、結核対策は一新され総合化されました。この新法により結核検診を普及させ、公費負担を拡大して感染者の療養所入所を徹底させました。また結核病床も公立の療養所を拡大し、私立の療養所に対しても財政的補助が行われ、民間の結核病床数も伸び始めました。

この結果、結核死亡者数は更に減少し、結核の死亡率は低下していきましたが、健康診断の徹底によって感染が発覚した人数が増えたので、療養所入所者数も一九五〇年代後半まで増え続けました。療養所入所者の増大に比例して、一〇代の若年層や学齢期の子どもたちの入所者も増大しました。［青木正和　二〇〇三］［国立療養所史　一九七六］(2)

2　宇療建設反対運動

療養所の候補地—城山村駒生の微地形

「とちぎ健康の森」の敷地は宇都宮西部台地の縁に

位置しており、日光街道・釜川と姿川に挟まれた宝木台地の一部となっています。［金田　二〇二〇］によると、台地は小さな水流で浸食されて開析谷を伴う場合がほとんどですが、(3)とちぎ健康の森が乗っている台地も、東を駒生川が刻む谷に、西に中丸川一号幹線という水路が刻んだ〝挟又《はざまた》〟と呼ばれる谷によって作られた、北から南に伸びる細長い舌状台地となっています。また関東地方に広がる他の台地同様に、なだらかな丘陵で樹枝状に刻まれた小さな浅い谷がいくつか見られます。（口絵1参照）

中丸川一号幹線は、北西から南東方面に流れて挟又の谷を刻み、谷口となる中丸公園の池に流れ着きます。更に南に流れてこの舌状台地の南に至り、宇都宮環状道路沿いのホームセンター、セキチュー宇都宮駒生店付近で駒生川に合流しています。

大谷街道（県道七〇号）を西に向かうと、最初に宇都宮環状線との交差点付近で駒生川を渡った後、この舌状台地の一部である尾根を切り通しで横切って超えます。この尾根は健康の森が乗っている台地が、東側で一番長くなっており、南に伸びてコジマ駒生店などに続いているためです。

大谷街道は尾根を越えると一旦下り坂となり、挟又の谷口が広がってきて低地なったところで、（現在は）かましんスーパーマーケットに差し掛かります。さらに大谷街道はすぐにまた挟又の谷の西側の尾根を斜めに上り、健康の森へ向かうT字路（市道中丸野沢線）に差し掛かります。

この二つの谷に挟まれている台地には、もう一つ、健康の森の敷地内から始まる谷筋があります。後述しますが、戦前の市立時代には療養所の敷地の西にこの谷が走っていました（図2の矢印）。現在この谷の大部分は住宅地になったり、県営駒生住宅となっていますが、谷の痕跡が健康の森内にある湿性花園で、これは戦後、療養所の時代に作られたため池でした。この谷＝沢が（株）青晃園の東を通り、中丸公園の池までつながって中丸川一号幹線と合流していたのです。

明治・大正時代の地形図や戦後の療養所時代のゼンリンの住宅地図を見ると、この谷は湿性花園の更に北東に谷頭があったようで、この谷頭は現在埋め立てられその跡は分からなくなっています。

この湿性花園↓中丸公園の谷の東側の、旧城山村大字駒生一二九四番と一二九六番の傾斜地こそが、当初宇都宮市が療養所建設を計画して密かに買収していた土地で、買収した時は山林（図2　国土地理院大正一五年の地形図では広葉樹林）と登記されていました。（口絵1中の○で囲んだ所付近）現在の健康の森より南に位置していますが、同じ舌状台地の先端部分で、かつ健康の森のすぐ近くの場所です。そして大谷街道からすぐにアクセスできる位置で、挟又から流れる中丸川一号幹線と湿性花園から流れる沢が合流する中丸公園の近くでもあり、これが城山村と近隣住民が反対する理由となったのでした。

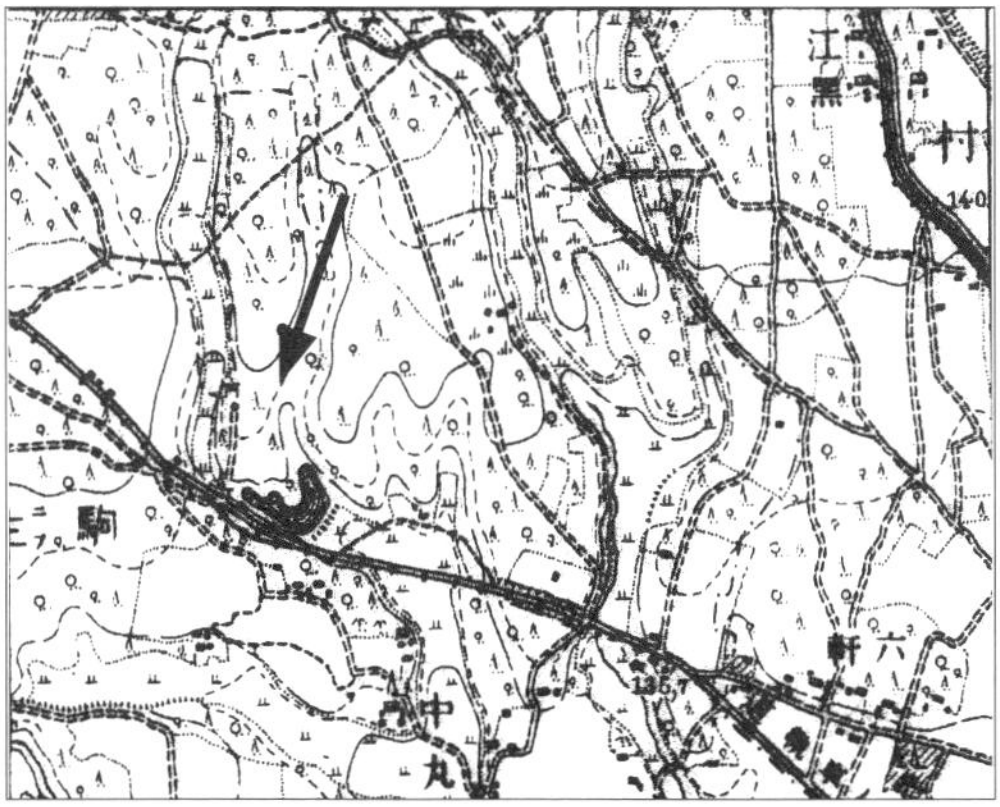

図2　出典：国土地理院1/25000地形図「鶴田」（大正15年作成）

この地が療養所に選ばれたのは、他の戦前からの公立の療養所と同様に、結核患者を隔離して大気療法を施すに適している条件の場所であったからです。当時は宇都宮市近郊の人家の少ない森林地帯でした。

駒生小史

この駒生の北方には縄文遺跡もあるので、台地上で近くに湧き水があるこの場所は縄文時代には人がいたかもしれず、森には人の手が入り、森林が焼かれていたと考えられます。

江戸時代、この地付近の「六軒（地名）」と「中丸」が西原十か新田と呼ばれて開拓され、江戸末期には宝木用水の開削が始まりました。(4) 新田開発により、この一帯はいわゆる「里山」と呼ばれる地帯となり、周辺住民が薪炭材として二〇〜三〇年周期で定期的に木を伐採し、落ち葉を堆肥として利用していたと思われます。

その結果、クヌギ・コナラなどの落葉広葉樹の森林となった、人為的に更新される「二次林」の雑木林が台地上に広がるようになりました(5)。宇療開院後もこうした森に囲まれ、タケノコ、栗なども豊富で、花、野鳥やタヌキなど小動物が多かったようです。

地元の公民館が発行した資料によると、現在の中丸公園の池は天保年間に干ばつ対策として作られたため池だそうです。前述のとおり後に安政年間に宝木用水が完成すると、西岡から山崎、中丸のため池へと水が流れるようになったそうです(6)。

大谷街道には明治三〇（一八九七）年から人車鉄道（宇都宮軌道運輸、のち宇都宮石材軌道）が走っていました。これは大谷石を宇都宮市内に運搬する目的で作られた、人夫が押して軌道上を動かす鉄道で、一般の乗客も利用していました。

しかし、鶴田駅へと石材を運搬する別ルートの開発や、大正八（一九一九）年からは大谷・宇都宮市内を結ぶバスも運行するようになると、人車鉄道の斜陽化が進み、昭和六（一九三一）年には廃止されました(7)。

このように療養所の建設計画が持ち上がった頃の大谷街道は、当時としては交通の便は良かったのですが、この駒生付近は道路沿いにほとんど人家がない所でした。

療養所の設置命令、反対運動勃発

以下は下野新聞の大正一二（一九二三）年三月一五日の記事です。

内務省告示第六二号（一四日の官報）を以って内務大臣より宇都宮市に左の件が命ぜられた。
△大正八年三月法律第二六号結核予防法第六条に依り宇都宮市に対し大正一三年三月一五日までに結核療養所の設置を命ず。

実際の用地の選定買収は大正一五（一九二六）年にならないと具体化しませんでした。その理由は、宇都宮市内で候補地となった近隣の住民がことごとく反対をしたためでした。結局、宇都宮市は市外に土地を求めることとなったのです。

市外に結核療養所を作るのは他も同様でした。最初の公立療養所大阪市刀根山療養所（現ＮＨＯ大阪医療センター）は豊能郡浅田村・桜井村（現豊中市）に、東京市療養所も中野村（現中野区江古田）にと、いずれも市外に建設されたものです。［青木純一　二〇〇九］[8]によれば、公立療養所の多くで建設反対運動が起きているのです。

宇療の建設反対運動に関しては、この青木純一氏の研究に依拠している点がありますが、青木氏は当時の下野新聞でその内容を調査しています。他の公立療養所では反対運動に関するまとまった資料が残されている所もありますが、宇療の建設反対運動に関してはそのようなものがありません。本書では下野新聞と、東京日日新聞（現毎日新聞）の栃木版を参照しています。

城山村と近隣住民が反対した理由は、「結核療養所だから」ということに尽きるのですが、下野教育の記事を見てみましょう。

村民の言うところは、「如何に公共事業とは言え結核治療所を無断で村内に設置するとは怪しからぬ。しかもそれは宮市内の何処でも反対されたものではないか。余りに勝手な話である。村内しかも枢要な地にこの種の建物を設置されては、たとえ杞憂であるにしても附近村民にはある程度の不安を抱かしめ、ひいては土地発展の障害ともなる」というので、理論は別とし、実際問題としては無理もない事である。殊にこれを知った敷地附近の農家は早くも「我々の作った野菜物などは誰も買ってくれまい」とさえ心配している。それは勿論取るに足らない迷信であり、杞憂であるけれどもこうした精神的の打撃は少なくない。[9]

理由もあげずに「この種の建物」と述べ、新聞も「土地発展の障害」というのは「無理もない事」と同情しています。野菜を買ってもらえないというのは、まさに現代の風評被害を心配するのと同じですが、下野新聞もさすがにそれは杞憂であると書いています。

反対理由として、真っ先に言及されるのは、用地の近くに水源地があるということです。

敷地が決定した同村駒生中丸は同地より姿川村に至る間の用水水源地であって、附近の村民はこの用水を飲料水として使用して[10]……。

東京日日新聞栃木版では、反対理由を次のように報道されています。

村の発展を阻害するのみならず遊覧地として着々設備も整い、世間に知られんとした大谷観音、遊楽園等の名勝旧跡の見学者にも多大の恐怖心を抱かしめ、約四千の石切り工は勿論、村人の保健上にも重大なる悪影響を及ぼす…。

（中略）

『宮市の事業であり、ああしたものを無断で建設されては困る[11]』…。

大谷観光への影響とか、四千人の石工とか、あることないこと反対理由をでっち上げている印象です。

また城山村民が宇都宮市と栃木県に提出した陳情書でも以下のように水源地であることを主張しています。

該地方は沼沢地にしてこの地帯より湧出する水は大字駒生灌漑水として使用水として流れて姿川村に入り、また同村民の便に供せられつつあり然るにこの水源地においてかかる施設を見んとするに及んで、当方住民の脅威を感ずること幾ばくぞや[12]…。

結核が一八八二年、ロベルト・コッホの発見によって結核菌で起こる感染症であると分かってからすでに四半世紀経っている時代です。肺から吐き出された喀《かく》痰《たん》に結核菌が含まれ、それを吸い込むことで感染することもある程度知られていたはずです。だからこそよく聞く話が、「療養所のそばを通る時は息を止めて歩いた」という逸話です。しかし、この時は療養所によって飲料水が汚染されるというものでした。感染症への恐怖が非科学的なデマ情報や理不尽なバッシングを引き起こしており、それは現代と変わるところがありません。

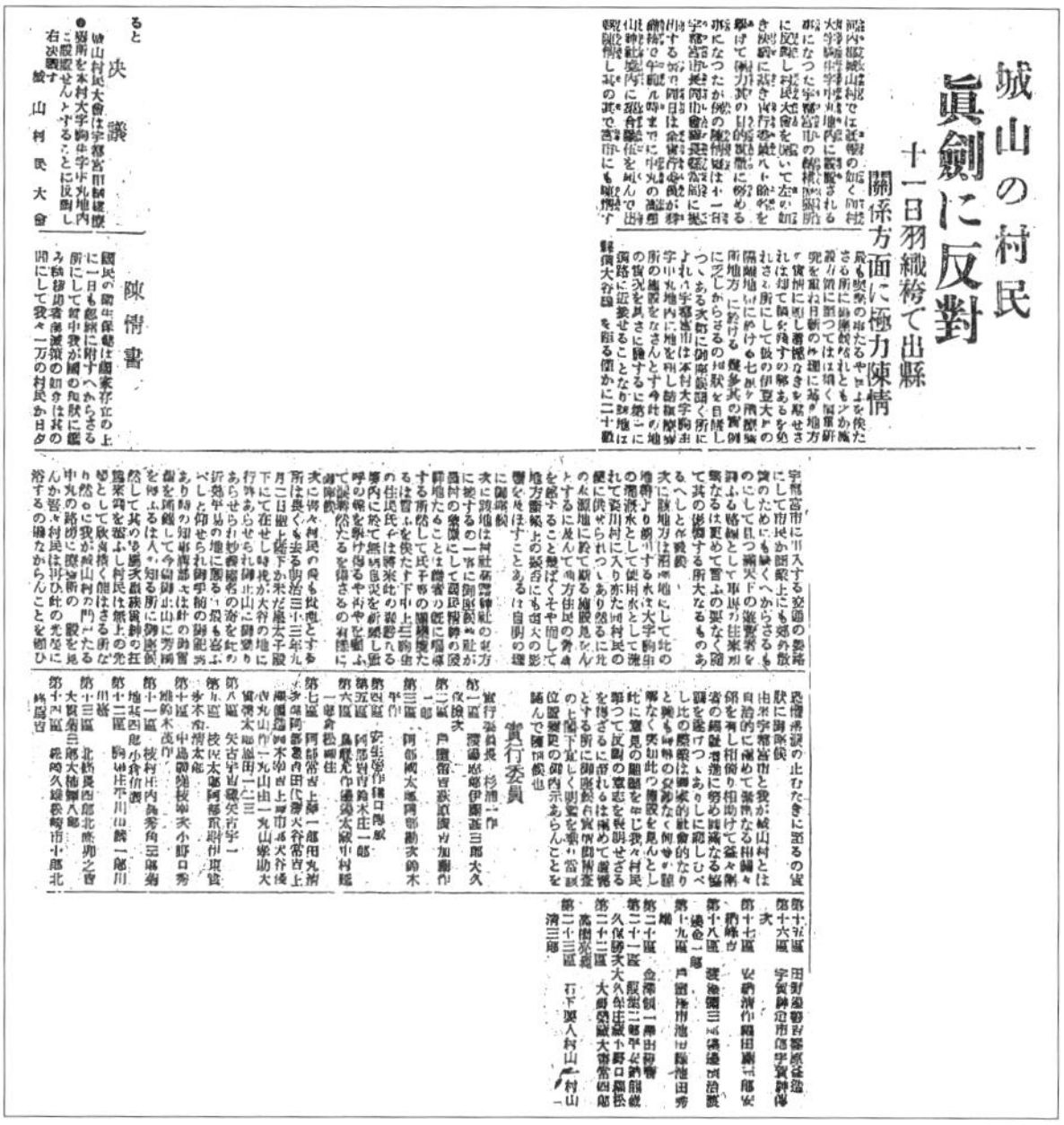
城山の村民
眞劍に反對
十一日羽織袴で出縣
關係方面に極力陳情

決議

陳情書

図3　下野新聞　大正15（1926）年11月10日

その他陳情書では反対理由として該当地が高尾神社の東に接するところで、宗教上の施設に隣接するのはけしからんとも主張しています。この神社は前述した湿性花園→中丸公園の谷の西側の尾根上に立っており、村民代表約百名が県庁に当該陳情書を提出した際には、集合場所となった所です。現在は境内の杉の木は全て切り倒され、秋の祭りも開催されなくなっているようです。

反対運動の推移

反対運動の展開を簡単にまとめると、次のようになります。

①宇都宮市が秘密裏に城山村の土地を買収したが、それが明るみになると、城山村と近隣住民が反対の声を上げる

②反対のための村民大会開催
③陳情書を栃木県と宇都宮市に提出。陳情書調印者一八五三名
④宇都宮市に土地を売った地主が反対運動で孤立するのを恐れ、売買契約の取り消しを申出る。のちに土地返還訴訟を提起
⑤宇都宮市が姿川村と城山村の中間に敷地変更を画策するも、不成立
⑥宇都宮市の買収地と城山村が新たに用意した土地で敷地の交換をする動き
⑦宇都宮市が買収した土地が抵当に入っていたことが発覚
⑧宇都宮市が土地の換地をするにあたり、大谷街道から療養所敷地まで道路新設の土地を要求、城山村は拒否
⑨道路は新設せず、宇都宮市と土地売買者間で和解が成立

表3　宇療建設反対運動関係新聞記事

年月日	記事見出し	出典
大正12・3・15	宇都宮市結核療養所設置命令	S
大正15・1・31	厄介な問題の結核療養所 候補地を秘密に選定 結局は土地収用	S
大正15・10・26	宮市に再び敷地問題 城山村猛烈に反対 飽くまで祟られる結核療養所 ◇…紛擾なしには治まらぬ形勢	S
大正15・10・26	結核療養所の敷地買収終る 市当局ほくほくもの 城山村の1町7反歩 城山村では大反対 成行注目される 課長と所長が現場視察	T
大正15・10・27	姿川も反対か 宮市愈々困る 結核療養所が飲料用水の水源地	S
大正15・11・6	療養所問題 村民大会 六日城山で	S
大正15・11・7	村民大会に面食った地主達 市当局に泣きつく 宮市療養所愈々紛糾か	S
大正15・11・7	結核療養所 反対の決議 昨日城山で	T
大正15・11・8	飽くまで反対 城山の決議 村民調印の陳情書提出	S
大正15・11・9	敷地変更の意思は毛頭ない 例の結核療養所で 宮市側強硬に出る	S
大正15・11・9	きかなければ非売同盟だと 結核療養所問題で 城山村民が大反対	T
大正15・11・10	城山の村民 真剣に反対 一日羽織袴で出県 関係方面に極力陳情	S
大正15・11・10	結核療養所建設反対運動 益々深刻化す	T
大正15・11・12	千八百の調印を取りまとめて陳情 宮結核療養所設置に城山村盛んに反対	S

大正15・11・16	前地主泣き出す　宮市も愈々考究　療養所問題近く解決か	S
大正15・11・19	結局換地で　けりとなるか　結核療養所敷地問題	T
大正15・12・8	土地返還訴訟提起か　例の宮市結核治療所敷地で	S
大正15・12・8	療養所問題　ついに法廷へ　城山村民飽くまで反対　宇都宮市が大狼狽	T
大正15・12・9	敷地問題の訴訟　物にはなるまいと一般から観測さる　宮市当局も平気な顔	S
大正15・12・9	建築延期など絶対にしない　結局は円満に解決か　宮の療養所敷地問題	T
大正15・12・10	結核療養所　敷地変更か	S
昭和2・1・13	宇都宮市相手の結核療養所敷地問題　第一回公判は二月一二日	S
昭和2・1・15	市町村当局の悩み　殊に宮市が予算編成に当たって　財政難をどう切抜ける	S
昭和2・1・16	原告被告にも熱のない変った裁判　追って和解	S
昭和2・2・5	結核療養所敷地決定か	S
昭和2・2・20	盛り沢山な宮市会　あすから開会	T
昭和2・2・20	療養所入所費	T
昭和2・2・25	死体室まである結核療養所　この夏までに完成	T
昭和2・3・3	宮市も弱りぬく療養敷地問題　近く換地で解決か　城山村当局も斡旋	S
昭和2・3・4	宮市会　追加予算等で一一日開く	T

昭和2・3・6	宮市参事会（訴訟代理人弁護士の選定に関する記事）	T
昭和2・3・10	又復繰越される宮市結核療養所　これで四回目の繰延　開所は更に前途遼遠	S
昭和2・4・17	宮結核療養所　換地の候補地　城山村に内定	T
昭和2・6・16	問題の結核療養所　敷地も近く解決　換地で両者の妥協　本年中には完成する	S
昭和2・6・21	宮市が買った城山の敷地　四千円の低当地で　当局の責任問題起	S
昭和2・6・21	買い取った土地は抵当に入っておる　須田助役の身辺にも及ぶか　問題の宮市結核療養所の敷地	T
昭和2・6・23	過失か怠慢か　従来も調べぬ　宮市当局の過失問題　無謀さに市長も呆れる	S
昭和2・7・1	きのうの宮継続市会（結核療養所換地問題の抵当権抹消問題で助役が野党の追及を受ける内容）	T
昭和2・7・19	宮市に祟った療養所敷地問題　今度こそ解決するか　城山村当局奔走す	S
昭和2・7・19	療養所敷地　近く解決　買収地が決まる	T
昭和2・8・11	解決の見込更に立たず　宮市療養所問題　収入約六千円はフイ	S
昭和2・8・11	結核療養所　開所は困難　今年の予算はどうする	T
昭和2・10・8	療養所問題公判	T
昭和2・10・9	宮市療養所敷地　又復紛糾へ　市で頑張ったため　城山村憤慨	S
昭和2・10・9	地元が申出た換地をはね付く　道路の新設費がないとて…宮の療養所敷地問題	T
昭和2・10・11	宮市の難問題　愈々解決するか　療養所敷地の更生　訴訟も近く和解す	S

昭和2・10・15	宮療養所敷地　ようやく手打ち 現在の敷地の隣へ　五二二〇坪の換地	T
昭和2・10・16	三つの問題で宮市議の協議会 何れも重大なもの　どうなるか注目される	S
昭和2・10・18	宮市議の協議会　三大問題を決定	T
昭和2・10・19	宮市の難疾　結核敷地問題 訴訟は近く和解　敷地は隣地へ変更か	S
昭和2・10・19	一瀉千里の宇都宮市会 追加予算は原案通り可決す	T
昭和2・10・19	和解条件成る	T
昭和2・10・22	円満な和睦も　どうやら怪し宮市結核敷地問題 和解の筈が今日公判	S
昭和2・10・25	結核敷地問題　近く和解に 宮市会で正式に決議　万事はこれで解決	S
昭和2・10・27	市結核療養所敷地訴訟　目出度く手打ち	T
昭和3・12・12	宇都宮市の癌　結療所漸く竣工 明年早々開所の豫定 所長は十一日付任命	S
昭和3・12・12	結核療養所竣工　明春一月早々開所	T

※出典のSは下野新聞、Tは東京日日新聞栃木版

③の通り、陳情書に調印をした城山村民は大変な数となりましたが、実際に反対運動の中核となって活動していたのは、実行委員会委員長の杉浦一郎、城山村村議、区長、実行委員八三名、その他有志約一〇〇名で、彼らは大正一五（一九二六）年一一月、県庁・宇都宮市役所に赴き陳情書を提出しました。県庁では藤岡兵一知事に面会を求めましたが、知事が代表一〇名とだけ会見すると回答すると素直に従い、「頗る穏やか」であったそうです[13]。

但し村民大会では、「なお市が設置を断行する時は、最後の手段として村を挙げて非買同盟を断行し、物資の供給は一切鹿沼町から仰がうと、実行委員等は直ちに鹿沼町の物価について調査を開始すると同時に、同村と宮市との需給関係の調査に着手した」[14]そうで、宇都宮市との経済戦争の様相も呈していました。

④、⑤の通り、宇都宮市に土地を売却した地主によって訴訟が起こされました。訴えた理由は、宇都宮市が「公園を作るから」などと偽って土地を買収したからと主張しています。この公判は土地の換地がまとまるまで続きます。

上にあげた以外にも下野新聞の報道は、宇都宮市と城山村の土地の換地をめぐる交渉が（前記⑦〜⑩の間に）堂々巡りを繰り返し、用地が決定しなかったことを伝えています。

記事を見ていくと、下野新聞はこの問題を宇都宮市

政上のトラブル、あえて言えばゴシップ記事として、やや面白がってより大げさに報道しているきらいがあります。市の対応も右往左往しており、マスコミにとってツッコミどころ満載だったのでしょう。

一方、東京日日新聞の報道は、やはりこの騒動をゴシップ的に扱いつつも、比較的硬派の新聞といえる趣で、療養所の中身をきちんと報道しようという姿勢が見えます。市議会で療養所の入所規定が議題となったことや、療養所使用料条例で一人月一円五〇銭であることを細かく報道しています。以下の東京日日新聞の記事は、建設が始まる前に宇療の設計計画を伝えるものです。

死体室まである　結核療養所
この夏までに完成

宇都宮市の結核療養所は来たる三月建築に着手し八月には開所する予定をもって既報の如く療養所規定及びこれに付随する一切の議案を今市会に提案したが、この建築費は二万二千円設備費六千円で木造平屋建てではあるが実に堂々としたもので、その設計図も別図の如く決定した。これを医学方面に見ればレントゲン室も設けて、所外医師の希望者に対しては結核療養の研究をも許可し、内的設備としては一千円を投じて浄化装置を施し、完備せる消毒室をも設けて外来者の衣類まで消毒し、入所者のためには稀に見る林間道路や花園の設備を施し、娯楽室を設け日光浴のためにベランダを作り、演芸読書

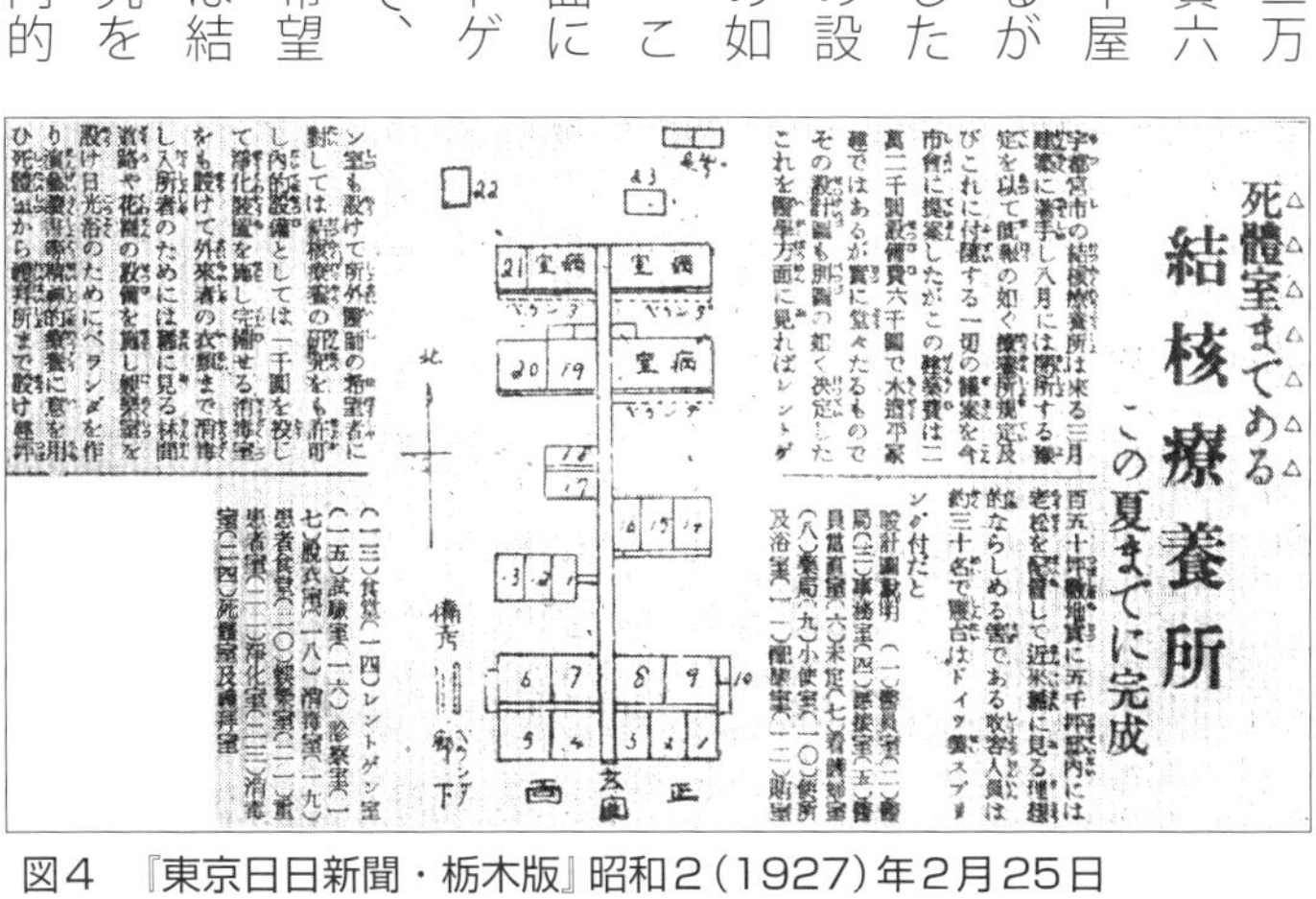
死體室まである
結核療養所
この夏までに完成

図4　『東京日日新聞・栃木版』昭和2（1927）年2月25日

等精神的療養に意を用い、死体室から礼拝所まで設け、建坪百五十坪敷地実に五千坪。邸内には老松を配置して近来稀に見る理想的ならしめる筈である。収容人員は約三十名で寝台はドイツ製スプリング付だと。[15]

このように極めて好意的な内容ですが、見出しで「死体室までである」と強調していて、療養所を死と結びつけ、恐怖をあおっているような点もあります。

結局、紆余曲折の末、昭和二（一九二七）年一〇月二六月、宇都宮市と城山村の間で和解が成立しました。内容は宇都宮市が当初買収していた城山村大字駒生一二九四番及び一二九六番の山林と、城山村が斡旋した同三三四四番及び三三四三番の原野を換地するというものです。[16] 東京日日新聞はこの双方の土地が地続きであると書いています。

なお「県道より北方道路四八〇間は原告両名に於て自動車通行に妨げなき程度に修理工事を為すこと」という和解条項があり、この〝原野〟に至る道路は既存の道路を使う事となりました。この道路については後述します。

その後の住民の反応

下野新聞は昭和四年一月九日の「無関門」というコーナーで、「宮の結核療養所二〇日から開所、出来るまでは反対、出来たら入所という変り方でもあるまい」と書いていますが、患者・医療関係者からは歓迎されても、近隣住民の態度は変わりませんでした。

宇療の第二代所長最上修二は市立時代を回想して、結核感染を恐れて「附近を通る人は口をふさいで而も急ぎ足で通過した」と記しています。ですから不心得者の患者が寝巻姿で療養所の敷地外に出ると、周辺住民から「肺病を外に出すのは約束が違う。また筵《むしろ》旗を立てるぞ」と苦情を申し込まれたといいます。[17]「また筵旗を…」とは、宇療建設反対運動時のことを指しているのでしょうか。筵旗というと、百姓一揆や小作争議を連想させるので、下野新聞の「頗る穏やか」とは異なる印象です。過激分子もいたのでしょうか。

宇療とは別の療養所の職員による回想ですが戦後になっても、「当時は、結核と云うと皆んな恐れて近寄らなかったのですから、病院の周囲は、1坪500円で買わないと等という話も出たほどで、買っておくと今頃億万長者でした」(18)と振り返っています。宇療も結核病院として地域から恐れられ、近隣住民が友好的ではない時代が昭和三〇年代頃まで続いていました。その頃でもまだ療養所の周囲には人家がほとんどありませんでした。

宇療の近隣住民の証言では、大谷街道から宇療へ坂を上っていく道路（戦後整備された中丸公園の西側の道路）は、療養所で亡くなった患者の遺体を葬儀屋が運んで行ったので「死体道路」と呼ばれていたそうです。52頁の表6の通り、昭和二〇年代後半からの死亡者数は年間一桁から二桁程度なので、それほど多くないのですが、近隣の住民にとって療養所は恐ろしい所で、死と結びつけられた存在として変わることはなかったのでしょう。

施設開設後は、地域との交流に力を入れるでしょうし、自ら進んで、あるいは声が掛かれば赴いて啓発活動も現代では必要です。宇療の場合、地域との交流活動が行われていたのか、管見ながら分かりませんが、戦前の年報を見ると、様々な方面からの視察を受入れ、所長や医員が女学校や専売局などで結核に関する講演をこなしています。

3　戦前の宇療　市立宇都宮療養所〜日本医療団梅花寮

市立宇都宮療養所の開所

前節の通り、ようやく敷地が決定すると翌昭和三（一九二八）年五月二一日、位置設計及び収容人員に関する内務大臣の認可指令を得て、同年六月二七日着工し、同一二月一〇日竣工しました。以下は東京日日新聞の記事です。

結核療養所竣工　明春一月早々開所

延期に延期を重ねた宇都宮市立結核療養所は昨一一日やっと竣工した…。同療養所は建坪二四〇坪の平屋建でこそあれ、採光換気に苦心しただけあって市内病院にも稀に見るもので、松林の音を聞きつつ心静かに療養なし得らるるところは名実伴う結核療養所である。…所長のみ今一二日中に任命し、所長の指揮により内部の設備及び備品の購入を行うと。[19]

昭和四（一九二九）年、一月二四日の開設式の様子を下野新聞は次のように報道しています。公立の療養所としては全国で一六番目、北関東では初でした。

市結核療養所開所式　二四日挙行

約七年の間幾多の障害と戦い続けて漸く出来上がった宇都宮市立結核療養所の開所式は二四日午前一一時半から城山村同療養所で挙げられた。手塚助役の挙式の辞に次いで川島建築委員長の工事報告、市長の式辞、内務大臣（佐藤内務技師代理）、知事の告辞、市会議長城山村長等の祝辞、石川所長の挨拶などがあって閉式した[20]…。

療養所の位置と建物

市立時代、療養所へ行く道は現在の大谷街道を西進して宇都宮環状道路を超えてすぐに右折し、レジデンス中村の前を通り過ぎると左手に始まる道です。この道を登っていくと療養所のある台地の尾根筋に当たる道路を進んでいきます。やがて左手に療養所が見えてきますが、この道路は元々大谷街道から山崎という集落へ行く道で、明治時代の国土地理院の地形図にも描かれています。この道路は現在もほぼそのまま残っていますが、とちぎ健康の森に入って芝生広場の前で途

表4　宇都宮療養所年表[21]

月　　日	主　要　記　事
1923（大正12）. 3.14	結核予防法に基づき宇都宮市に結核療養所設立の下命
1928（昭和 3）. 5.21	敷地決定　5,314坪
1929（ 〃 4）. 1.24	宇都宮市立療養所開設　患者定床　30床
1943（ 〃 18）. 4. 1	日本医療団に統合　梅花寮と改称
1945（ 〃 20）. 9.20	病棟2棟他焼失
1946（ 〃 21）.10.30	第2病棟新築（昭和21年日本医療団が新築、昭和25年4月当所に所属替）
1947（ 〃 22）. 4. 1	国立に移管　国立療養所梅花寮と改称
1950（ 〃 25）. 2.20	第1病棟、第3病棟移築（昭和19年3月国立栃木療養所が新築したもの）
1951（ 〃 26）. 4. 1	国立宇都宮療養所と改称
1952（ 〃 27）.11.20	本館、手術棟新築
1954（ 〃 29）. 8.30	第6病棟新築
1955（ 〃 30）. 3.31	第5病棟新築
1956（ 〃 31）. 9. 1	養護学級開設
1960（ 〃 35）. 8.30	養護学級教室竣工式
1961（ 〃 36）. 7. 1	患者定床380床
1974（ 〃 49）. 3.31	養護学級廃止
1977（ 〃 52）. 4. 1	患者定床200床
1978（ 〃 53）.10. 2	リハビリ病棟新築工事始まる
1979（ 〃 54）. 7. 6	第3病棟新築
10.25	サービス棟霊安解剖棟等新築
1980（ 〃 55）. 8.15	第1病棟、第2病棟新築
1981（ 〃 56）. 4. 1	国立療養所宇都宮病院と改称
1982（ 〃 57）. 2.20	外来管理治療棟　第5病棟新築
1983（ 〃 58）. 8.19	デイケア棟新築
1984（ 〃 59）.10.24	屋外訓練場新設
1989（平成元）. 1.28	創立60周年記念式典の挙行
1993（ 〃 5）. 6.25	閉院記念式典の挙行
7. 1	閉院

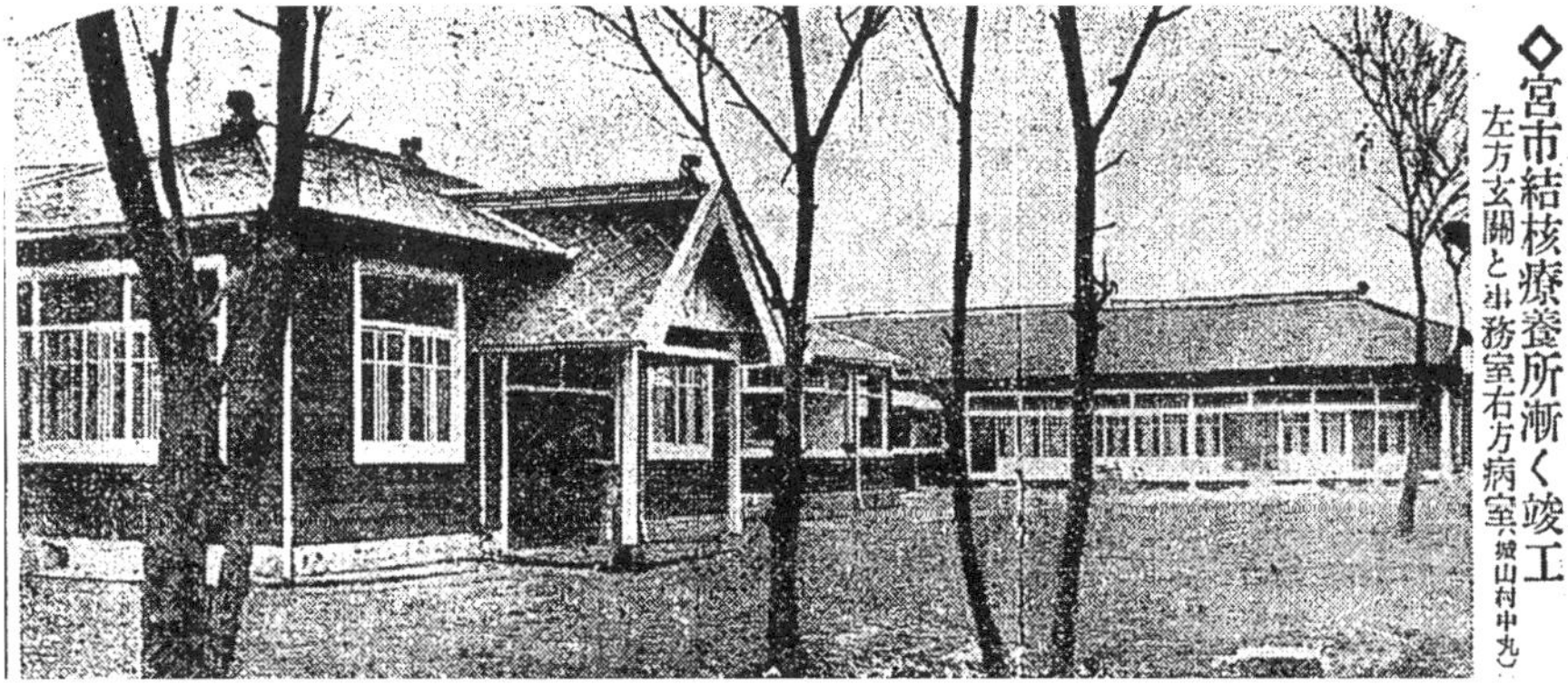
◇宮市結核療養所漸く竣工
左方玄關と事務室右方病室（城山村中丸）

図5　下野新聞　昭和3（1928）年12月13日

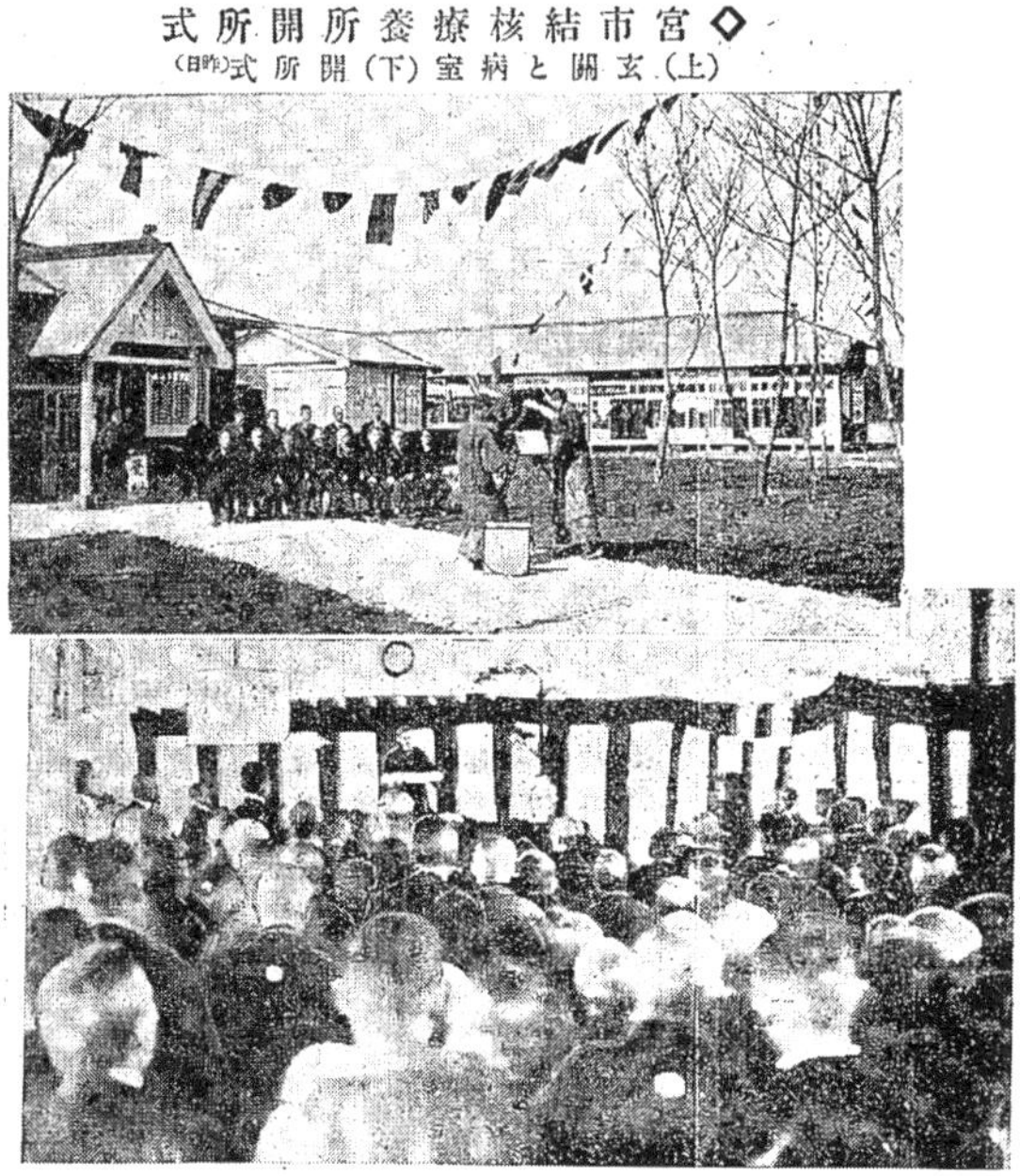
◇宮市結核療養所開所式
(上)玄關と病室(下)開所式(昨日)
図6　下野新聞　昭和4（1929）年1月25日

切れています。

30頁で述べたとおり、この療養所の敷地は買収した時、「原野」と登記されていましたが、図2の地形図では針葉樹と広葉樹になっています。前記の道路沿いであるので、昔から人の手が入っていたものと思われます。

戦前の宇療の敷地は昭和一二・一三年の宇療の年報によってしか知ることができません。図7を見ると、敷地の右側（東側）のほぼ直線の部分がこの道路と接していた部分です。敷地左側（西側）上部の湾曲した部分は、そのすぐ左側（西側）に谷が刻まれ、沢が流れていたものと思われます。この湾曲した敷地境界に沿って土手らしきものが描かれています。宇療の第二代所長最上修二は、昭和三四年（一九五九）に「市立時代の構内は今残っている土堤の檜垣根である」と述べています[22]。

第四章で触れる宇療の特殊学級の「訪問記」では、「最後に、先生方と病院の雑木林を歩いた。（中略）小・・・・・さな橋をわたりながら話した[23]」とあります。しかし、谷（沢）を横断する橋が架けられていたのか確認できませんでした。

この谷が20頁で述べた現湿性花園↓中丸公園間の谷です。国土地理院のサイトにある一九四六年米軍撮影の航空写真は、不鮮明で分からない点が多いのですが、戦前の宇療の敷地をトレースすることができます（図8の矢印の左側）。

口絵3の一九七五年の航空写真にもそれらしき谷が見えますが、このの ち谷はため池より上流は消えていきました。流れる沢の水が枯れていったのと、昭和五〇年代から病棟を新築していく中で埋め立てられたものと思われます。

戦前の宇療の敷地は、現在のとちぎ健康の森にある多目的広場、陶芸教室、クラブハウスから生きがいづくりセンターをかすめるあたりになります。(図1参照)

宇療開設以前に建てられた公立の療養所と比較

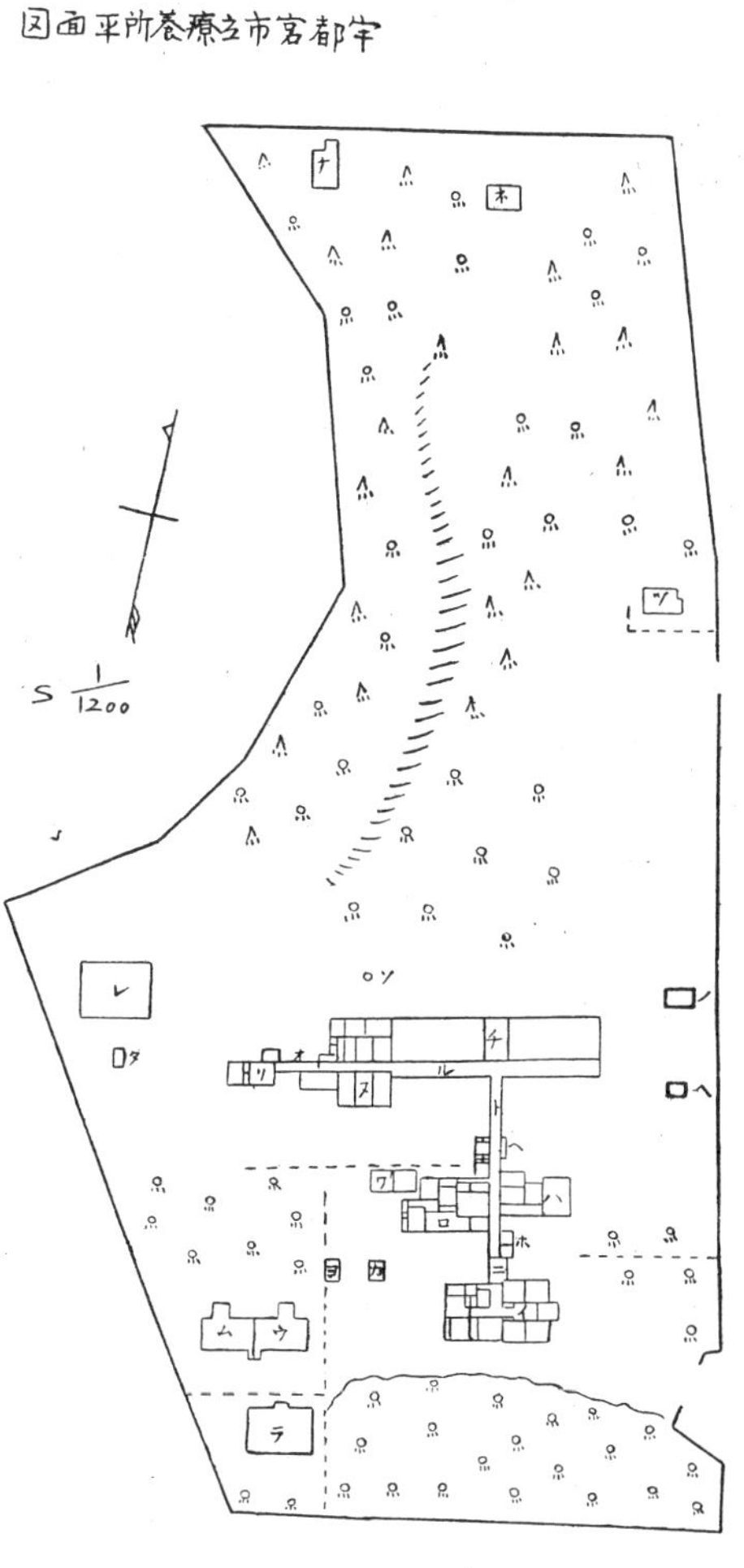

符號	名稱	坪數	建設月日
イ	車寄	一五〇	昭和三年十二月十日
	玄關	一五〇	同
	事務室	四〇〇	同
	應接室	四〇〇	同
	醫局	四二五	同
	藥局室	四二五	同
	看護婦室	五〇〇	同
	小使室	四〇〇	同
	湯沸所	四〇〇	同
	浴室	二五〇	同
	便所	二〇〇	同
	廣間及廊下	九〇〇	同
ロ	賄所	四七五	同
	配膳室	一五〇	同
	食器消毒室	三七五	同
	浴室	二五〇	同
	炊夫室	七二五	同
	廊下	三七五	同
	便所	四六八	同
ハ	レントゲン室	八七五	昭和八年十一月十五日
	耳鼻室	三〇〇	同
	診察室	三〇〇	同
	試驗室	三〇〇	昭和三年十二月十日
	廊下	三五〇	同
ニ	外來昇降口	三二五	同
ホ	暗室	二〇〇	同
ヘ	洗面所	八六	同
ト	廊下	一五五〇	同
チ	[illegible]室	二八〇〇	同
	食堂	七〇〇	同
	輕病室	二八〇〇	同
	寢具置場	三〇〇	同
	洗濯所	三〇〇	同
	消毒所	六五〇	同
	便所	一五〇	同
リ	附添人室	五〇〇	昭和五年九月八日
	浴室	一五〇	同
	物置	三〇〇	同
ヌ	重病人室	四五〇	昭和三年十二月十日
	〃	四五〇	同
	〃	四五〇	同
	看護婦室	四五〇	同
ル	廊下	三四〇〇	同
ヲ	渡廊下	三五〇	同
ワ	消毒人室	八〇〇	昭和十年九月八日
カ	水槽	一ケ所	
ヨ	物置	三〇〇	昭和四年六月五日
タ	動物小屋	二〇〇	同
レ	淨化溜	一ケ所	昭和三年十二月十日
ソ	井戸	一ケ所	同
ツ	屍室	六五〇	同
ネ	靜臥堂	六〇〇	昭和六年六月二日
ナ	汚物燒却場	七〇〇	昭和三年十二月十日
ラ	醫員住宅	二二五〇	同
ム	事務員住宅	一三五〇	同
ウ	看護婦住宅	一三五〇	同
ヘ	外氣小屋	一五〇	昭和十二年六月廿五日
ノ	同	三〇〇	同 十二月一日大橋氏寄贈
	計	三四六五四	

図7　宇都宮市立療養所平面図(『宇都宮市立療養所年報　昭和12・13年』より)

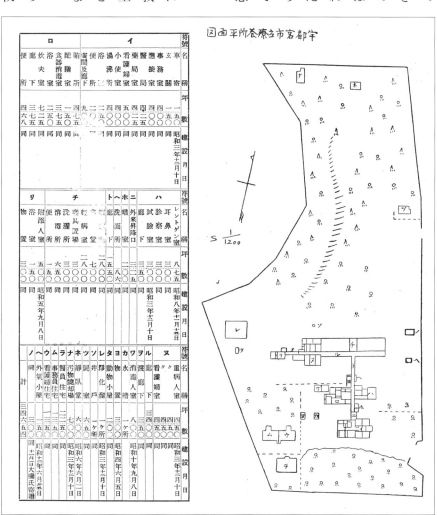

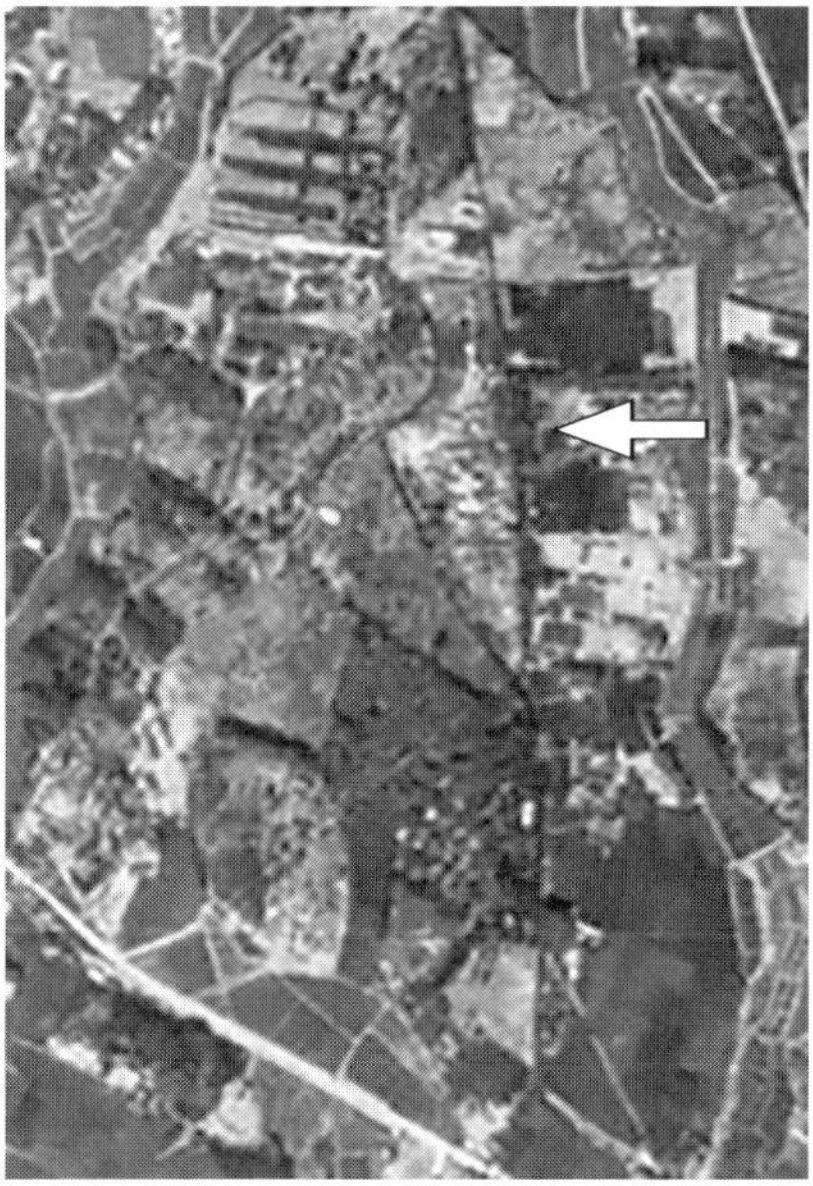

図8　出典：国土地理院撮影の空中写真（1946年撮影）

すると、三〇床という規模は最も小さい部類に入ります。敷地面積五三一四坪（一七五三六㎡）、建物面積二九六坪（九七七㎡）、職員は一二人でした。

戦前の市立時代の建物は、南から第一号館（玄関・事務室・医局など）、二号館（レントゲン室・診察室〈治療室〉・試験室〈研究室〉）、三号館（軽病室・重病人室・消毒室など）からなり、付属施設として霊安室（屍室）、汚物焼却場、医師・事務員・看護婦住宅、動物小屋、賄所物置、療養所独特の静臥堂、外気小屋などがありました。

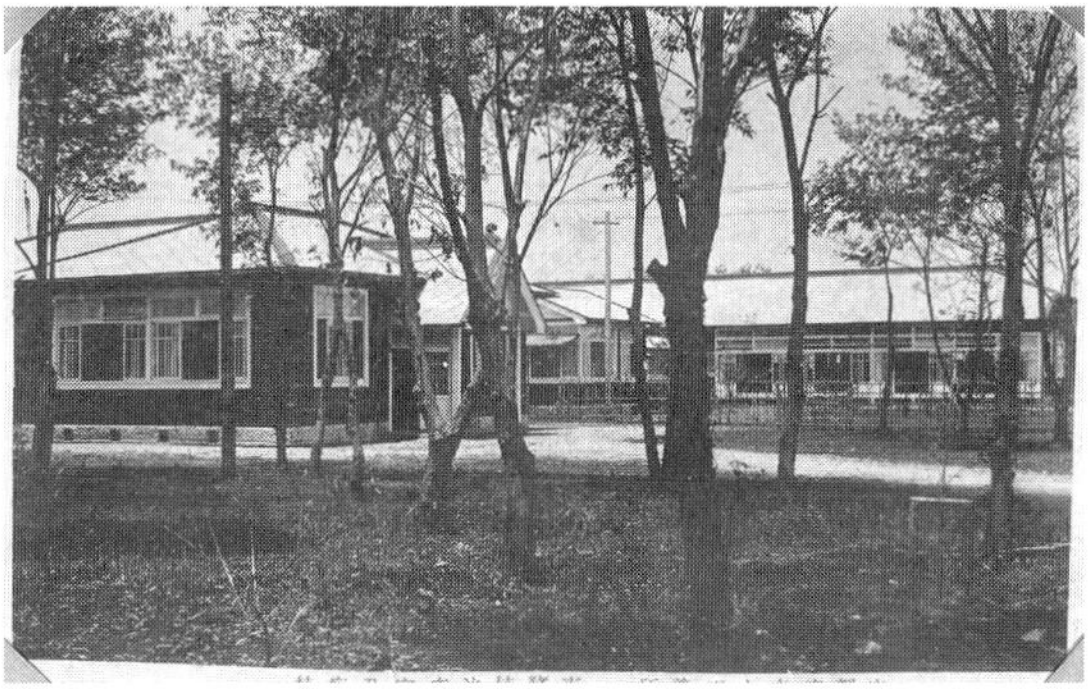

図9　市立宇療　手前から事務棟、治療室、病棟

その様子はわずかに一部の建物の写真が残っており、平屋で板葺きの屋根、板張りの壁の洋風建築でした。29頁で紹介した東京日日新聞の記事と比較すると、病棟が一つになっている所が異なるだけで、おおむね当初の設計通りに作られたようです。

特に当時画期的だったのはレントゲン撮影機で、療養所開所当時から導入されていました。図11のレントゲン室が完成したのは、昭和八（一九三三）年でした。（70頁参照）

これらの建物のうち、昭和二〇（一九四五）年に焼失した第三号館を除いた大部分の建物は戦後も活用されました。戦前の建物・敷地全体が共同宿舎や官舎の地区となったのです。

静臥堂と外気小屋

結核療養所内の施設で他の病院などにない独特なものは、大気療法のための施設です。療養する病棟の廊下の幅を広く取り、そこにロッキングチェアなどを置いて日光浴をさせる療養所もありました。[24] 図14は軽病室を東から撮影したもので、先行して建てられた他県の療養所と同じつくりになっています。写真の奥、左側に映っているのが重病人室のようです。

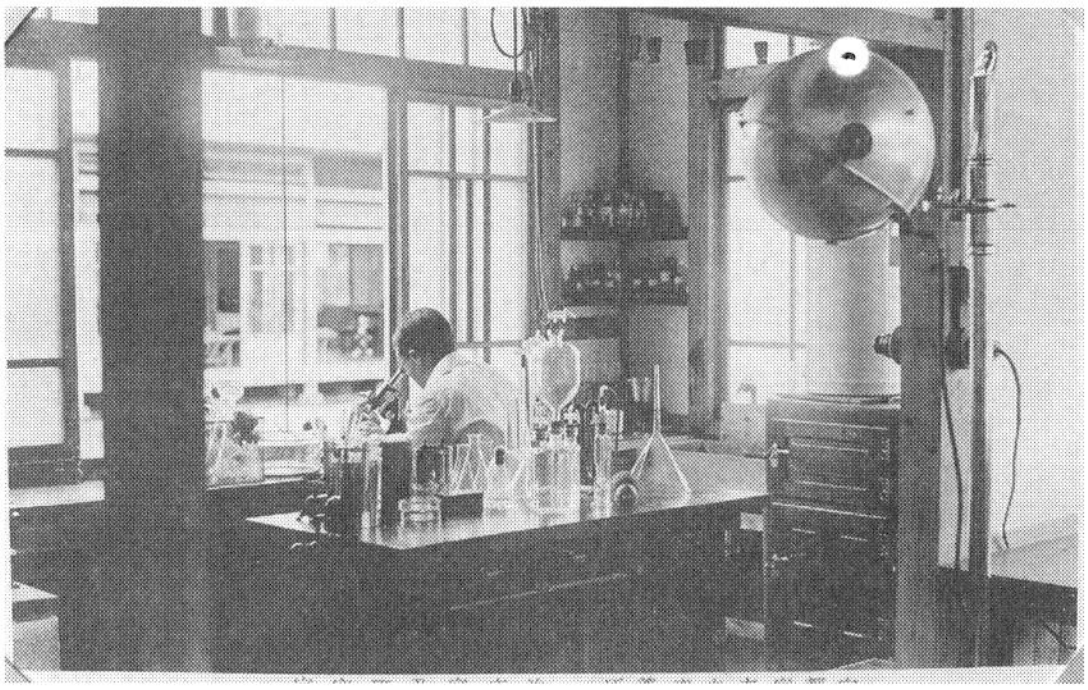

図10　市立宇療　治療室及び研究室

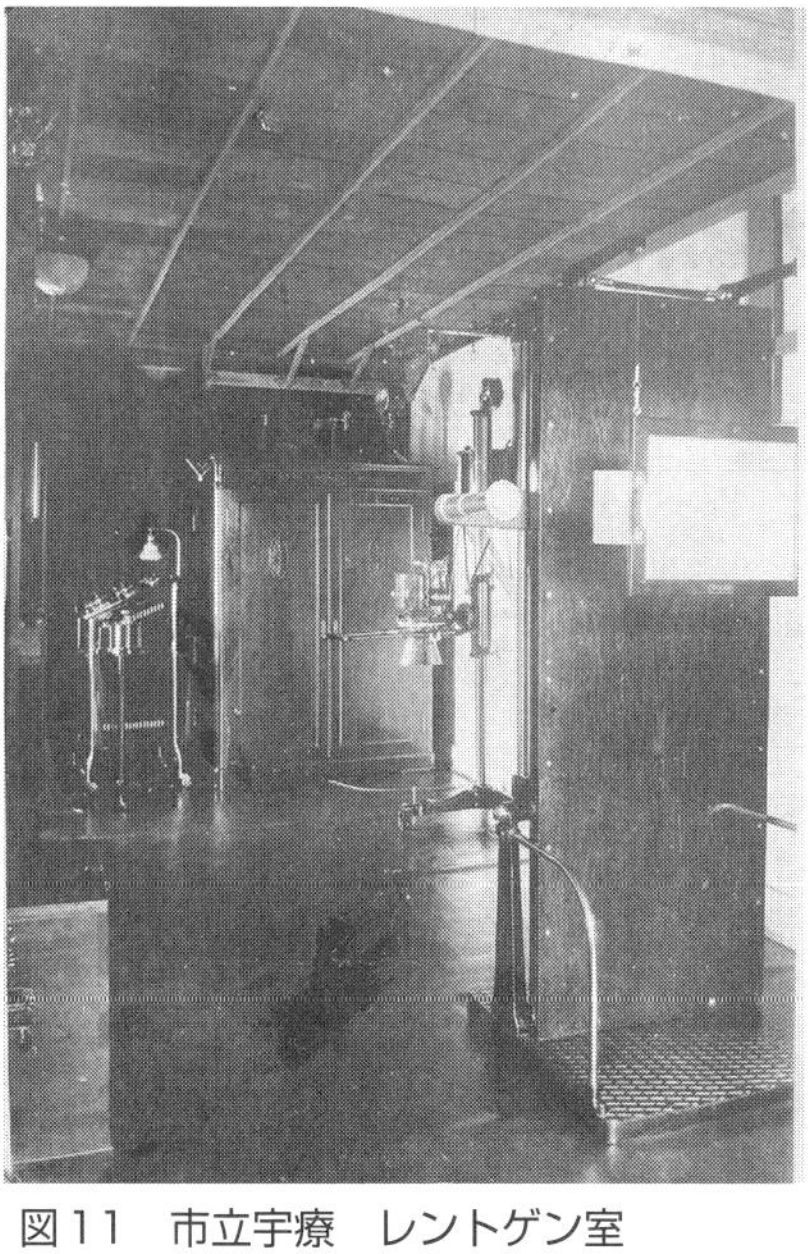

図11　市立宇療　レントゲン室

一方、病棟から離して独立させた家屋が建てられました。初期の療養所の頃から患者を森林・海岸等で日光浴させる日光小屋や、屋根を付けただけで「戸外静臥」を行う施設などが作られていました。[25]

これらの施設の名称は療養所によって様々ですが、宇療では昭和六年六月に静臥堂と名付けられた建物が敷地の最北端に建てられました。

これは本館や病棟から離れた林の中に建てられ、落

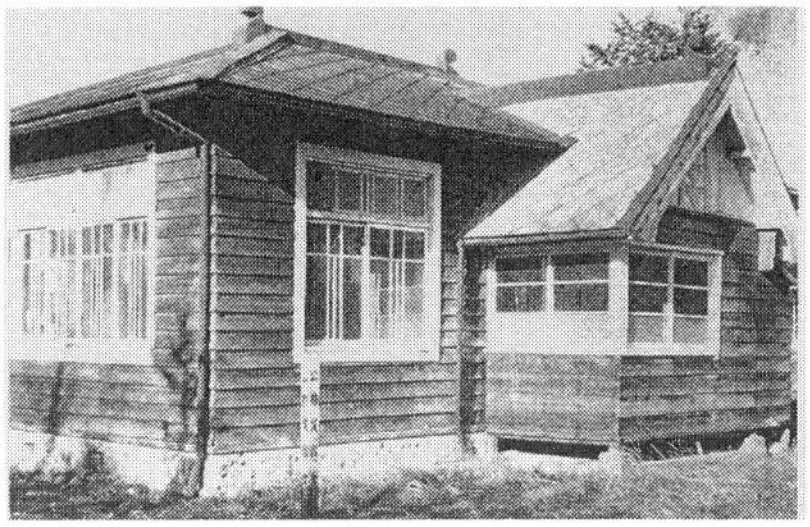

図12　戦前の事務棟（本館）　戦後は公務員官舎として使用

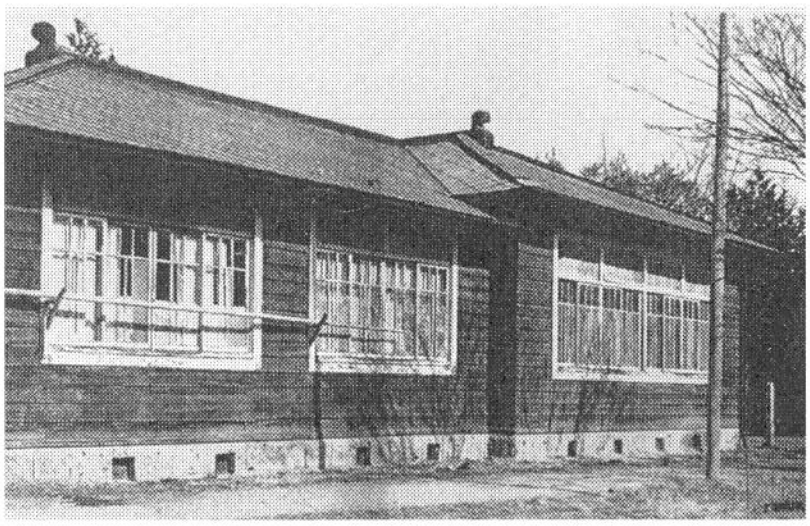

図13　同左（図12・13ともに『閉院記念誌』より）

葉広葉樹や松など針葉樹に囲まれた空気清浄な場所で大気療法を施す施設だと推測されます。写真が残されていないので分かりませんが、恐らく図15の他の療養所の写真のように療法が行われていたものでしょう。これらの施設は患者を寝かしておくだけの施設でした。

これに対して満州事変勃発後、傷痍軍人療養所などの軍関係の療養所において比較的軽症の患者（＝兵士）を森林の中の外気舎（大気舎）と呼ばれる一人ないし二人用の小屋に入れて生活させました。この中で窓を開放して大気療法を行いつつ、農作業や工作など

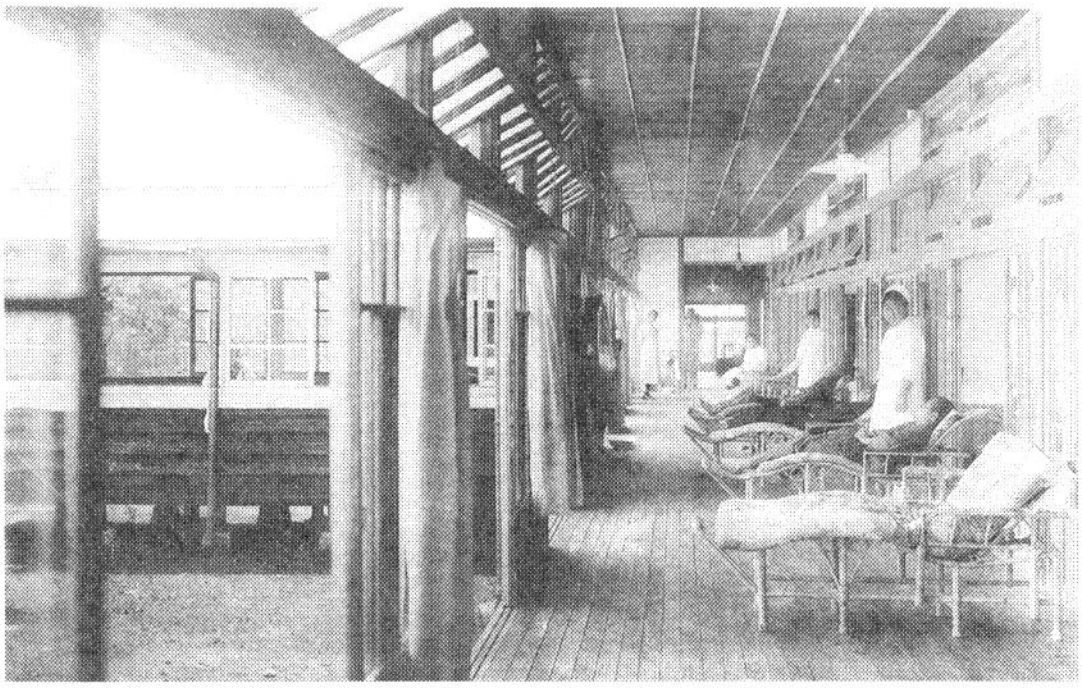

図14　市立宇療　ベランダ

軽作業も行わせて、兵員を早く回復させ戦線に戻すことを目指しました。これを当時は作業療法（軍隊内では「再起奉公」）と呼んでいましたが、現代でいうリハビリテーションで行う作業療法とはやや概念・内容が異なり、いわゆる職場復帰訓練といえるものです。

［加賀谷、二〇〇二］によると、外気小屋と作業療法の新知識が英国からもたらされたのが一九三〇年ごろ、日本で初めて独立した家屋の外気小屋を建てたのは救世軍療養所（現救世軍病院、東京都清瀬市）で、その後大量に外気小屋を建設し、職業指導としての作業療法を行ったのは昭和一〇（一九三五）年設立の

村松青嵐荘（現ＮＨＯ茨城東病院、茨城県東海村）です。[25]

その後傷痍軍人東京療養所（現ＮＨＯ東京病院）が昭和一四（一九三九）年に設立され、同時に七二棟の外気舎を建設しました。また、同じく傷痍軍人栃木療養所（現ＮＨＯ宇都宮病院）では同時期に外気舎四八棟が作られるなど、各地の傷痍軍人療養所で外気小屋ができました。

宇療の外気小屋は、昭和一二（一九三七）年六月に一・五坪一棟が、同一二月に大橋氏の寄贈で三坪一棟が建設されています。一・五坪のものが一人用、もう一つが二人用でしょう。恐らくこれは村松青嵐荘など他の療養所で始められた外気小屋と作業療法に影響されたものと推測されます。

ただし、この時傷痍軍人療養所と同様に、宇療において結核で除役となった兵たちの「再起奉公」のために外気小屋を作り、作業療法を行おうとしたのかは疑問です。以下に述べる日本医療団への統合前の宇療はあくまで「療養ノ途ナキ者」のための療養所だったはずです。

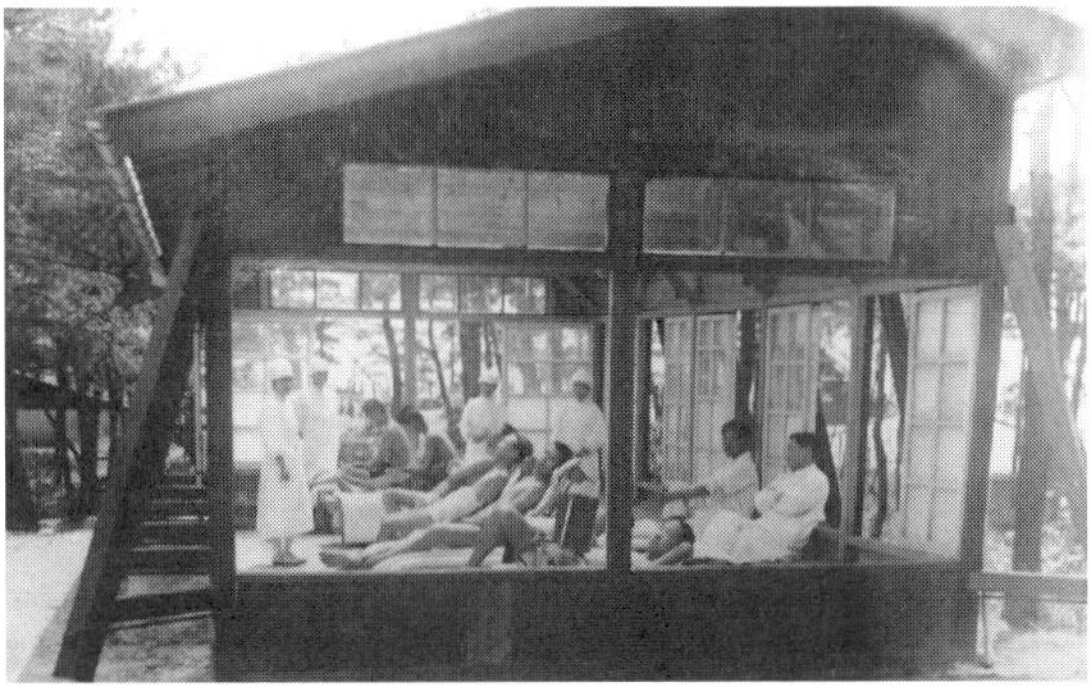

図15　岡の上に設けられた日光浴室（青木純一「刀根山病院を訪ねて―設立当時を振り返る―」『複十字　第358号』2014年、P23より再引）

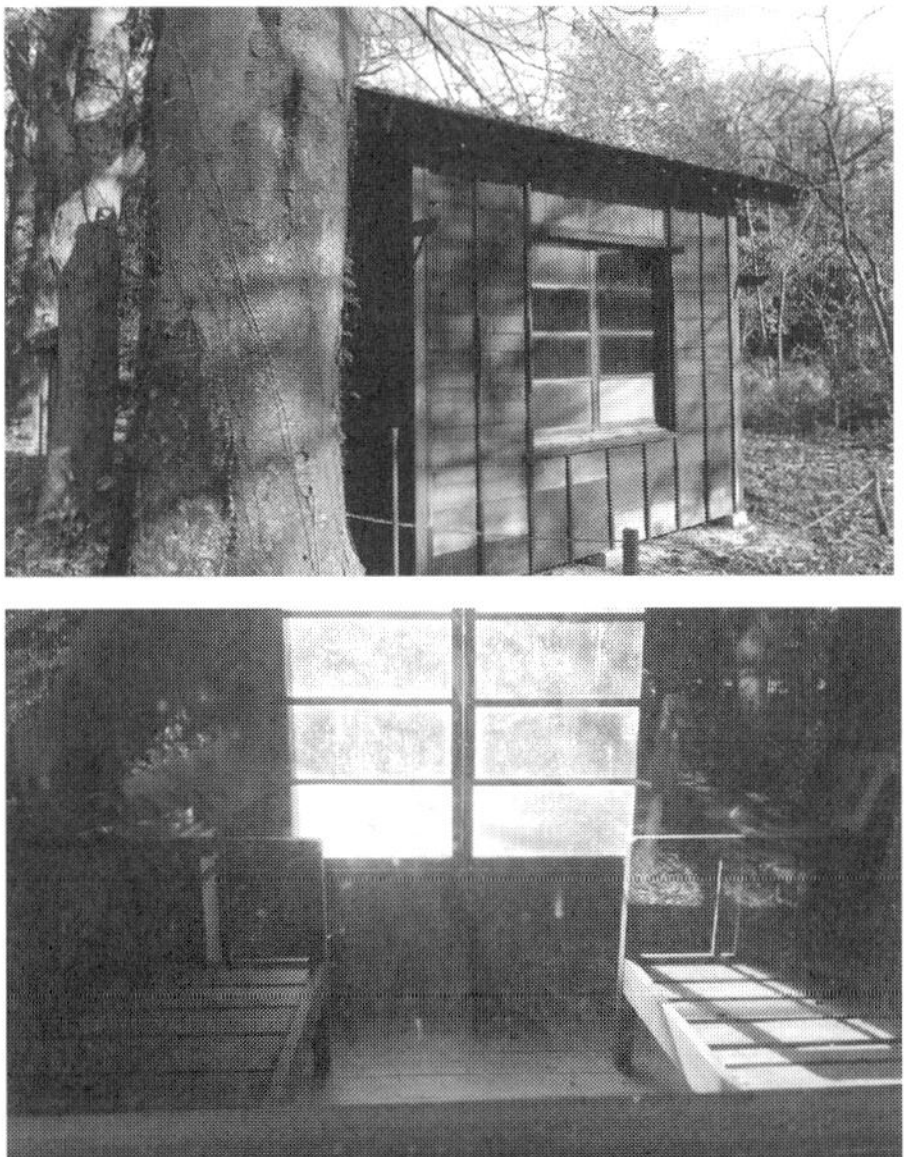

図16　外気舎記念館　NHO 東京病院（清瀬市、2018筆者撮影）

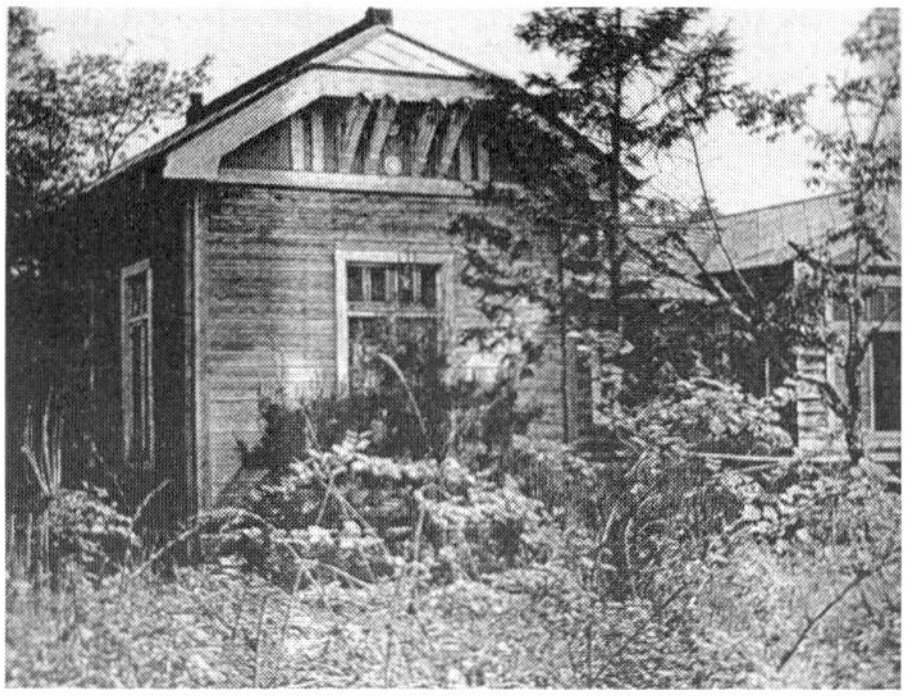

図17　（推定）宇療の外気小屋（戦後は職員宿舎）

戦後、静臥堂は昭和二七（一九五二）年まで存続していたようです。一方、二つの外気小屋は前述のとおり職員宿舎として利用されていました（図17がその写真と推定）。

日本医療団時代の敷地拡張

宇療は昭和一八（一九四三）年日本医療団に統合され、「梅花寮」と名称を改めました。戦後、国立療養所に転換してからも梅花寮と名乗っていた時期がしばらくありました。この時期は戦後の結核治療の最盛期で入所者が急増した時期だったので、現在もこの名前で憶えている関係者が少なからずいるようです。

日本医療団は戦時中に作られた国策特殊法人で、総力戦体制の下、従来民間が主であった医療サービス、すなわち病院の公的部門を拡大するための組織です。

医療団時代に敷地面積は五八五九八坪（一九万三三七三㎡）となり、市立時代より一〇倍以上敷地が広くなり、建物面積も六〇八坪（二〇〇六㎡）と二倍に拡大しました。この拡張は療養所周辺の森林を買収したもので、この時宇療を五〇〇床に拡大する計画が立てられました。

実際には昭和十九（一九四四）年二月に土地買収が完了し、間もなく整地作業が始まり九月に完了したところで工事が止まったようです。その後戦局の悪化により、他の医療団所管の療養所と同様に計画は全く実現できませんでした。また戦後の宇療の取り付け道路もこの頃新たに作られたようです。この道路が中丸公園の西から高尾神社の東を北に上っていく道路です。

医療団時代の拡張は、結局市立時代にすでに収容定床が五〇床に増加していたのを六五床・職員一九人に増やしただけに終わりました。この時の用地買収は時局の強い要請によるものでしたので、近隣住民の反対運動は起こせなかったでしょう。拡張した敷地の森林内に外気小屋を建設し、森林の一部を農地に変え、農作業などの作業療法を行う計画もあったはずですが、これも実現できませんでした。

4　戦後の宇療
国立療養所梅花寮・国立宇都宮療養所

療養所のブロックプラン

［福田　一九九五］によると、日本で最初に須磨浦療養所を開設した鶴崎平三郎は、すでに療養に適している条件として、気候の条件のほかに、建造物が稠密《ちゅうみつ》でないことを挙げています(28)。

戦後の結核対策の最盛期に出された［結核療養所建築についての心得　一九五一］によると、療養所の敷地の選定は「都会地又はその近くに選び」、「何れの部分も通風よく、日当が良い敷地」で、「十分に広く、建造物の周囲に十分な空き地がとれ」…なければならないとされています。また、病棟は「木造建築の時は平屋建てであることが望ましく、新鮮な空気及び日光に恵まれ」…なければならないとなっています(29)。

一方、［吉武　一九五〇］によって木造総合病院のモデルプランが作成されました。それによると、モデルプランは

表5　宇療の敷地・建物面積の変遷

経営主体（名称）		宇都宮市立療養所	日本医療団梅花寮	国立宇都宮療養所	国立療養所宇都宮病院
時期		創立以来（1929）	解散当時（1947）	（1959）	閉院時（1993）
敷地（㎡）		17,536	193,373	193,373	209,189
建物㎡	本館治療棟ほか	399	650	2,459	建面積　8,850 延面積　9,409
	病棟及び附属棟	416	1,158	3,854	
	看護婦その他宿舎	162	198	1,271	
	計	977	2,006	7,583	

木造二階建てで、南北方向の廊下を軸として、軸の西側に事務・管理棟、手術棟、サービス棟を、軸の東方に外来棟、病棟（入院患者を結核・外科・内科・小児科などに分離した病室棟）を分棟配置しています。[30]［小林 二〇一二］によると、吉武のプランは、「手術、…、検査、サービスなどについて中央化が図られ」、「このモデルプランをほぼ踏襲して、県立中央病院など地域医療の中核となる病院が数々建設された」といいます。[31]

施設の拡大

戦後は政府による本格的な結核対策の推進により、宇療の患者定床も増床に次ぐ増床を重ね、昭和三六（一九六一）年には三八〇床まで増加します。この間、施設設備が拡張されて病棟が新築されていきますが、その過程は計画的なブロックプラン（建物配置）に基づいて拡張したというよりも、やや泥縄式に病棟等を増やしていった感があります。

戦後の宇療の敷地は十分な広さを誇りました。施設は前記吉武のモデルプランのように南北方向の廊下を軸としていますが、軸の東西でその機能を区別することはなかったようで、唯一の二階建ての本館に管理棟（治療棟・医局など）が入りました。また肺結核のみの療養所なので、内科と外科のみに病棟を分離しただけでした。後に特殊学級が設置される時に小児病棟が区別されました。

図8の航空写真には戦後の療養所が建てられた場所にそれらしき影が見えるのですが、この写真は昭和二一（一九四六）年三月に撮影されたものなので、同年一〇月三〇日に竣工した第二病棟が建設中で、白く映っているようです。その北側には黒い影のような東西に長い帯が三列見えますが、整地をしただけで建物は建っていないはずです。この帯は、40頁で触れた日本医療団による昭和一九年の整地によるものと思われます。（写真が不鮮明なので推測です）

第二病棟については、当時を知る職員の証言が多く、『国立宇都宮療養所創立50周年記念誌』から拾ってみます。

○（昭和二〇年の火災）の後自宅へも帰らず、他施設へも転院しないで残って居た一〇数名の患者さん、現在の第2病棟側が建築され、昭和二二年一一月に当時の物資不足により窓硝子に硝子が入ったのは南側だけ、中廊下は紙貼り、北側は窓枠だけと云う不備の病室であったが、喜んで引越して来ました。

○…夏期になりますと、病棟など西陽を防ぐためのよし簀張り、蚊や昆虫を防ぐための蚊張の取りつけ、蚊取線香の使用等々、職員特に看護関係職員の労苦は並々でなかったと思われます。

○…建物は現在の2病棟に、事務室、薬室、配膳室などがあって、入口から入ってすぐに出口となってしまうような玄関でした。

○その病棟の廊下、冬季の風雨にぬれ雪の日などは廊下半分積雪の有様で、この不備の病棟をある時厚生省地方医務出張所の上司の方が視察に来て驚き、閉鎖する事が良いと云われたが、当時の故最上所長の

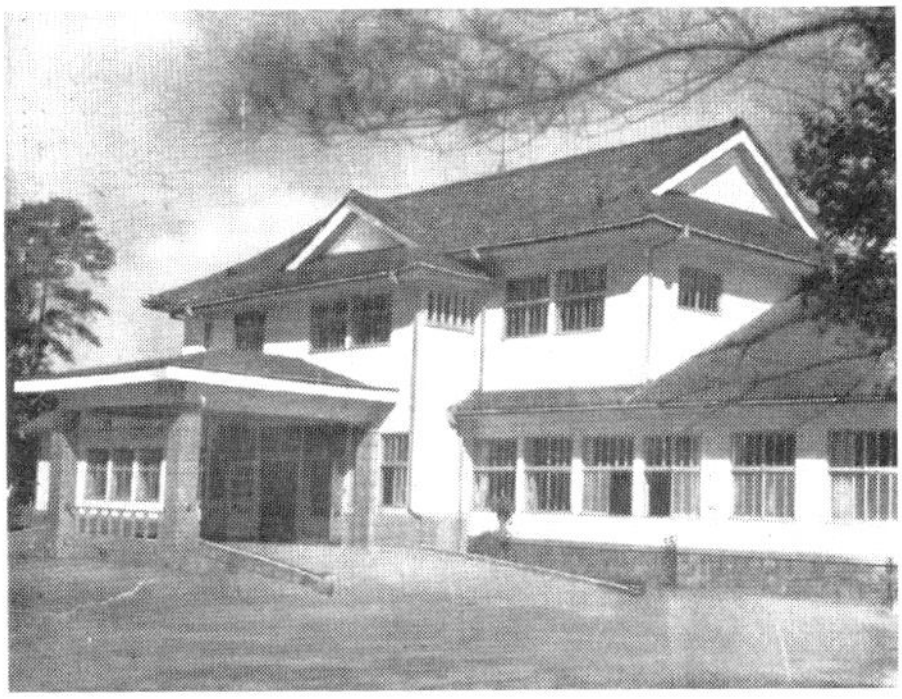

図18　戦後の宇療の本館

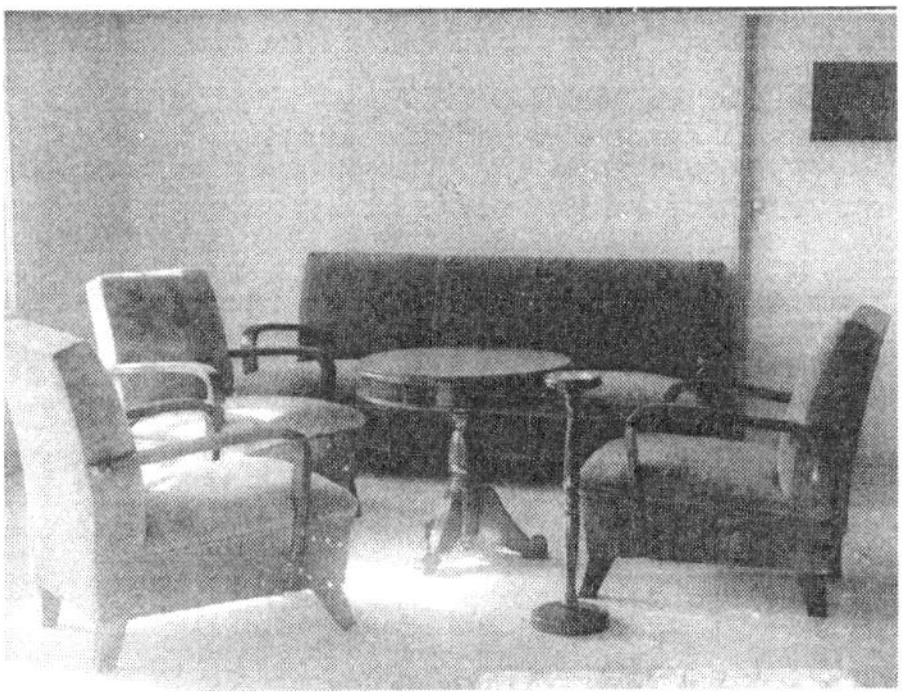

図19　所長室の内部（昭和27年完成）

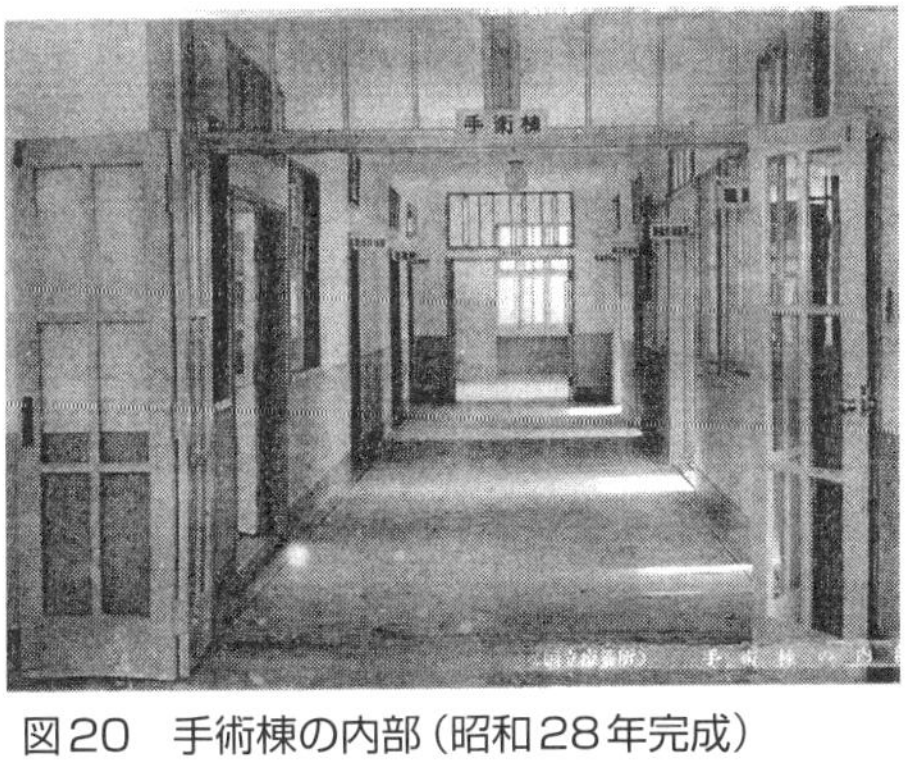

図20　手術棟の内部（昭和28年完成）

熱意に動かされ、改善移行と決まりました。

「昭和20年の火災」については第二章で詳細を述べますが、図8の空中写真を見ると、戦前の療養所の建物で南半分のみが映っていて焼けた北半分は消えて焼け跡らしきものが見えます。

昭和二五（一九五〇）年、第一病棟、第三病棟が移築されました。この二病棟は昭和一九年三月当時の傷痍軍人栃木療養所（国立栃木療養所に転換）が新築したものを移したものです。その後、昭和二七（一九五二）年に建設された本館は、木造・瓦葺の屋根となっており、近くの地名を取って「中丸城」と呼ばれました。

さらに昭和二九（一九五四）年、栃木県の援助で第六病棟が完成します。この病棟は外科手術を受けた患者を集めた病棟となりました。その前年に手術棟が作られ、盛んに外科手術が行われた時代でした。この病棟だけ南北の廊下の軸から外れ、南東に作られました。

第六病棟は中央廊下からは、長いゆるやかな坂の渡り廊下で連絡していました（図23参照）。

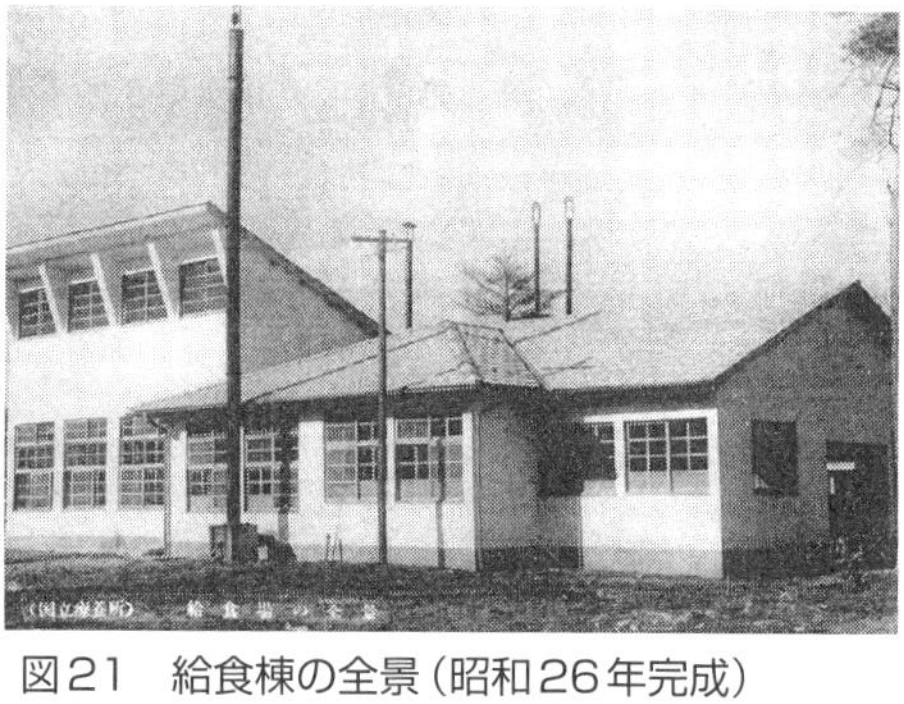

図21　給食棟の全景（昭和26年完成）

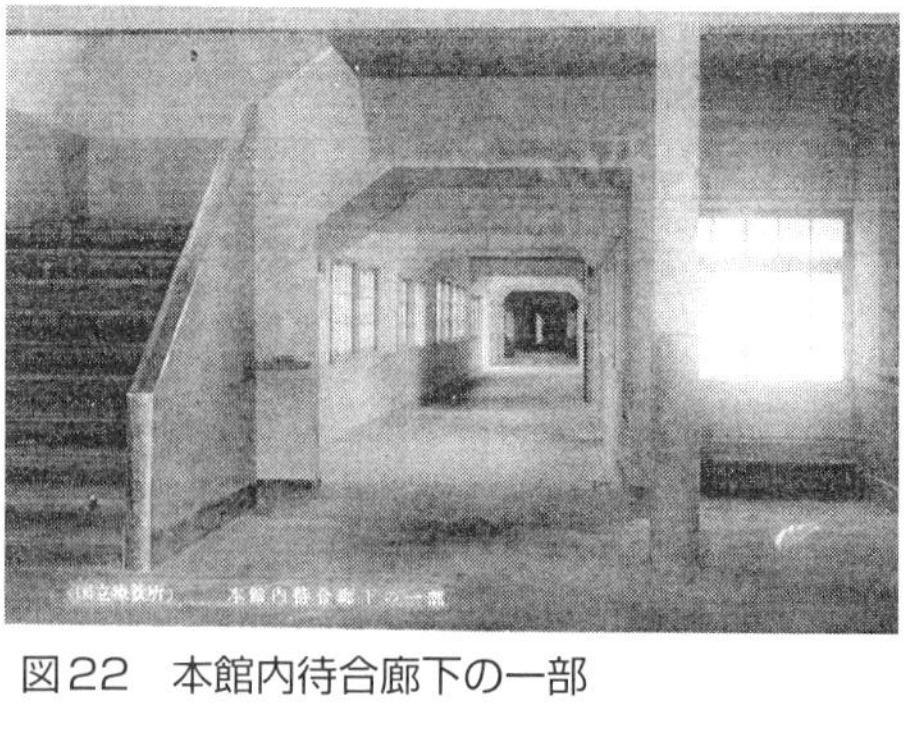

図22　本館内待合廊下の一部

その中で前述した外気小屋を探してみましょう。口絵2を見ると、この当時は職員宿舎として使用されていたので、この図の南東部、〝宿舎地区〟に二棟並んで建っている小さな建物だと思われます（国土地理院所蔵の当時の航空写真では判別不明）。

口絵2で描かれた宇療が、戦後の結核療養所としての最盛期の姿でしょう。この鳥瞰図を見ると、野球場があるのが目に付きます。戦後、主として職員の娯楽

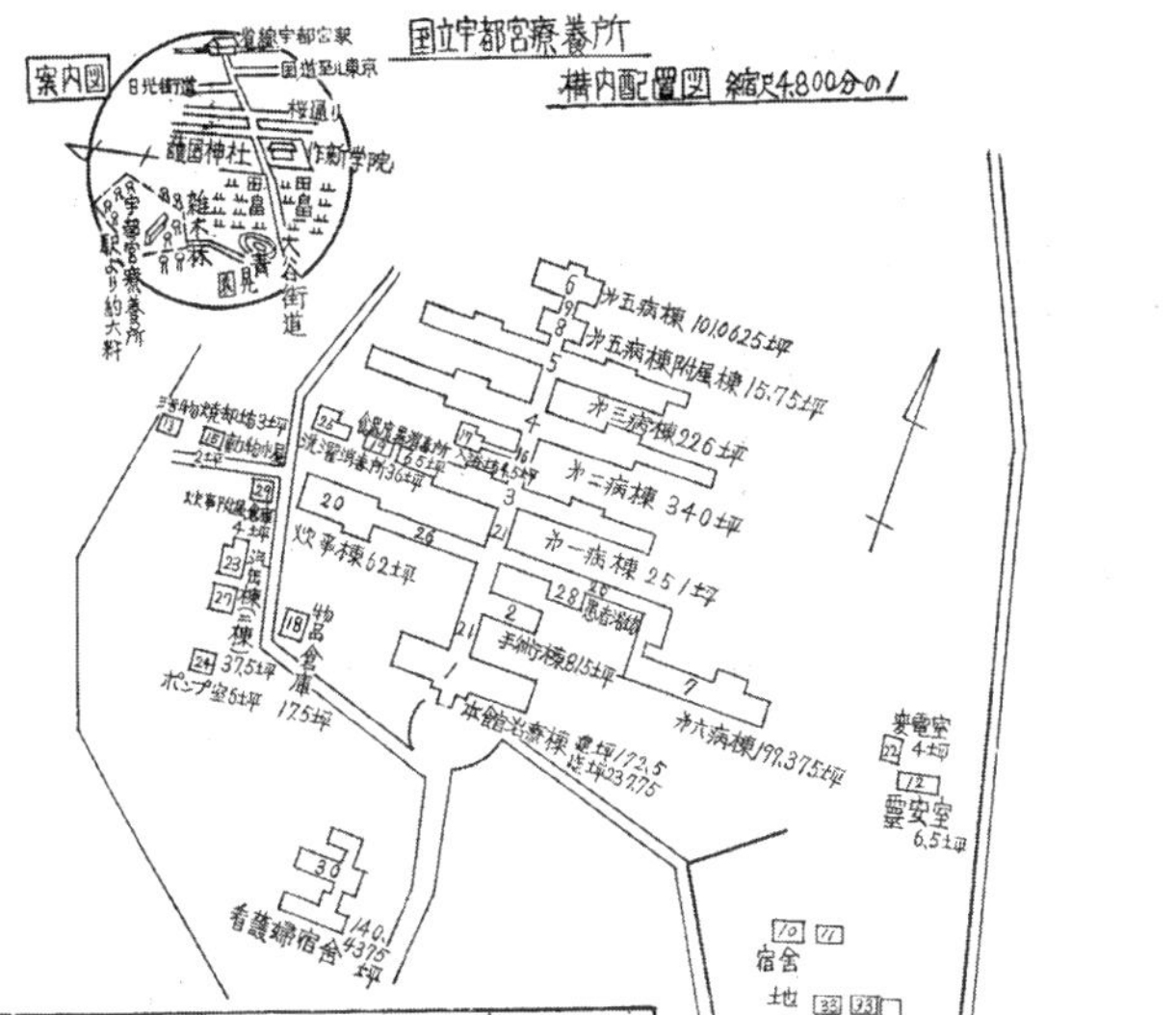

土地（敷地）	58,598.35坪	立木竹	3197石

建物NO	名称	坪数	建物NO	名称	坪数
1	本館治療棟	建172.5 延237.75	20	炊事棟	62
2	手術棟	81.5	21	渡廊下	33
3	第一病棟	251	22	受電室	4
4	第二病棟	340	23	汽缶棟	21.5
5	第三病棟	226	24	ポンプ室	6
6	第五病棟	101.0625	25	洗濯消毒所	36
7	第六病棟	199.375	26	渡廊下	98
8	第五病棟附属棟	15.75	27	汽缶棟	16
9	渡廊下	12	28	患者浴場	16
10	外気小屋	3	29	炊事附属倉庫	4
11	〃	1.5	30	看護婦宿舎	43.75 140
12	霊安室	6.5	31	公務員宿舎	22.5
13	汚物焼却場	3	32	〃	29
14	物置	3	33	〃	8
15	動物小屋	2	34	〃	10
16	渡廊下	19	35	〃	10
17	入浴場	4.5	36	〃	131.05
18	物品倉庫	17.5	37	〃	18
19	食器残器消毒所	6.5		計	建2,131.675 延2,196.425

図23 『国立移管10周年記念』より（昭和32〈1957〉年）

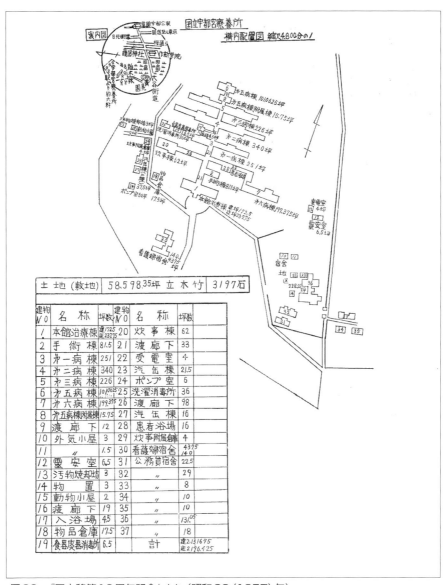

のために全国の国立療養所では野球場など運動施設が建設されました。

南西部の貯水池が20頁で述べた現在の湿性花園です。宇療時代は池の水を抜くとウナギが取れた、青晃園の池でもナマズが取れたとの証言があります。

療養所の「森」

図8の航空写真を見ると、前述した戦前の宇療の敷地に至る道路、すなわち現在のとちぎ健康の森の東門からまっすぐ芝生広場に北上する道路より東の敷地は、かなり森が伐採されているように見えます（写真が不鮮明で正確には不明）。ここは現在の健康の森において人工的に植林され、杉・檜などの針葉樹が等間隔に並んでいます。

この区域は、昭和二一（一九四六）年から敷地内の荒地を開拓して、患者用の野菜を作っていたという農地かもしれません。この菜園は三年で失敗しました。(32)

> 収穫したとうもろこしは甘味もなく実も少なく、…。落花生も作りました。時期がきて掘りおこしてみたら実は空ばかり、野鼠に失敬されていました。（中略）じゃがいも、さつまいもなんでも作ってみました。
>
> （『創立５０周年記念誌』）

大気療法が盛んな時代は、森は療養所に欠かせないものでした。しかし、その後化学療法が進展すると、療養所にとって「森」の重要性はなくなりました。全国の他の国立療養所（現ＮＨＯの病院）もこうした経緯で現在、森林が鬱蒼《うっそう》と周囲を覆っていて活用されていない場合が多いようです。

しかし、宇療の森は自然豊かで、多種多様な動植物が繁殖して人々の目を楽しませていました。同時に、山菜・キノコなどを採取したり薪炭材を集めておく小屋もあって、森の豊かさは最後まで維持されていました。

この森を守り続けた功労者は、宇療の第二代所長最上修二と第三代所長遠山有能の二人の医師です。二人とも宇療の森をこよなく愛し、森の改変を阻止すると同時に新たに花木を増やしました。二人は現在のとちぎ健康の森の影の生みの親とも言える存在です。

5　宇療の終焉　国立療養所宇都宮病院

脳卒中リハビリ患者の受け入れ

結核患者の減少によって宇療のベッドも空床が際立つようになり、当時の下野新聞でも「病院のベッドがあかないため、入院できない患者が多いのに、患者が激減してベッドがガラあきの結核療養施設を現状のまま放置しておくのはおかしいという声が高まっている。宇都宮市の施設に至っては、二十万平方メートルもある広大な敷地に、入院患者が二百人(33)」などと報道されるようになりました。

その後、昭和五〇年代からはリハビリ棟デイケア棟など一通り病棟その他が建て替えられ、結核の療養所から脳卒中リハビリに特化した病院へと変貌を遂げています。

図26は昭和五十五（一九八〇）年当時の宇療の地図ですが、まだ旧病棟が残っていますが、新病棟が建てられ、変貌を遂げつつあります。やがて口絵4のように変わり、閉院に至りました。

野球場は現とちぎ健康の森の第2期工事の部分で、現在のリハビリテーションセンター全体とマロニエサークルの北半となり、口絵の屋外訓練場は現在の芝生広場全面とマロニエサークルの南半に当たります。

療養所の職員は口絵4の建物②の官舎に住んでいました。現在ここは丸池と東屋がある付近と思われます。

昭和五七（一九八二）年までは現在の健康の森の西側の市道中丸野沢線の広い道路はなく、口絵の閉院時の航空写真ではその道路と関東バス駒生営業所が一部映っていますが、現在の健康の森の西側からの入り口

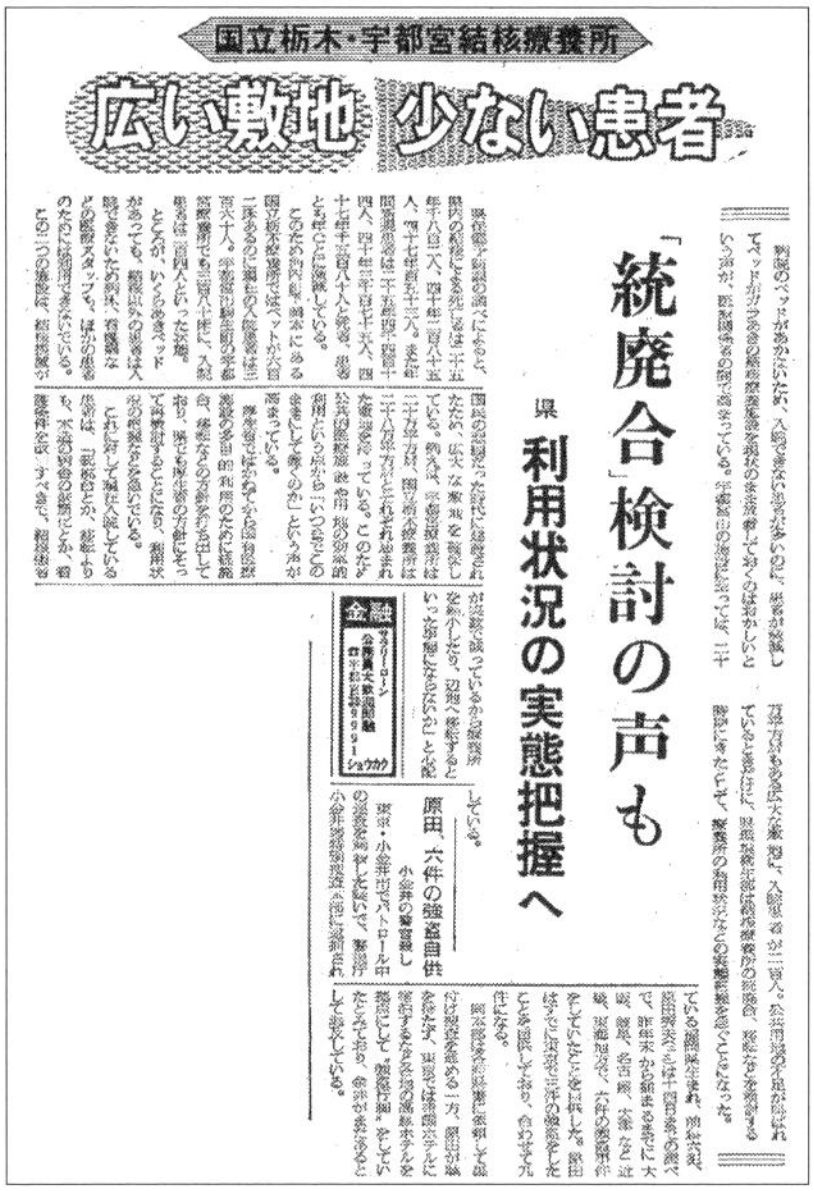
国立栃木・宇都宮結核療養所
広い敷地　少ない患者
「統廃合」検討の声も
県　利用状況の実態把握へ

図24　下野新聞　昭和49（1974）年8月16日

はありませんでした。

また、道路①は現在も存在しますが、健康の森内は細い目立たない階段の歩道に変わっており、その後住宅街の道路に通じています。

宇療閉院反対運動

昭和五〇年代に入って、宇療が結核療養所としての役割以外の新たな機能を持ち、特に救急を受け入れるようになると、近隣の住民から受け入れられるようになっていきました。そのため、平成元年（一九八九）年二月厚生省によって宇療と国立療養所東栃木病院を東栃木病院の場所で統合する構想が持ち上がると、今度は閉院反対運動が発生しました。

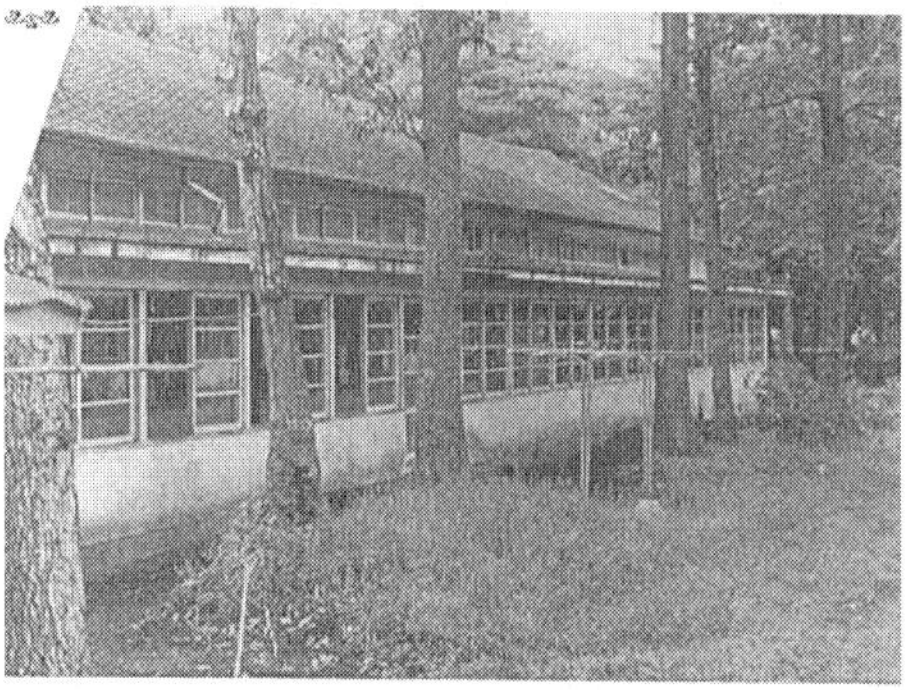
図25　第3病棟（取り壊し直前）

まず反対の声を上げたのは宇療の職員で、職員で加盟する全医労宇療支部が中心となり、県民の医療を守る県三者共闘会議（全医労・健医労連・県国公労）が結成されました。厚生省が統合構想を示すと、共闘会議は強く反発し、街頭宣伝・署名運動を展開しました。また、県議会の社会党・共産党も反対を表明するに至りました。[34]

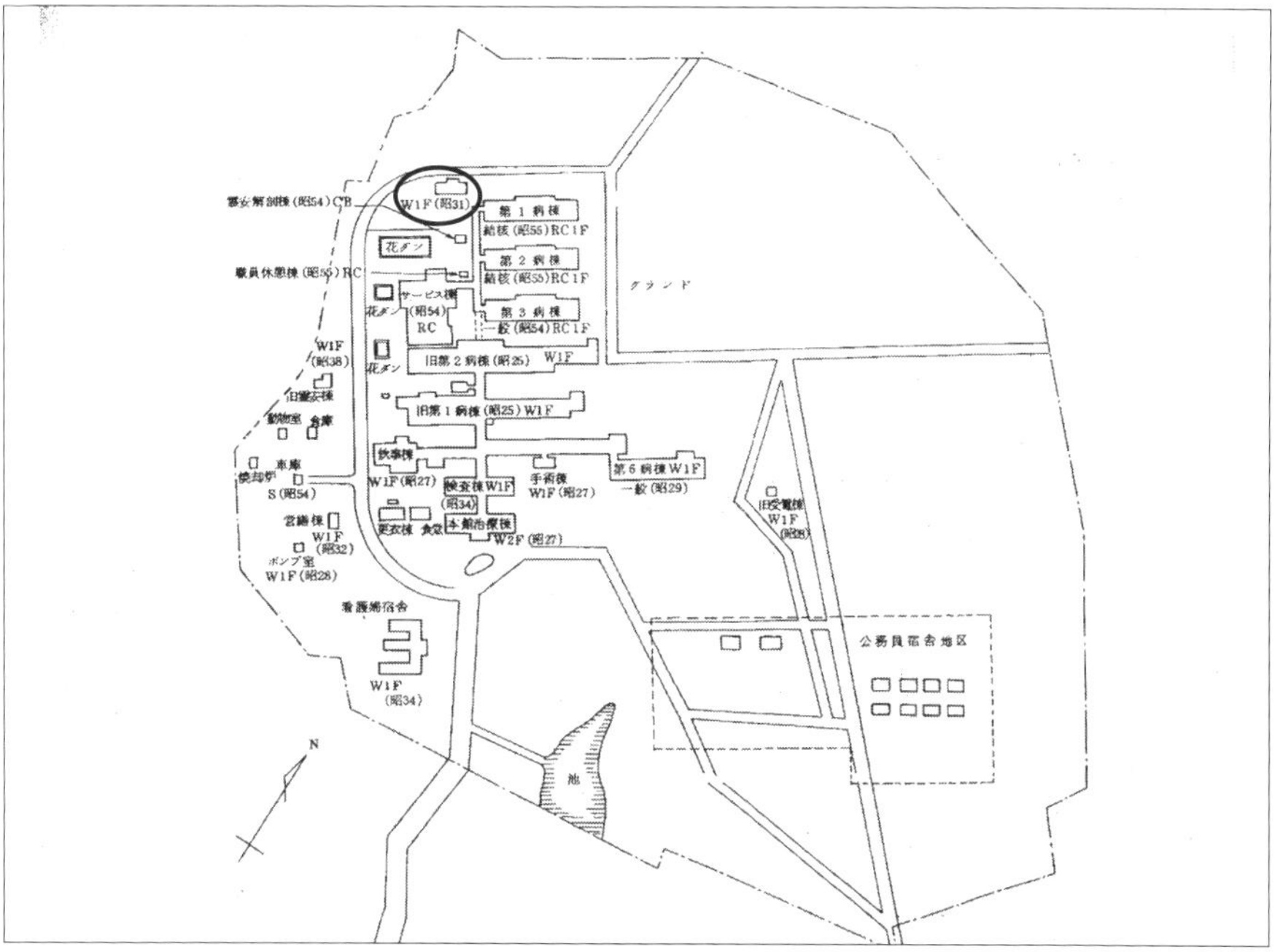

図26　『国立病院・国立療養所要覧　昭和55年7月1日現在』1980年、311頁より

一方、地域住民も地域医療の低下を招くとして「国立療養所宇都宮病院を守る会」を結成し、反対運動を展開しました。平成二（一九九〇）年八月厚生省が国立療養所の再編計画を発表し、同一〇月に再編に関する住民説明会を開いても、大部分の住民とのやり取りは平行線のま

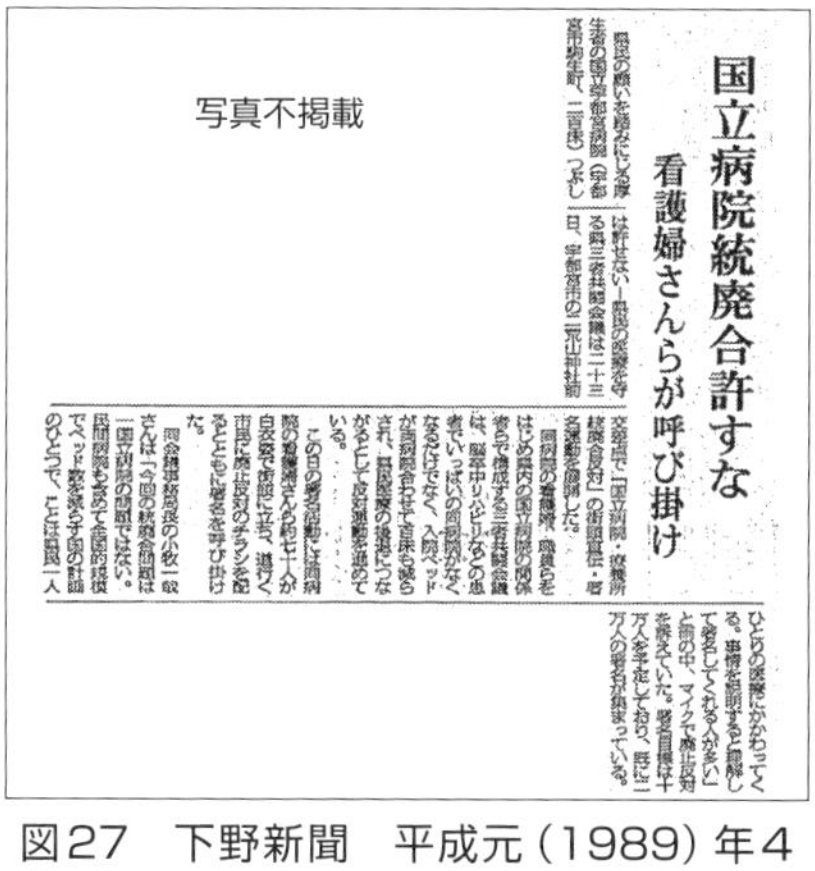
写真不掲載

国立病院統廃合許すな

看護婦さんらが呼び掛け

図27　下野新聞　平成元（1989）年4月24日

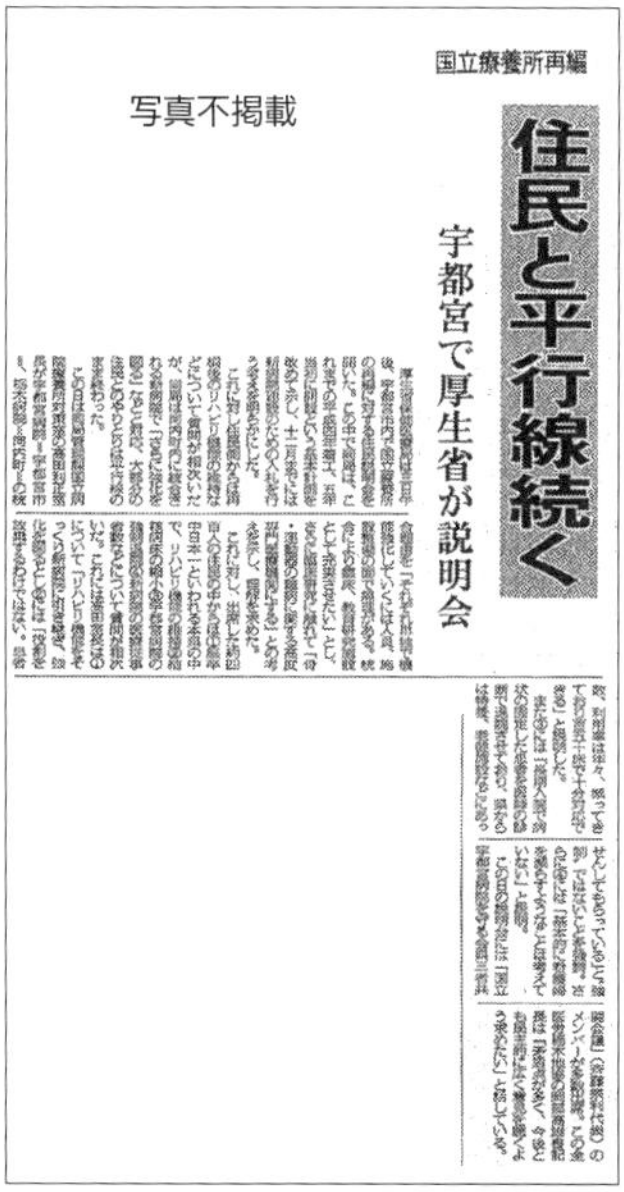
国立療養所再編

写真不掲載

住民と平行線続く

宇都宮で厚生省が説明会

図28　下野新聞　平成2（1990）年10月4日

まに終わったそうです。(35)戦前の迷惑施設＝療養所から戦後の閉院を惜しまれた公共医療施設への変遷は隔世の感があります。

こうした反対にもかかわらず、ついに宇療は平成五（一九九三）年に閉院となったのでした。

［註］

（1）公益財団法人結核予防会結核研究所疫学情報センター『結核死亡数及び結核死亡率の年次推移』より抜粋

（2）青木正和『結核対策史医師・看護職のための結核病学』二〇〇四年、五三―六四頁。国立療養所史研究会（編）『国立療養所史（結核編）』一九七六年、四三―四四頁

（3）金田章裕『地形と日本人　私たちはどこに暮らしてきたか』二〇二〇年、一五六頁

（4）「ほそや地区」郷土誌刊行委員長斎藤喜八（編）『ほそや地区郷土誌』一九九七年、五四頁

（5）赤坂憲雄『武蔵野をよむ』二〇一八年を参照した

（6）天谷保一『歴史散歩　中丸地区の旧跡を訪ねて』一九八三年、一九頁

（7）大町雅美『郷愁の野州鉄道―栃木県鉄道秘話』二〇〇四年、随想舎、一七八～二〇六頁

（8）青木純一「結核療養所反対運動と住民意識―大正・昭和前期における公立療養所建設反対運動を比較して―」『専修大学社会科学年報　第43号』二〇〇九年

（9）『下野新聞』一九二六年一〇月二六日

（10）『下野新聞』一九二六年一〇月二七日

（11）『東京日日新聞・栃木版』一九二六年一〇月二六日

（12）『下野新聞』一九二六年一一月一〇日

（13）『下野新聞』一九二六年一一月一二日

（14）『東京日日新聞・栃木版』一九二六年一一月九日

（15）『東京日日新聞・栃木版』一九二七年二月二五日

（16）『下野新聞』一九二八年一〇月一九日

（17）国立宇都宮療養所（編）『創立三〇周年記念誌』一九五九年、三九頁

（18）『国立療養所東栃木病院　40周年誌』一九八四年、二〇頁

（19）国立療養所宇都宮病院（編）『駒生の想い出　国立療養所宇都宮病院閉院記念誌』一九九三年、四四―四五頁

（20）『東京日日新聞・栃木版』一九二九年一二月一二日

（21）『下野新聞』一九三〇年一月二五日

（22）前掲書『創立三〇周年記念誌』、三九頁

(23) 栃木県教育委員会事務局（編）『教育月報一九五八年三月号』、一二三頁
(24)『金沢市若松療養所年報　昭和一三年度』一九三八年の写真に見える
(25) 島尾忠男・竹下隆夫「「連載企画」～結核に縁（ゆかり）の地歴訪～第5回湘南サナトリウム旧跡訪問」『複十字　第三三七号』、二〇一一年の写真
(26) 加賀谷一「国立結核療養所村松晴嵐荘における職業指導の成立過程とその背景：外気小屋から『実生活復帰準備へ』」『社会福祉学　41（2）』二〇〇一年
(27) 前掲書『創立三〇周年記念誌』、二頁、前掲書『駒生の想い出　国立療養所宇都宮病院閉院記念誌』、五頁を基に作成した
(28) 福田眞人『結核の文化史』一九九五年
(29) 厚生省公衆衛生局結核予防課「結核療養所建築についての心得」『済生　284』一九五一年、二四―二九頁
(30) 吉武泰水ほか「200床病院総合モデル設計について」『病院　4（4）』一九五一年、一八―二六頁
(31) 小林健一「歴史にみる病院建築と施設基準」『空衛』二〇一二年、八六頁
(32) 前掲書『三〇周年記念誌』、四三頁
(33)『下野新聞』一九六五年八月一六日
(34)『下野新聞』一九八八年五月二三日、一九八九年二月二日、四月二四日、一〇月四日、一九九〇年五月一三日
(35)『下野新聞』一九九〇年三月二七日、八月三日、一九九三年六月二五日

表6　宇療の患者収容状況

区分	入所			退所			病床	死亡率
年度昭和	繰越	入所	計	治ゆその他	死亡	計	利用率	
3	0	12	12	0	3	3	18.0	25.0
4	9	25	34	5	16	21	39.7	47.1
5	13	35	48	15	12	27	60.3	25.0
6	21	24	45	17	10	27	65.7	22.2
7	18	33	51	25	7	32	74.7	13.7
8	19	36	55	13	14	27	84.0	25.5
9	28	28	56	20	15	35	89.7	26.8
10	21	36	57	17	16	33	91.0	28.1
11	24	50	54	25	20	45	90.3	27.0
12	29	58	87	18	36	54	84.3	41.4
13	33	42	75	23	18	41	93.4	24.0
14	34	53	87	17	27	44	107.7	31.0
15	43	51	94	22	30	52	93.4	31.9
16	42	62	104	25	38	63	86.6	35.4
17	41	78	119	28	42	70	97.8	35.3
18	49	67	116	34	40	74	94.8	34.5
19	42	73	115	10	44	54	85.7	38.3
20	61	72	133	56	62	118	67.5	46.6
21	15	64	79	14	12	26	39.2	15.2
22	53	105	158	52	32	84	69.0	20.3
23	74	78	152	32	19	51	75.0	12.5
24	101	114	215	51	21	72	91.8	9.8
25	143	189	332	75	46	121	85.7	13.9
26	211	117	328	99	19	118	100.0	5.8
27	210	114	324	72	13	85	101.4	4.0
28	239	115	354	91	13	104	98.4	3.7
29	250	136	386	78	8	86	90.7	2.1
30	300	145	445	158	13	171	90.8	2.9
31	274	205	479	159	8	167	91.7	1.7
32	312	193	505	195	6	201	93.5	1.2
33	304	212	516	204	13	217	95.8	2.5
34	299	160	459	187	5	192	92.9	1.0
35	267	181	448	153	11	164	89.8	2.4
36	284	225	509	186	11	197	89.1	2.1
37	312	176	488	166	21	187	90.6	4.3
38	301	139	440	153	6	159	88.5	1.3
39	281	158	439	140	13	153	79.5	2.9
40	286	147	433	140	17	157	82.4	3.9
41	276	136	412	150	15	165	79.0	4.0
42	247	136	383	121	16	137	82.5	4.1
43	246	145	391	135	13	148	88.8	3.32
44	243	157	400	139	16	155	85.3	0.4
45	245	134	379	142	17	159	90.8	4.5
46	220	163	383	135	29	165	92.9	7.6
47	218	163	381	124	25	149	99.7	6.6
48	232	126	358	121	19	140	103.3	5.3
49	218	151	369	129	25	154	94.2	6.8
50	215	160	375	159	29	188	88.5	7.7

※昭和51年度以降は結核患者以外も含まれるので省略した。

第二章　最上修二について

1　著書『珍病名談義』について

まえがき・あとがきから

本書で引用する最上修二の唯一の著書が『珍病名談義』です。その前書きには次のような連載のきっかけが述べられています。

「私は長い間、医療（健康）保険関係の審査委員をしているが、…この珍病名は医療機関から提出された請求書に記載されたものを集めて、去る三十五年一月から栃医新聞に掲載したものと、一部は医療の広場、医薬の門に発表したものである。

これらの珍病名にかこつけて、古事に思いをよせたり、わが来し方のよしなしごとをかえりみたり、柄にもなく狭い視野から自分なりの人生観のようなものを吐いたり、また時には社会戯評の世迷言などを拙い筆で綴ってみた。お笑い草に読んで頂けば望外のよろこびである。

最上所長の日記には、「鹿沼審査会に出かける」「基金事務所に出張」等、この「医療（健康）保険関係の審査委員」の仕事のために度々出張した記事が書かれています。また、あとがきには出版の経緯が遠慮がちに触れられています。

珍病名談義を栃医新聞に掲載し続けているうち愛読者の方々から出版したらどうかとすすめられたことも再三あったが、自信がなかったまま過していた。その間、つまらない駄文という批判も多少あったかも知れないが、一方には面白いから続けて書くようにという声がはるかに多く伝わってくるので、その声に励まされながらズルズル三十八年まで続けた。

栃医新聞とは

「栃医新聞」とは、栃木県医師会が昭和二八（一九五三）年から発行し続けている冊子で、「一般会員に様々な情報を開示伝達するとともに県医師会の活動を知ってもらう役割を持ち、さらに会員の意見発表の場となった」[1]ものです。最上所長が連載をしていた頃は毎月三回発行されていたようです。

最上所長がこの連載をしていた頃の栃木県医師会は、第五代会長佐伯正之進のもと、日本医師会の栃木支部として中央の指令に従って、激しい活動を繰り広げていました。

当時の日本医師会は会長武見太郎の就任後、国民皆保険制度実施上の諸問題で厚生省との熾烈な抗争を繰り広げており、日本最大の圧力団体と目されていた、というか圧力団体の代名詞として名をはせていた時でした。

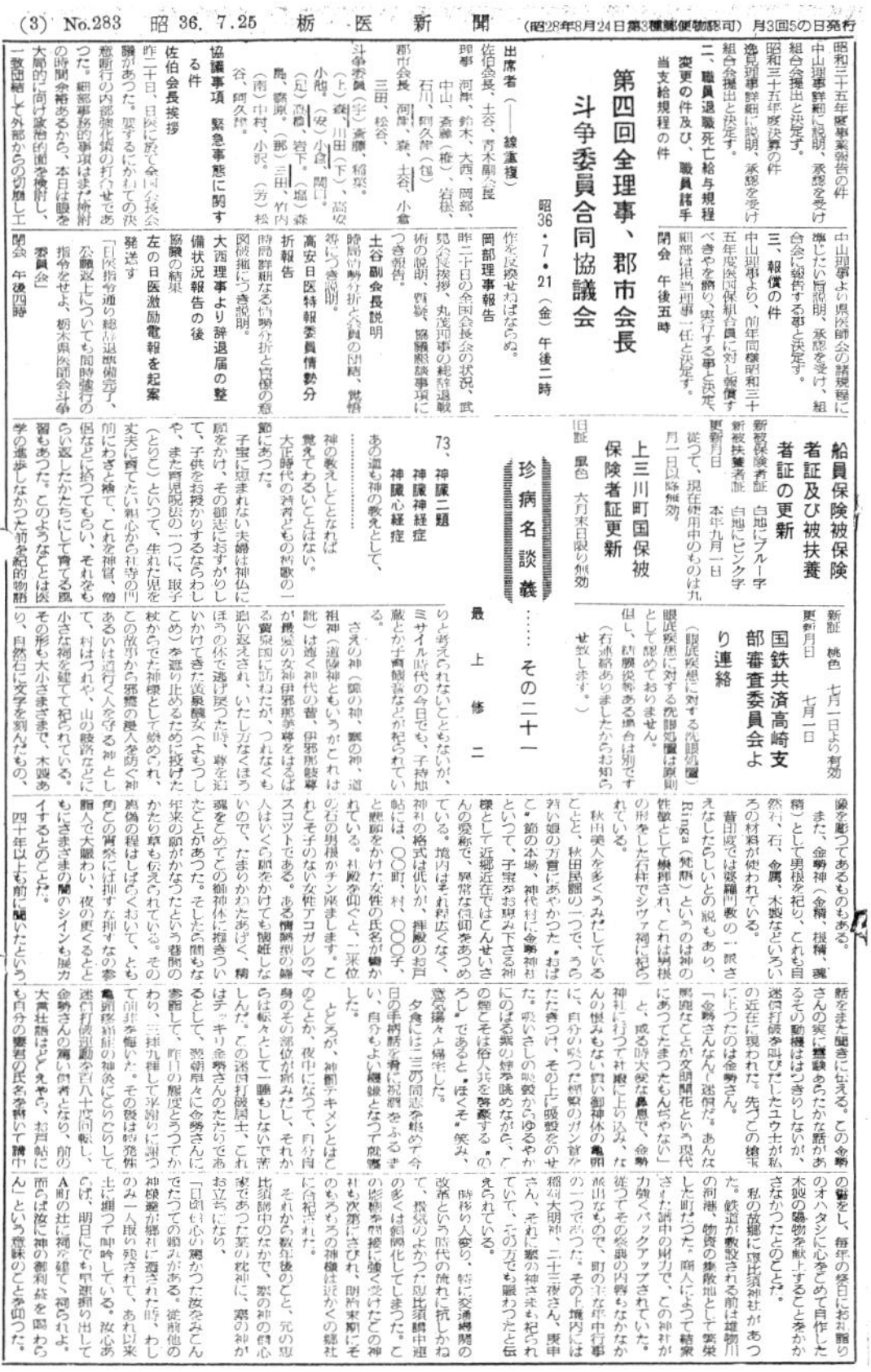
(3) No.283　昭 36. 7.25　栃　医　新　聞　（昭28年8月24日第3種郵便物認可）月3回5の日発行

第四回全理事、郡市会長斗争委員会合同協議会

昭36・7・21（金）午後二時

船員保険被保険者証及び被扶養者証の更新

上三川町国保被保険者証更新

国鉄共済高崎支部審査委員会より連絡

珍病名談義……その二十一

最上修二

73、神讓二題

神讓神経症

神讓心経症

図１　栃医新聞

当時の「栃医新聞」の紙面を見ると、日本医師会の闘争方針を伝える内容が前面に打ち出され、同紙は日医の機関紙と言えるものでした。一方で、会員が趣味で書いた俳句やエッセイ、絵画が発表されるコーナーも設けられていました。

例えば、昭和三六（一九六一）年七月の№２８３号を見ると、「第四回全理事、郡市会長斗争委員会合同協議会…左の日医激励電報を起案発送す『日医指令通り総辞職準備完了、公職返上についても同時強行の指令をせよ、栃木県医師会斗争委員会』」などとあり、その直後の紙面で最上所長の連載が三分の二ページにわたって載っています。

所長の連載は、上記の闘争委員会の内容と比べると相当脱力感のある軽妙洒脱な内容なのですが…。

単行本化される

「栃医新聞」での連載は昭和三五（一九六〇）年一月から始まり、連載当初は『珍病名録』（録は旧字体）という名前でしたが、昭和三六（一九六一）年一月の連載一七回目からは『珍病名談義』と名を改め、数十回連載が続きました。

先に引用した「まえがき」の通り、この連載はのちに単行本化され、昭和四〇（一九六五）年七月一〇日に発行されました。その巻末に各種の医療関係雑誌に寄稿した「おらが施設」を含む四つの文書が加えられています。この「おらが施設」については、第三章の宇療の結核特殊学級の設立経過を見る際に引用します。

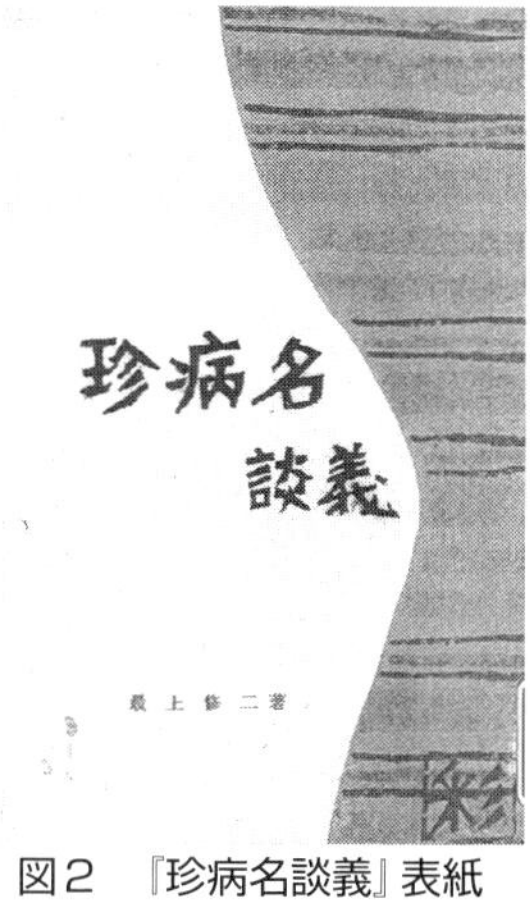

図2　『珍病名談義』表紙

最上の生涯や足跡をたどるために、『珍病名談義』中で特に注目したのは、「わが来し方のよしなしごとをかえりみた」箇所、すなわち最上が自らの体験、思い出を語る部分、特に故郷秋田県のことを語っている箇所と、何回かにわたりページを割いて語る軍医時代の中国大陸での思い出です。

2　最上修二日記について

所長としての備忘録、人物評

最上がいつから日記を付けていたのか分かりませんが、彼の出征中に宇都宮空襲があって家族が焼け出されたので、戦前から書いていたとしても残っていないはずです。

現存するのは、戦後の昭和二八（一九五三）年から亡くなる昭和四九（一九七四）年まで書き続けられていたものです。もしかすると、戦後帰国してから昭和二八年以前も日記をつけていたかもしれませんが、大学ノートなどに書きつけたようなものかもしれず、現存していないようです。

昭和二八年以降は毎年一冊ハードカバーの既成品の日記帳に記され、その内容は大半が所長としての一日の仕事の備忘録といえるもので、今日はどこへ出張した、どんな会議があったなどが書かれているだけの日が大半です。プライベートなことは全体の一〇％程度でしょうか、ほとんど出てきません。

家族に関しては娘の恵美子氏が学齢期以前の頃は記述が多いのですが、子どもの成長とともにその記述は減少しています。

書かれた分量は古い年代ほど、一ページにびっしり書かれている日が続いていますが、年を経るごとに内容は平穏な日常が書かれていくという印象です。こんなことを書いた時もあります。

昭和二九（一九五四）年一二月一九日

…

日記をつけるのが少し億くうになる。そんな気持もするであろう。

ただし、単なる備忘録ではなく、モノローグで自分の思いを吐き出したような個人の感情、見解が綴《つづ》られている点が随所にみられ、非常に興味深く感じられました。仕事上関係した人々に対する人物評、他人に対する不満などが見受けられます。

特に昭和三〇年頃までは、その日感じた思いをグワーッと一気に書いたという印象の日が多く見られました。いくつかのサンプルを挙げてみましょう。

昭和二八（一九五三）年三月七日

（中略）

６１０名の痰器・（？）消毒を一人でやっていることは大いに参考となる。

九時小千谷療養所、安達所長の出迎えを受く。

所内の清掃よく磨いた様な床、サッパリした病室、実に気持がよい。殊に炊事場は実によく行届いた清潔ぶり、管理者の深い思いやりと徹底した指導ぶり。

また一方之を受入れる職場の一致した熱心な協力ぶりがよく窺われる。…

五月二七日

審査会終ってから、済生会宇都宮病院々長高橋〔昇〕氏曰く「目下の工事三階建、コンクリートは病院として捨て石の様なものである。総額2億円もかけて五階建コの字型にするのが理想で現立のあれはワタリ廊下程度のもの。この事が成程病院は鉄筋でなければいけない」という様に認識させる為にやっていると

栃病でも3億でやる計画はあるが、本省としての認識もこれで深まれば幸だ。その計画やよし　志は大なるを良とする。どうもラッパも少しドラム過ぎる様な気もする。後味少々わるい。

昭和三三（一九五八）年八月二四日

…雑談していると青木〔タカノ〕看護婦が一人の腰の曲がった老婆の両しぶきのはね上った足を洗ってやっている。この老婆見るに面会に来てマゴマゴしているのを案内して玄関まで来て、丁寧に面会仕方を教えながら、足を洗ってやっている。

目頭があつくなる、若い娘のこうしたほのぼのとした温い心づかい

やァどうも有難う、心から感謝。

日記は独白ですので、誰について書いたものなのか、分からない記述も多々あります。

昭和三二（一九五七）年一二月八日
少しの欲がとんだ公的生活に対して（一《マイナス》）になる事態が将来されるであろうことを考えない。目先の欲。
これは恐ろしいことだ、どんなに説明しても、わからぬ者は憐れなり。

社会批評

また日記帳の中に新聞記事の切り抜きが挟んであって、国内政治・国際政治に対する批評、すなわち『珍病名談義』の前書きで最上所長が遠慮がちに述べた「社会戯評の世迷言」も散見され、彼がどのようなことを考えていたのかがかなり理解することが出来ました。

さらに植物のイラストや台風の進路を描いた気象図なども細かく描かれている日もありました。

昭和二八（一九五三）年三月三日
吉田首相、去る二十八日の失言バカヤローが昨日懲罰委員会で動議可決せられた。
どうもこのごろの国会は政策で論議する事よりも、言葉尻をとらえての枝葉末葉にこだわる。もっと堂々とやったらよい。
議場でのバカヤローは豈首相のみでないと思う。もっと本質的な論議をつくしてもらいたい、政権欲亡者共よ。

三月四日
スターリン首相重症（昨日）の報。
スターリンの瞳の黒い内は、第三次戦はない　これは或る見方であった。では戦は起るか?起るというのを断言し得るものも居ないだらう。
でもアイク〔アイゼンハウアー米大統領〕、チャーチル、スターリン、三巨星の一角が欠けつつある。今年中の大ニュースの一つである。

患者自治会・患者同盟への眼差し

次の一節は政治・社会批評というよりも、昭和二〇年代から三〇年代にかけて療養所が直面した患者運動に対する所長の態度を示すものとして載録します。

戦後の民主化の中で全国の病院・療養所の患者たちは、食糧や衣料の特配、医療・看護体制の拡充など、待遇の改善を求めて、管理者と「闘争」を始めました。療養所でも患者自治会が結成され、全国的な上部団体として日本国立私立療養所患者同盟（日患同盟）が昭和二三（一九四八）年に成立しました。

患者自治会は結核病床の拡充や生活保護法の適用などを要求して管理者側と対立すると、上部団体が駆けつけるという労働争議と同じ闘争が繰り広げられるようになりました。

昭和二〇年代後半は、結核患者がなかなか減少せず、療養所の病床はどこも満杯でした。特に多かったのは生活保護の適用を受けている患者で、例えば高等学校の公民科で必ず取り上げられる「朝日訴訟」、すなわち憲法二五条の生存権をめぐって最高裁まで争われた裁判の原告、朝日茂も国立岡山療養所（現NHO南岡山医療センター）に入所していた結核患者でした。

軽快して退所可能な「生保」患者は退所しても生活がままならないため、そのまま療養所で暮らしている者が多くいました。そこで厚生省は生保適用の結核患者の入退所基準という通知を出し、病床を効率的に運用できるよう促しました。

ところがこの政策に対する反対運動が全国各地で起こり、その頂点となった際に起こった事件が、昭和二九（一九五四）年七月の「死の座り込み事件」です。一〇〇〇名を超える都の同盟員の患者が三日間都庁に座り込み、炎暑の中、国立村山療養所（現NHO村山医療センター）の女性患者一名が死亡したのです。

この事件に対して、最上所長は朝日新聞の「天声人語」と毎日新聞の「余録[2]」を日記帳に張り付けて、自身の見解を書きつけています。

昭和二九（一九五四）年七月二九日

> 余記
> 決して坐込みでも闘争でもない　闘病は自分の病巣とのものであり参謀は□?である

1入退院基準、2付添制限問題、及び療養心得と次々に厚生省通達があった。特に一、と二の通牒に対して各府県毎にその庁におしかけての坐り込みをしてその撤回を要求する戦術が行われていたが、先日来東京、神奈川、宮城、茨城、千葉の各県でやっている。特に東京では一人の死者まで出した様な有様である。昨日この問題に関して朝日新聞支局から電話でアンケートあり。大体本日の「天声人語」にある事及び個々の患者はみんなそれぞれ異る環境にあるから、それに対応する運用を大幅に認めて貰う様にするのがよいと思うと伝えておいた。あまり刺激するとよくないが甘やかすのも患者の為にならないと思う。要は療養第一、安心して療養の出来る環境だ。

八月五日

結核予防法による公費負担の税額による決定のややこしさも貧乏国ゆえ。点数引下げによる医師会の反対も、入退所基準、付添問題何れも貧乏国故のなやみ。真になやみは果てなし。さて、社会問題に直結する是等のなやみも要するに世相の然らしむるところ。要は政治的に解決せねばどうにもならぬ、末梢では動きのとれぬものばかりだ。座り込みも一概にその表現された行為そのものだけでは何とも批判する余地はない。よいともわるいともはっきり申しかねるし、又い□?じきかねる。表れたものはほんの氷山の一角であり大海に活動する恐ろしき氷山の如くどっしりとして、而も浮遊する氷山はかくされた胴体はその本体はわかっても世相の改善。

両紙とも患者の現状に同情しつつ、死者まで出す闘争のやり方を非難し、政府による解決を求めています。最上所長も患者個々の状況に応じて退所基準を適応すべきと言いつつ、患者の主張を全面的に認めることは甘やかしだと書いています。療養所の管理者として患者運動へ距離を置いた、というか批判的なまなざしとなっています。

また、問題の根本的な原因は経済的なもので、その解決は政治的にしかできないとも書いています。

最上所長が日記の2で挙げた「付添制限問題」は、のち彼自身が深くコミットし、その騒動の渦中に入ることになるのですが、この問題については第三章のテーマ「結核特殊学級の設置」を理解するための比較対象としますので、別な観点から次章で後述します。

『創立六〇周年記念誌』

もう一つ、最上所長と宇療を第三者が語る資料として引用したのが、『創立六〇周年記念誌』中の座談会の記録です。これは平成元（一九八九）年にかつての宇療の旧職員が最上所長の思い出を語った記録です。この座談会は第二代所長最上修二、第三代所長遠山有能、第四代院長最上銈の三時代に区切って当時の旧職員が語るという、ほとんど口述筆記ともいえるオーラル・ヒストリーの記録で、表に出ない裏話なども含まれる興味深い証言が得られました。

最上修二所長時代の療養所は、そこで働く職員にとっても特殊な環境だったようです。周囲は全く人家のない辺鄙な場所で、夜勤の関係もあって多くの職員は療養所内の官舎で暮らしていました。

現在新型コロナウイルスの感染者を受け入れた病院職員がバッシングを受けたという話を聞くと、この時代も療養所の職員に対する偏見はあったのではないでしょうか。それ故に職員の団結力はあったようです。

第一章で触れたとおり、平成元（一九八九）年は二月には宇療が東栃木病院に統合されるという構想が厚生省によって示されました。宇療は事実上閉院となり、栃木県ではこれに絡めて現在の「健康の森」の構想があると報道されるようになっていました。

これ以前からくすぶり続けていた閉院問題に反応して旧職員らが集まり、「創立六〇周年記念」に合わせ、在りし日の宇療、宇療の栄光の時代を象徴する最上所長について語る機会を持ったのでしょう。

3 生涯

最上家と故郷秋田・角間川町

ここから最上修二（一九〇一〈明治三四〉～一九七四〈昭和四九〉）の生涯をたどっていきます。

最上は秋田県大仙市（平成の合併前は大曲市角間川《かくまがわ》町）出身で、最上辰之助の次男（戸籍上は四男）として明治三四年六月四日に誕生しました。角間川町は、横手盆地のほぼ中央部に位置する雄物川右岸の沖積地で、盆地西側を流れる雄物川とその支流横手川の合流点から南に平野が展開しています。

本籍地は秋田県平鹿《ひらか》郡角間川町字東中上町七番地となっており、角間川町の北端部、上記両河川の合流点の近く、町の中心部に当たります。

角間川町は雄物川の水運を利用して江戸時代以来の北前船の航路（西廻り航路）に接続し、鉄道輸送が普及する前は関西方面や北海道、樺太にまで船を出していて繁栄を謳歌《おうか》していました。最上家は江戸時代から米問屋を家業としていて、地元の米を各地に流通させていたのでしょう。長兄がその家業を継いでいましたが、結核で亡くなってしまい修二があとを継ぎました。

現在もこの角間川町の実家近くにある

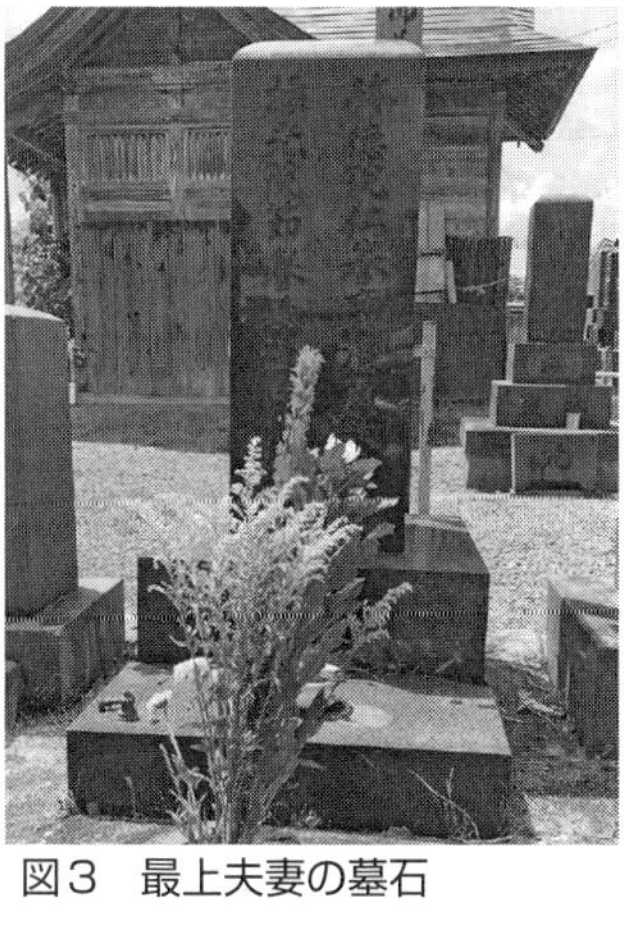

図３　最上夫妻の墓石

最上家の菩提寺浄蓮寺に最上本人と夫人、空襲で亡くなった最上の二人の息子が眠っています。また甥の最上銈氏は長く宇療に務めて宇療の第四代院長になっていますから、実家との関係は途絶えなかったようです。
最上は、医者になってから亡くなるまで終生宇都宮に居を構えていましたが、故郷の角間川町への想いは続いていたようで、彼の日記には以下の記載が残っています。

…

昭和三〇（一九五五）年二月二七日

角間川公報よりのアンケートを書く。序《つい》でに結核医療二十五年―肺結核治療の現況という題名の下に随筆風に肺結核治療の現況に就いて原稿用紙四枚書く。本郷氏宛に手紙。公報を送って頂いている礼状と随筆を掲載して頂きたい旨の手紙を添えて出す。公報最終号は果して何頁位にして最後を飾るか、町としての歴史の最後とでも言いたいもの。

「町としての歴史の最後」とは、昭和三〇年、角間川町が大曲市に合併されることを指しています。町の歴史の最後に結核療養所所長として名を成した自分が寄稿したいというものです。

故郷を語る

『珍病名談義』では何度か故郷の思い出が語られています。以下編集してまとめました。

○　私の故郷に恵比須神社があった。鉄道の敷設される前は雄物川の河港、物資の集散地として繁栄した町だった。商人によって結集された講中の財力で、この神社は力強くバックアップされていた。従ってその祭典の内容も田舎にしてはなかなか派出なもので、町の主な年中行事の一つであった。

○　川魚の鯉鮒のいきづくり、海老のいきづくりをはじめ、秋田の方でもいま干拓されつつある八郎潟の名産〝白魚〟の生きているのを陶器の小鉢に泳がせて卓上に供する。すんだ藍色の小鉢の中でおよいでいる白魚は、目玉と鰭《ヒレ》の先きだけが黒く背骨も透いて見える半透明の小魚で、卓上のうつわの中で動いている料理も他のいきづくりと比べると変った風情がある。

この白魚は煮ると真白になり、鮮度のよいうちは半透明であって生のままの白いのは鮮度がおちたものだ。だから白魚という名は死んだあとの名にふさわしく、人間でいったらお墓に刻まれた改名のようにも考えられる。

○　野焼きは春の季題である。草生地の草をよく生やし、害虫駆除がその主な目的であって、田舎育ちの私には懐しいものの一つでもある。

○　虫祭る堂のまわりの野焼かな　つつが虫病の発生地では河畔の土堤にこの虫を祭る小さな祠があり、春先きにささやかな祭をする風習がある。祭といっても赤い幟が川風にはためいているのみだが神主さんが、この祠に祝詞を上げているのはこの季節の風的詩でもある。

ツツガムシ病は今では全国的に広がっているダニによる感染症ですが、戦前は山形県、秋田県、新潟県などで夏季に河川敷で感染する風土病とされていました。

医者になるべく上京(3)

最上が家業を継いだ時、まだ若くて商売がよく分からなかったので、家業を支配人に任せていたら、ちょうど米騒動が起きた時にその支配人がお金を持っていなくなってしまいました。それで米問屋は破産してしまい、困った最上はかなり持っていた田畑を処分しました。

破産後、この先どうしようかと思案していたところ、最上家の本家が秋田市にあり、資産家で貴族院議員を務めたという叔父（最上広胖（もがみこうはん／ひろみ、一八四七〜一九三〇）から、医者になったらいいんじゃないかと助言を得、ある程度援助もしてくれて東京に出たそうです。そういう経緯だったので、他の人よりも年上で（二三歳の年）東京医科専門学校（現東京医科大学）へ入学しました。大正一四（一九二五）年のことでした。

当時医専を受けるには旧制中学校に行っていないとだめだったので、日大の中学へ行ったようです。旧制中学校には飛び級制度があり、最上は入学して人よりも早く試験を受けて卒業して医専の試験を受けたので、かなり苦労したようです。

東京には年の離れた姉が文部省の役人と結婚して杉並にいたので、そこに下宿して学校に通いました。一〇歳ぐらいしか違わない甥や姪と兄弟のように暮らしながら医学生として過ごしました。

そして医専を卒業したのちは、結核医を目指し、石川所長の下で勉強をしたいとのことで、卒業後すぐに宇都宮へやってきたようです。

恩師　宇療初代所長石川友示

最上が恩師と仰ぐ、宇療の初代所長石川友示（一八九四〜一九四六）について触れます。

石川が宇療の所長に就任が決まった時と、半年後、医学博士号を授与された時の下野新聞の記事を見ると、彼のプロフィールがほぼ分かります。

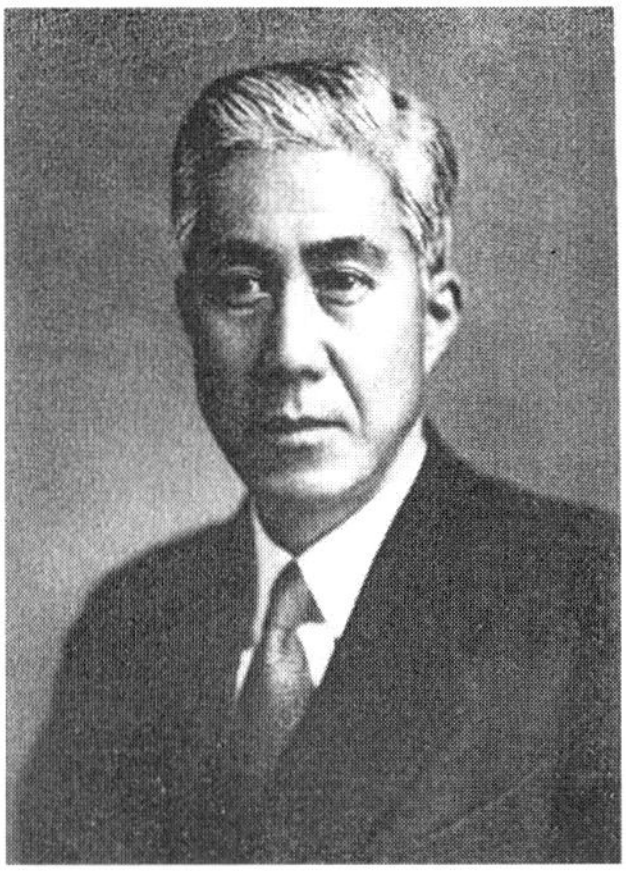

図4　石川友示

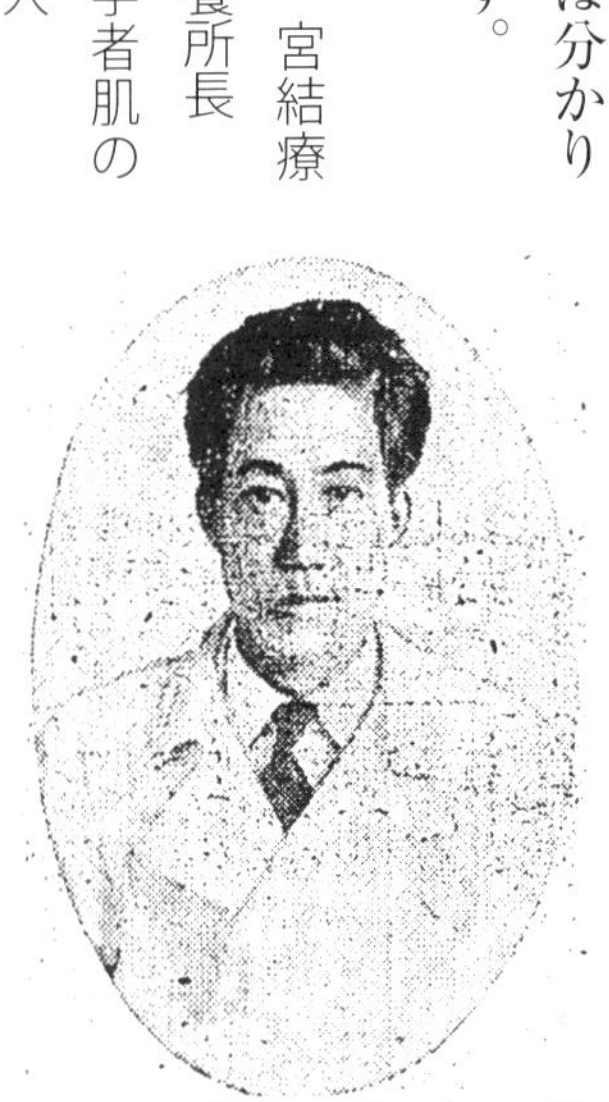

図5　下野新聞　昭和4(1929)年6月16日

一二日着任

別項辞令の如く宇都宮結核療養所長は十一日付で任命されたが石川氏は未だ三五歳の少壮医学士で帝大医学部を出てから専研で約二年間細菌を研究し次いで…東京療養所＊で臨床的研究を行い既に学位請求の論文も通過し近く学位を授与されることになっている学者肌の人で蓋し適任と言われている。[4]

石川結核療養所長が医学博士に
結核研究の少壮学者
宮市当局が大喜び

宇都宮市結核療養所長石川友示氏はかねて東大へ論文提出中であったが、此の程医学博士の学位を授与された。氏は東京本所区林町に本籍を有し、本年三十六歳の少壮学者で、独逸《ドイツ》協会学校中学部を出てから大正二年一高に入り、続いて東大医学部に入学。同九年卒業、同十年から伝染病研究所で細菌学を研究、引続き東大稲田外科で外科術を修め、大正十四年年来の志望である肺結核に関する臨床研究のため、東京市療養所に勤務。其の間に此の度の論文を起草したものである。氏の主論文は

結核菌の培養要約に関する研究と称するもので、結核菌と結核菌の繁殖に必要なる諸条件或は其の他との相対的研究であって、此の研究の結果は結核菌がなぜ肺臓にのみ比較的多く繁殖し易いのかの真相を究明するに至り、結果治療上甚大の貢献あるものと云われている。尚氏は此の他参考論文六編を提出してある。

手塚助役大威張
石川氏は謙遜

石川所長の医学博士になった事は宮市としてかなりの誇りであり、手塚助役は『素晴らしい、市も巾がきくよ。石川君は篤学士で人格者だ、宮市の誇りだね』といらく喜んでいる。全国の療養所で博士を所長として

＊：東京市療養所：東京市立療養所、のち国立中野療養所

いる所は余り多くない。又当の石川氏は『いやどうも汗顔の至りです。直接的には臨床と関係はありませんが、間接的に幾分の貢献がある事と思います。結核菌の培養と酸素との関係といったようなものですが、結核菌が人身各組織に繁殖する力を有していながら、なぜ肺臓のみを特に多く冒すのかの実際について研究したままです。』と謙遜していた。(5)

石川は昭和四(一九二九)年から宇療の所長を務めるかたわら、宇都宮市立旭病院の第五代院長も兼ねていました。市立旭病院は大正一五(一九二六)年に開設した一般病院(内科・外科・小児科・婦人科など)で、現在の宇都宮市の中央通りをちょうど真ん中で分断するような場所にありました。すぐ北には県立病院がありました。彼の業績は次のようにまとめられています。

栃木県下での彼の活動には、結核の予防・診断・治療の技術を開発し、わが国におけるその方向での技術を世界的水準にまで引きあげるとともに、結核の外科療法を施行するなどすばらしい業績があり、それらは栃木県下の結核医療のためにおおいに役立った。(6)

肺結核において昭和初期からすでに現在採用されている科学的療法を行ない、治療には一般療法(大気、安静、栄養)の三原則を確立し、肺結核の外科的療法を施行した。臨床のかたわら内外の文献を調べ上げ、本県医学界の木鐸となり結核啓蒙運動の緒を開いた。…「正当なる医学に基づく診療」がモットー。「幽子」の号を持ち俳句に親しんだ静かな人柄だった。(7)

なお、「結核の外科療法」とか「肺結核の外科的療法」とは、「昭和八年には胸郭成形術第一号(依託手術ではあるが)、昭和一二年には横隔膜神経麻痺術が行われており、昭和一三年には肺葉切除術が東京医専に依託され、故篠井〔後述〕教授によって行われた」(8)ことです。

石川がいた東京市立療養所は、日本結核病学会の総本山と言われていたので、彼が宇療で施した診断法や治療法は全国的に見ても時代の先端を走るレベルと言えるものでした。

宇療へ赴任、石川所長の片腕となって

最上は昭和五（一九三〇）年東京医学専門学校卒業後、宇都宮市立旭病院、市立宇療に勤務します。

宇療の市立時代は、兼任の医師が何人かいましたが石川所長と最上のみが専任で、石川所長の下、文字通り片腕となって結核医としてのキャリアを積んでいきます。宇療の周年記念誌には、石川と最上の連名で発表された十本以上の論文がリストアップされています。

> 最上修二の業績とは…
> 昭和初期「胸部X線写真で病巣の位置性状を読破し、赤沈で活動性の程度を判定し喀痰検査で結核が開放性であるか否かを決定する」というほとんど近代療法に近い診断法を採用し、本県で初めて人工気胸療法を導入した、県内における結核臨床のパイオニア的存在である。[9]

戦前から戦後にかけての結核はまだ治療法がない「治せない病気」でしたから、結核医にとって最も大切なのは、結核の検査と判定でした。特に開放性＝「排菌していて他人に感染させる」かどうかは検査上、決定的に重大な目的でした。

一九二〇年代末ごろまで結核の診断は聴診器によるものでしたが、石川所長の方針の下、宇療では昭和四年の開設当初から、島津製作所が一九一八年から製造していたダイアナ号というX線発生装置を導入し、X線による診断が行われていました。（レントゲン室建設は昭和八年、第一章、36頁参照）ただし、戦前のレントゲン撮影は機器や撮影法が不十分で、読み取りが難しかったようです。（現在もレントゲンだけでは結核はよく分かりません。）なお、X線の間接撮影が世界で実用化されたのは、一九三六年のことです。

赤沈とは赤血球沈降速度の検査のことで、赤血球が試薬内を沈んでいく早さを見る検査です。結核などの場合、赤沈速度が速くなります。喀痰検査は、この場合喀痰の塗抹検査で、採取した喀痰を染色し顕微鏡で見る検査です。これで結核菌が発見される（塗抹陽性）と、人にうつすとされる開放性がほぼ確定します。

　ちなみに喀痰検査については、最上が道路上に吐かれている喀痰を集めて検査したという驚くべき回想を三〇周年記念誌に寄せています。

　現代の結核の検査はＰＣＲ検査、インターフェロンγ遊離試験（ＩＧＲＡ）など様々な検査が発達していますが、石川所長と最上医師は現代につながるようなレントゲン検査、喀痰塗抹検査、喀痰培養検査をどんどん取り入れました。しかし、打聴診のみに頼っていた時代に一般の人々にとっては、驚くべきことかつ不安を持つ診察や検査だったそうです。

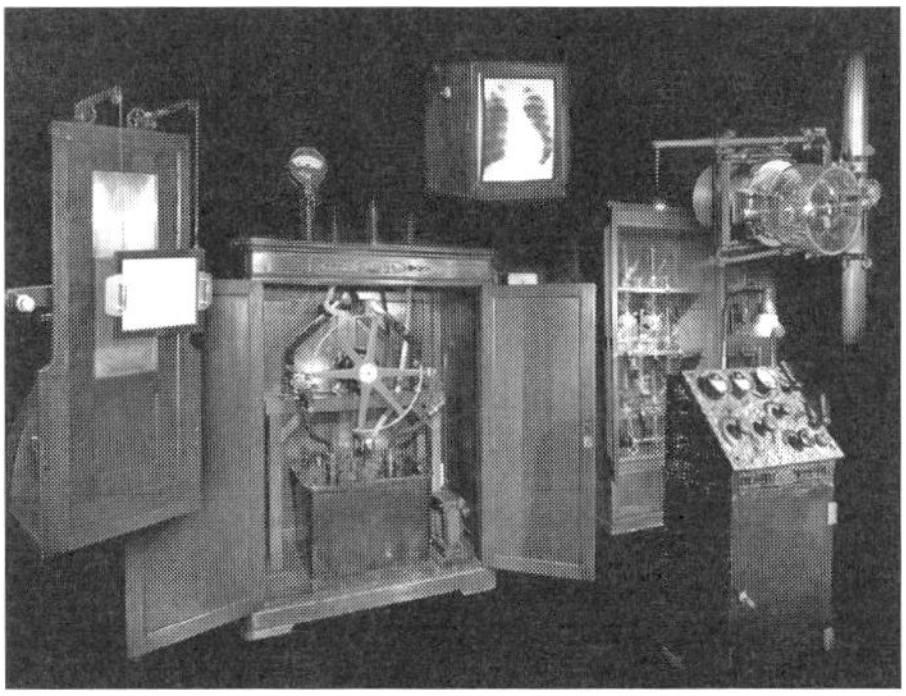

図６　ダイアナ号（写真提供：島津製作所）

　同様にツベルクリン検査も当時の人々に受容させるのは相当苦労しました。学齢期の生徒にツベルクリン反応を調べたいと、学校・保護者を説得するのに難渋したことが三〇周年記念誌に記されています。

　また人工気胸とは結核菌に侵されている肺の一部を潰して虚脱させ、結核菌の広がりを抑えるものです。宇療では昭和四年の後半には石川所長を中心に始められていました。県内での施行例はほとんどない時代で

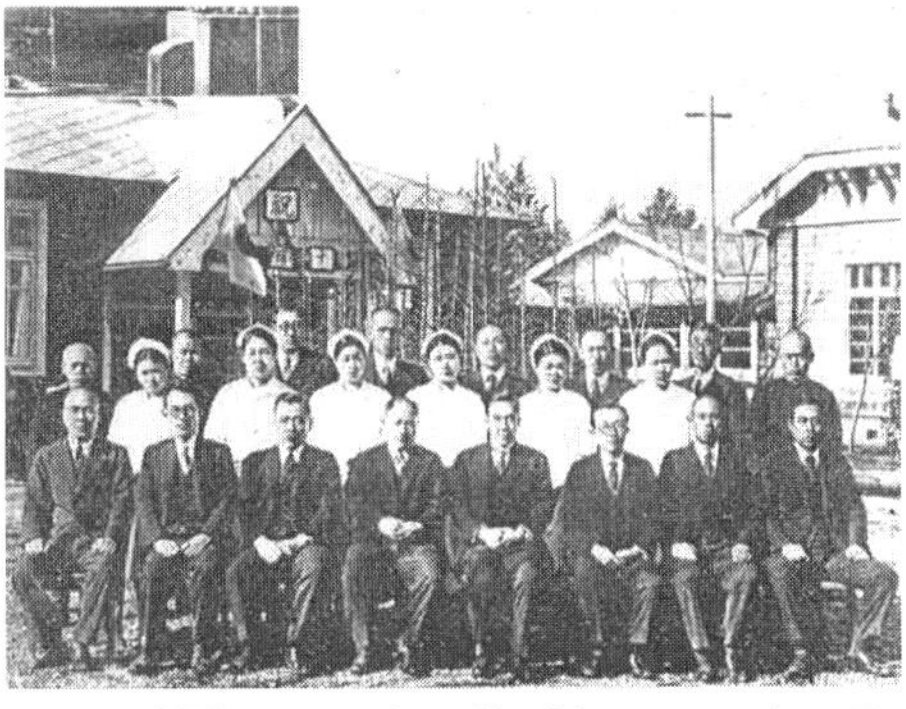

図７　創立１０周年　前列右から３人目最上、４人目石川

したので、これも患者に納得させるのは大変だったようです。

結婚、二人の息子を設ける

宇都宮へ赴任後、妻操と結婚しましたが、いつ結婚したのかは分かりません。戸籍上は昭和六（一九三一）年六月となっていますが、それは長男が誕生した時で、その数日前に届けを出したらしいのです。実際は昭和五年、お見合い結婚しました。宇都宮に来てその年のうちに、宇都宮在住の女性と所帯を持ったわけです。

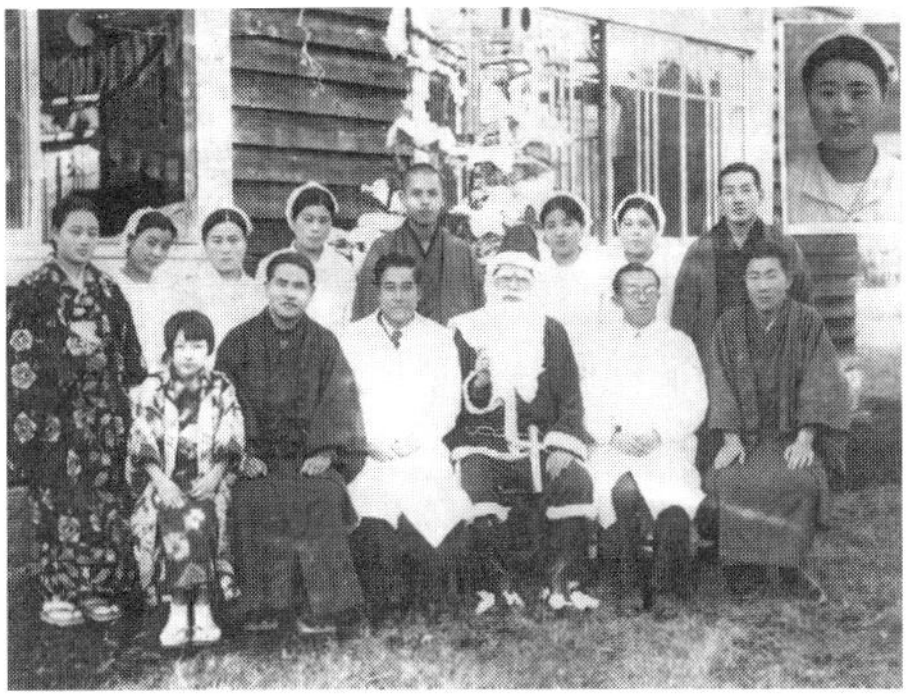

図８　昭和10（1935）年クリスマス。前列右から２人目最上、４人目石川

妻操は東京生まれ。父親が東京、大阪と転勤していたので小学六年生まで大阪で過ごしていましたが、父親の実家のある宇都宮に転居して昭和三（一九二八）年に宇都宮高等女学校を卒業しました。

昭和六年に長男が、昭和八年に次男が誕生しました。

軍医として大陸へ

『珍病名談義』の著者紹介には、「…其の間昭和一五年から二一年まで陸軍軍医として満州・北支・中支・南支方面に勤務。元陸軍軍医大尉」と書かれています。最上が軍医として召集されたのは、次のような顛末からです。

赤紙恐怖症と召集

日支事変の始った翌年8月私にも遂いに召集令の赤紙が来た。桜井忠温〔さくらい　ただよし、一八七九～一九六五、作家、戦記文学〕の名著〔『肉弾』〕にある名調子とまでは決意が高揚されたわけでなかったが、弘前まで行ったら動員の誤りで即日帰郷となった。これを契機に赤紙恐怖症となってその年の12月軍医予備員を志願した。3週間の教育期間を終了したが、これが軍籍に浮び出たのかも知れない。その後は研究も少し鈍ったようだった。近所に赤紙の来た話があると、ビクビクしていた。とうとう15年9月に秋田陸軍病院付となった。結核病棟を受持たされて1ケ年、その冬は雪国で大気療法をやったり結核治療指針を作ったりしているうちに、翌年8月満州部隊付となって3年、同部隊の移駐と共に中支に2年間、軍生活を送ったのである。[10]（傍点筆者）

召集を受け、満州出征前に家族も連れてまず秋田市の秋田陸軍病院に赴任しました。最上は戦後、宇療の所長として新潟県の国立小千谷療養所（現小千谷さくら病院）を訪れた際、この時のことを思い出しています。

昭和二八（一九五三）年三月七日

余記

小千谷〔療養所〕より大日向荘〔群馬県の国立療養所大日向荘、現NHO渋川医療センター〕

雪国に珍しいよい天気。

（中略）

雪の深い国に生れた自分は昭和十六年秋田で過ごしてから、はじめて雪国の情緒を味った。

生まれ育った秋田県大曲市（角間川町）では雪景色は当たり前で何も感じなかったのが、軍医として召集され赴任した雪国秋田において、陸軍病院の恐らく戸外で大気療法に取り組むうちに、雪景色の美しさに魅せられたということでしょうか。

いつ戦地へ送られるかと不安の中での一年にわたる秋田での生活は、そのような雪国の情緒が尚更心にしみる思い出深いものだったのでしょう。

その後昭和一六（一九四一）年七月山形で編成された独立輜重兵第七十五大隊附の陸軍軍医少尉となって乗船し大阪港を経由して、翌八月満州に到着します。それから昭和二十一（一九四六）年六月に帰国するまで大陸での生活が続くのです。

この時一緒に秋田に来ていた妻と息子二人は、「秋田の言葉が全然分からない」ので、また「秋田の冬が厳しかった」ので、昭和一六年中には宇都宮に帰ってきてしまいました。(11)

『珍病名談義』で語る大陸でのエピソード

『珍病名談義』で語られる軍隊時代のことを見てみます。最初はほのぼのとした話です。

…湖南省で俘虜収容中のこと、県知事から往診を懇請され、知事の案内で患家に行った。高い煉瓦塀を城壁のように囲らし、門もまた豪壮で紺青の地に金箔で「聚楽第」と書いた扁額がかかっていた。

…さて聚楽第の門をくぐり邸内に入って二度びっくり、テーブル、椅子、扁額、ランプその他の調度はその家柄とお国柄がうかがわれた。病人を診察してから病状をよく話して処方箋を書いてから日常生活の指示を与えて、お茶を頂いて帰ろうとしたら、主人公は、当地の風習として医生（医師）の往診をしてもらった時は食事を出すならわしとなっているから、どうぞとすすめられた。それから、主人側の心のこもった中国料理が出た。当時のわれわれは米三五〇瓦（グラム）（実質三〇〇瓦）塩十五瓦、その他野菜乾物だけの給与だったのでまことに舌がとろけるばかり、それと料理によくあった美酒

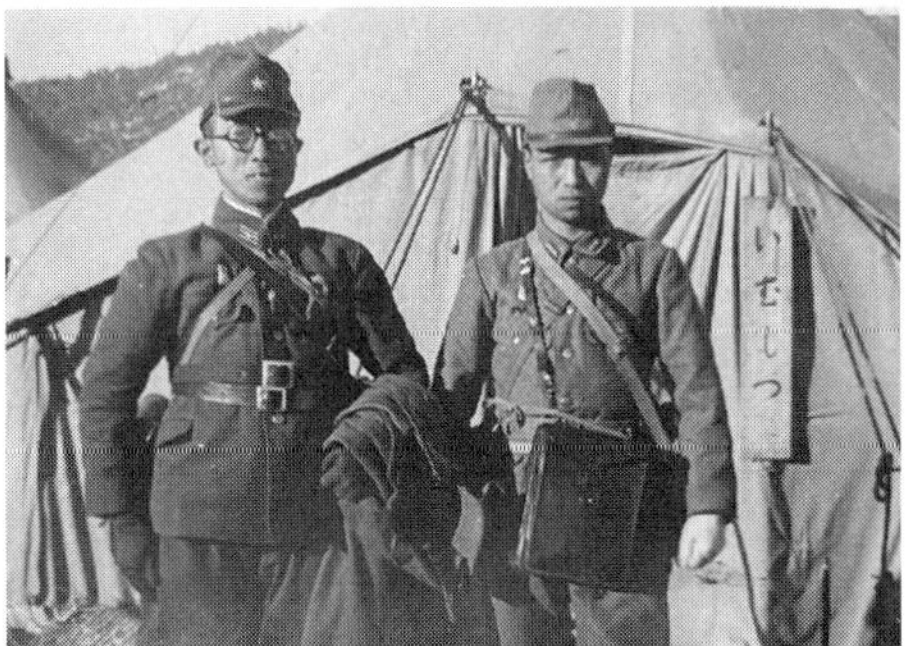

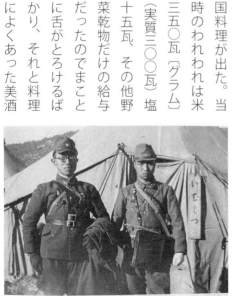

図９　満州時代のスナップ１（左が最上）

にすっかりよい気分となってとうとう一晩厄介になった。

これを読むと、中国大陸中南部の日本軍占領下の都市部においては、所長らが平和な生活をしていたことがうかがえます。県知事など中国支配層との関係も良好で、特に医者は丁重にもてなされていたようです。

娘の恵美子氏によるオーラル・ヒストリーでは、結核医ということで中国人も診ていたが、残ってくれと懇願された由。また豚一頭を診察のお礼に貰ったということです。

一方、右記のような中国人の富裕層と比べると食糧は貧しく、また以下のように満州の奥地に従軍していた時は、新鮮な食糧が手に入らない状態が続いていたようです。

この河豚の味覚に近いものとしてグロテスクな雷魚がある。満州の奥地にいた時分の舌ざわりだから多少誇張かも知れない。なにしろ長らく生ものに遠ざかっていた頃のことだし、味覚の感度が鈍りガツガツしていたに相違なく、落語の目黒の秋刀魚のお殿様だったかも知れない。しかし美味しいことは美味かったが、これも肺ヂストマ〈肺吸虫症〉の中間宿主だ。

また最上所長の元部下で宇療の職員も次のような証言をしています。

給食の事に付きまして、…特に最上先生は大陸で苦労なさった関係もあるし、いろいろな関係も有りましょうけれども、食事に付いて非常に熱心であると言うこと。(『創立六〇周年記念誌』)

こうした行軍での苦労、戦場での悲惨な体験よりも帝国陸軍への不満はかなり持っていました。戦前の医師たちは明治大正生まれの良質な教養人であり、リベラルな思考の持ち主たちで、何より医師とは科学的・合理的に物事を考える人々だったはずです。

最上が帝国陸軍のもつ上意下達の組織体制に強烈な

違和感を持っていたことは、以下のエピソードから分かります。

　その昔、何事も命令々々で動いた軍隊では発病して要入院となると部隊長の入院命令によって軍病院に入院せしめられたものだ。従って重症でない限り所属中隊長に「申告いたします。陸軍○等兵○○○（氏名）○月○日付をもって○○陸軍病院に入院を命ぜられました」と申告してから班長に付添われて病院に送られた。また全治して退院のときは病院長に「……退院を命ぜられました」と申告したものだった。この形式はまさに命令入退院である。軍医予備で召集された私などは、この重苦しい空気に慣れるまでは相当の期間がかかった。

また次の一節は、最上が軍隊の規律を重んずるよりも人情にもろいヒューマニストであったことを示す暖かい話です。

◆詐病の発見とメイさばき

　私は昭和十五（一九四〇）年九月衛戍地（秋田県）の陸軍病院に召集された。当時はのらくろ兵は部隊にあふれていたので、たまたま詐病患者の受持にあたって随分手こずったこともある。こののらくろ兵どもは、浮世ばなれした軍律厳しい軍隊勤めという殺風景な生活の辛さに、これを逃れようと、病気を無理にでっち上げて部隊付の現役軍医の診断をごまかして入院するものもあったので、これまさに知能犯である。―その一例を紹介する。

　ある日、部隊医務室から、主訴三十九度前後の稽《けい》留《りゅう》熱患者を入院せしむという通報があった。部隊付の若い軍医の傷病名は熱性病疑いだったので伝染病棟観察病室に入院させた。部隊休養室での二日間の熱型は三十九度を上下する熱型を示しているが脈は平脈であった。他覚的の予備員上りののらくろ軍医は、わが身をつねって人情にもろい「罪を憎んで人を憎まず」の5格言に自分自身の良心を慰める隘路を見出し、堅く将来を戒めて、昭和大岡越前守をきめこんだ。このかくしごとがもれたら、あべこべにこっちが処罰ものだったろうが、時世もかわり時効となったから白状する。ところで、体温表の熱型は毛布と体温計との摩擦の合作。体温計の水銀柱の部分を毛布に狭んでこすることによってこの戯症の詐病を発病させたとは本人の告白であった。

　そのあとこののらくろ二等兵、なんの因縁生起か、その後満州に駐屯、北支、中支、南支と転戦し終戦後中支で俘虜生活もともにし、前後七年間、それこそ苦、苦、苦楽（苦が多かった）をなめつくした。彼はボツダム兵長にまでなって帰還したから、本職のさばきも迷判例であろう。（傍線部筆者）

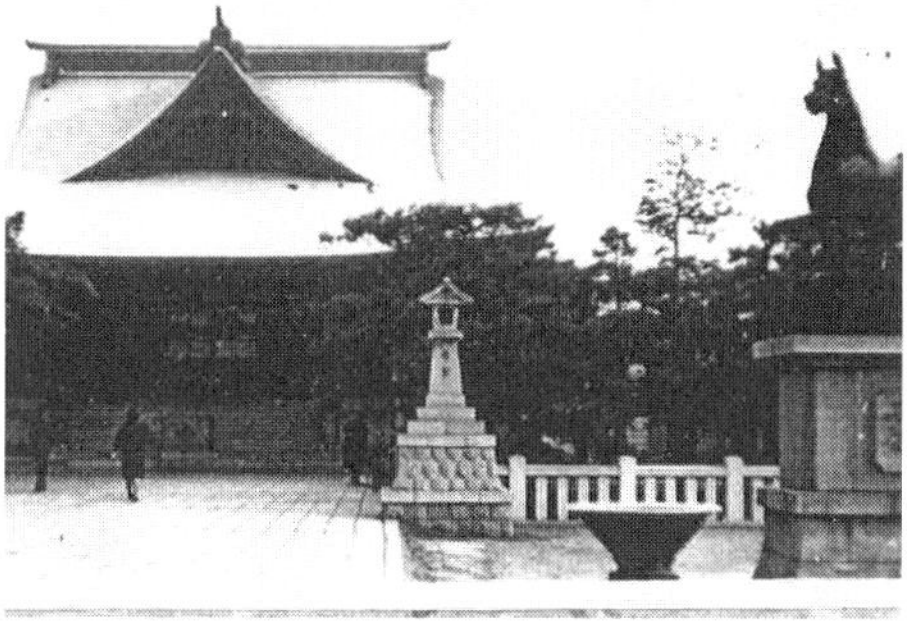

図10　最上が撮影した満州の神社（場所は不明）

　軍医たちが軍隊に対して批判的で、ともすれば軍人たちを小馬鹿にしていた様子をもう一つ紹介します。

　満州駐留軍は各部隊とも、その駐留地に○○神社とその土地の名称をつけた神社を建立し、境内には忠魂碑が建てられたそうです。最上らの駐留地でもこの忠魂碑が建てられ、その除幕式が行われて部隊長が祝詞を述べることとなりました。

　この駐留地は、最上が書き残した軍隊覚書によると、吉林《キツリン》省九台村か、間島《カントウ》省延吉県朝陽川という場所のどちらかですが、不明です。図10の写真もその時の神社なのか不明です。

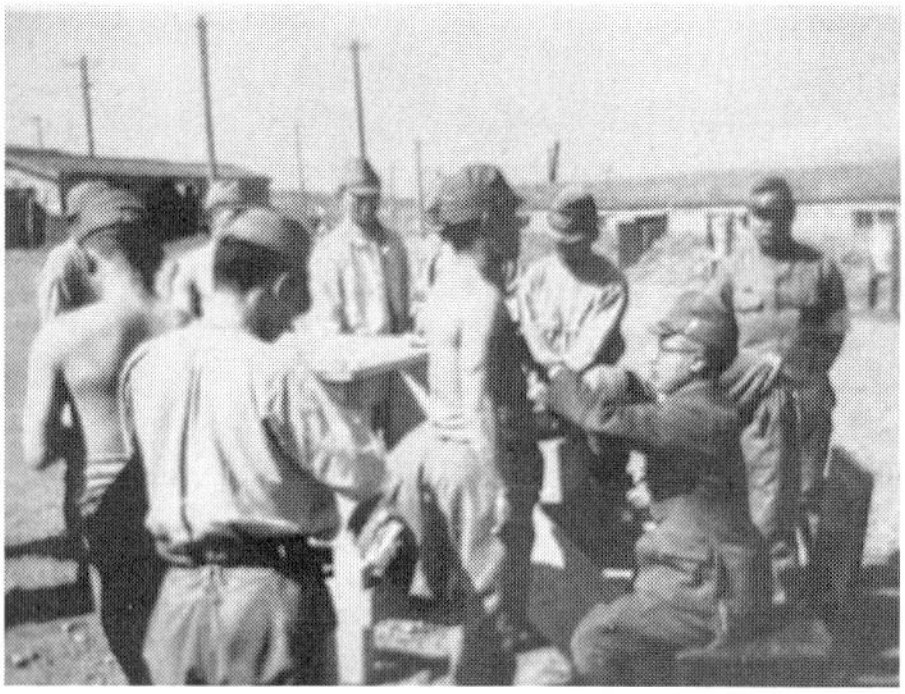

図11　満州時代のスナップ2

除幕式当日は「大空は高雲に覆われて雲の切目さえもない」天候だったにもかかわらず、この部隊長は予定稿通り、「春光麗らかに、晴れ渡りたる、今日のよき日に…」とのりと調で祝詞のはじまりの名せりふを、たっぷり抑揚をつけて、名文に陶酔するように、思い入れよろしき演出ぶりで述べたそうです。

たまたま祝詞の原稿を事前に読み聞かされていて、同僚の軍医連中にもそれを伝えていた最上は、「やァいよいよやったなァ、なんとかの一つ覚え」とひそかに思ったそうです。

このようないきさつがあったからたまらない。部隊きっての口さがない無遠慮グループ、日頃から気合のかからない点では悪評高い軍医の一団は不動の姿勢に下げた両手をそのまま横に並んでいる同僚に互いに触れあい、顔は神妙にうつむいていたがクスクスはこらえきれない。この波紋は隣の経理部将校までうつりそうになった。

（中略）

ふと考えることは、外地のこうした神社や忠魂碑の建立はどの程度国威の宣揚に役立ったかまた宣撫的役割りを果したものだろうか？氏子も少ないお宮に遷された八百よろづの神々の御神体を終戦後祖国に奉持して帰還したという消息をきいたこともない。お気の毒なことだ。

一方、現役軍医と予備役上がりとの違い、つまり軍隊内の階級差が厳然とした待遇の違いとなって戦場に現れていることにも言及しています。

また現役と予備役との差別待遇も実にひどいものがあった。老人優待論という論説はうなずけるが、当時は老人虐待論がまかり通っていた。なにしろ予備役のものはおしなべて消耗品という迷惑至極なレッテルが貼られていて、いつも前線のしかも危いところにおし出される宿命にあった。なにしろわれわれは師団参謀の万年筆のペン先きの動き一つで、将棋の歩兵を動かすよりももっと軽く突き出されたものだ。これは兵隊ばかりでなく、われわれ予備員上りののらくろ軍医にもあてはまる。

　このことは満州や支那大陸には老齢の衛生部見習士官の多かったことでもわかる。私などもあらゆる急性伝染病の宝庫のような、伝染病臨床教室とでもいうような、大陸をテクルこと六年有余におよんでいる。

　これにひきかえ現役の軍医となると、あらゆる体験をさせるという美名のもとに、せいぜい４年そこそこで転属して後方勤務か内地勤務となるが、われわれのらくろ予備員仲間にはそのような恩典は雀の涙ほどもなかった。

　なにしろ現役組は陸軍省のお金をかけて委託教育した子飼いのカンゾウ息子、なんであたら銃弾のまとにさらされようか。次は「あののらくろをだせイ」てな調子。全くのらくろ組にはわりのわるい、あほらしい任務もあったものだった。現役組にこのことを話すと一言の下に「そんなことはないよ」と否定するが、事実はこれを証明したからいたし方がない。（傍線部筆者）

　戦前の帝国陸軍の軍医は、最上の述べる通り、大きく分けて現役軍医と予備役軍医に分かれていました。現役軍医は各医学大学や医専の学生から試験で採用し、大学・医専を卒業すると同時に将校待遇である軍医見習士官となるエリートです。

　一方、予備役は医師免許を持つ者からなる軍医制度です（これも士官）。特に昭和一二（一九三七）年、日中戦争が勃発すると、多数の軍医が必要となり、新たに軍医予備員という制度が作られました。この制度によって多くの現役医師が召集されたのです。最上も軍医予備員として満州・中国で従軍したのでした。

　最上は徴兵されて現役軍医との待遇の違いに対して相当恨みつらみを持っていたようです。無理もありません。

日記で回想する軍隊での思い出

そのつらかった軍医予備員生活も終わってみれば懐かしい楽しい思い出として振り返っているかに感じられる内容ですが、戦後も軍隊生活の記憶が蘇《よみがえ》ってくるらしく、日記にも時折思い出を書いています。夢の中でも軍隊時代のことが出てくるようです。

昭和二八（一九五三）年八月二二日

…

虫の音を聞くとそぞろに秋を思わしむる。くつわ虫は中支衡陽《コウヨウ》（湖南《コナン》省）の郊外を行軍に　今頃きいて通ったことを思い出す。あの頃は暑かった。

八月三〇日

…山登りの夢を見た…細谷さん（山形、谷地町在住の軍隊の時の軍医さん）がいる　…

昭和二九（一九五四）年三月一〇日

昔の陸軍紀念日

雪道を歩いての剣道会を思い出す。

満州での風の吹き通しの中での演習も思い出の一つである。

今は再軍備問題で騒いでいるが何と考えても戦はいやだ。

九月一一日

中秋名月

月餅を飾った北支を行軍中の昭和十九年

ニイ公？の街を思う。

敗戦後の「中支で俘虜生活」はどうだったのでしょうか。これについては表立って言及していないようですが、俘虜に関することが一度日記に出てきます。

昭和二九年六月九日

余記

異国の丘　の一節

今日も暮れゆく　異国の丘で　我慢だ　待ってろ

哀調を帯びた印象的日本メロディーだ。朝食後少しの間ラジオから洩れる。何の時間だろう、不思議である。ついうっとりする—考えてみる。そのあげく浮かれた気持でその調子に合せる。Gaman da Mattero—おとなしく三猿の箴を守って待ったらうららかな春迎えの船が来るであろうと儚いのぞみを抱いて待つ人々の気持。支那よりももっともっと殺風景な異国の丘で春を迎え冬を送り之を幾度か繰返えした人々の気持、忍従の生活、この生活からにじみ出る様に唄われたこのメロディー、何と言っても敗者はつらい。抑留中帰還をあせって逃亡した者や反動的だった者—とにかく逆った群は多くは失敗している。一発の小銃或いは軽機でon the shott《ママ》〔shot〕の運命になっている。自然のうつりかわりにさからう事はよくない。摩擦には潤かつ油が必要である。これがなければ摩擦しない様な方途を講究すべきだ。（以下略）（波線部筆者）

「異国の丘」とはシベリア抑留の日本軍兵士の間で歌われていたものを、増田幸治作詞、吉田正作曲、竹山逸郎の歌で昭和二三（一九四八）年にレコードが発売された歌謡曲です。

　最上所長はどうもこの歌を聞いて触発され、自らの中支での抑留体験に引き寄せたようです。「支那よりももっともっと殺風景な異国の丘」で暮らすシベリア抑留者に深い同情の念を寄せています。

「春を迎え冬を送り之を幾度か繰返えした人々の気持、忍従の生活」に思いをはせ、「何といっても敗者はつらい」と実感が籠っています。また「抑留中帰還をあせって逃亡した者や反動的だった者」の運命が「一発の小銃或いは軽機でon the shot」というくだりも何やら見てきたような書きぶりです。

以下もまた宇療職員の回想です。

　当時、最上先生は特に食事に関しては、すごく関心を示されましてご自分が当時、終戦当時、抑留されまして、栄養失調で自分の隊員の方がだいぶ亡くなりました。そう言う時にご自身で小豆とお塩を調達しまして、食べさせたというお話がありましたんですけれども、そんなふうに給食にすごく関心を持たれました。

（『創立六〇周年記念誌』）

留守中の三つの悲劇

二人の息子の死

出征中の昭和二〇（一九四五）年七月一二日アメリカ軍による宇都宮空襲がありました。この空襲で最上の二人の息子が亡くなりました。

最上が出征中は宇療の職員ではなくなったので、秋田から宇都宮に帰ってきた最上の家族は宇療の官舎を立ち退かなければならなくなり、市内中心部の借家に住んでいて空襲に遭ったのです。

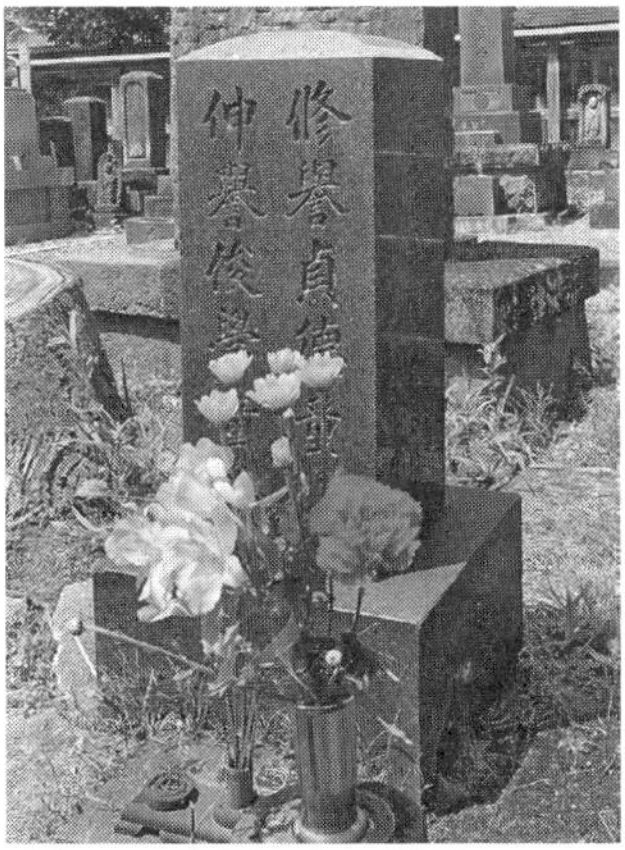

図12　息子二人の墓石

現在の東武宇都宮駅付近に住んでいた夫人と二人の子息は焼夷弾の直撃を受けたようです。次男が七月一三日午前四時二五分栃木県立宇都宮第一高等女学校（現宇都宮女子高校）仮救護所で死亡し、長男も七月一三日午前八時二〇分搬送された宇都宮第一陸軍病院（現在の栃木県体育館付近）で死亡しています。一四歳と一二歳でした。

明易や二人焼かるる一つかな(12)

これはこのことを悼む石川所長の句です。

宇療の火事

敗戦直後の昭和二〇（一九四五）年九月二〇日、宇療に火事が発生しました。消毒棟より出火し、病棟二棟が焼失しました。当時の記録には次のように記されています。

> 九月二〇日消毒室に於て痰器消毒中失火により作業

棟を残し病棟二棟付添室を全焼多数の器具機械を焼失せり。
依って入院患者六名を松寿園に、二名を鹿沼奨健寮に移送転院せしむると共に病状その他の事情によりやむを得ざる者二〇名を外気小屋、治療室、研究室、廊下等に収容他は逐次退院帰宅せしめ現在に至る。（『創立三〇周年記念誌』所収の当時の記録より。筆者が送り仮名を改めました）

市立宇都宮療養所年報中の平面図によって当時の記録を当てはめると、この時北側の軽病室二室と重病室一室からなる病棟内の消毒所から出火して、この病棟と昭和五年に増築された続き棟の付添人室が全焼しました。廊下で繋がっていた南側の作業棟、すなわち診察室、試験室、別棟の外気小屋は火を免れたので、患者をそちらに移しました。一部の入院患者は松寿園（現在の宇都宮市内?）、鹿沼奨健寮（戦時中、日本医療団が各地に設立した公的病院）に移されました。

この時療養中だった石川所長が詠んだ句が次のものです。

紅蓮遂いに二屋にうつり伏せ芒（すすき）
こほろぎの夜毎に繁く焼野原(13)

石川所長の死

昭和一八（一九四三）年、市立宇都宮療養所は戦時下の総力戦体制の下で組織された特殊法人日本医療団に吸収されます。同年、石川はこの医療団の結核課長として異動し、宇療を去りましたが、翌年結核を患い、宇療の所長として再赴任します。事実上の療養生活に入ったものと思われます。

戦後自宅に戻る際に石川は、「重態のお体をリヤカーに託し梅花寮を去るのであるが、残された患者や職員看護婦との別れは、涙の別れだった」との職員の証言があります。

その後、療養の甲斐なく石川所長は昭和二一（一九四六）年三月三〇日逝去します。「これから病と人との両面から、結核の治療に自信のようなものが生まれかけた時、こうして世を去るのが残念だ」（『創立六〇周年記念誌』）というのが臨終に際しての言葉だそうです。

昭和二五（一九五〇）年一一月三日、栃木県は故石川所長の功績に対し、第一回栃木県文化功労章を贈りました。

昭和二一年復員　宇都宮へ

昭和二一（一九四六）年六月一二日最上がようやく復員して宇都宮に帰ってきます。彼は前述のような悲劇を全て復員後に知ったのです。以後の心情を最上自身が次のように語っています。

> 大陸ぼけのおちつくまで
>
> ２１年６月博多に上陸して先づ驚いたことは、かけうどん１杯８０円と云う物価高である。宇都宮に着いてみると戦災都市、戦災で男の子供２人共犠牲となったこと。恩師石川先生の逝かれたこと。療養所の病室の焼けたこと。大陸ボケした頭は虚脱状態になった。世相のうつりかわりの目まぐるしさ、その上時代感覚のずれが、あの当時の混乱した社会相に順応するまでは相当の時日を要した。
>
> （中略）[14]

戦後生まれた長女の恵美子氏によると、復員後初めて最上が夫人の住む宇都宮市内の借家に着いて玄関に入った時、子どもたちの靴がないのを不審に思ったそうです。どこか外へ出かけているのだろうか?と思ったそうです。

以下に掲載する俳句とそれに続く一文は、最上が宇都宮の自宅に帰ってきて、息子二人の死を知った直後に記したものと思われます。満州時代のスナップ写真を貼り付けたスクラップブックの、とあるページに書かれていました。

> 昭和二十一年六月十五日夜
>
> 栗の花匂ふて（?）なつかし亡き子等を

今日もよき（?）夢路に遊ぶ我が子等と
たへがたき悲しさたへて夫《ツマ》を待ち
今日や明日命たちても（?）と思ふなり
夢にだに思はざりけり子の亡きを
何故死んだ夢かうつゝかぼけるなれ
堪へ難きを堪へて一年となりぬ、此の悲しさわすれ得
ぬいとしい
二人の子よ。母一人生きながらへて誠に〳〵（まことに）
申訳けなし国家の犠牲
とは言へ可哀想な事をした　母の胸張り裂けさうな
り。張り裂け
て死す事を願ふ。坊やに伸二　涙かわく間もなし

「命たちて」とか「死す事を願ふ」の文言が胸に刺さりました。最上夫人は自分一人だけが生き残ってしまったことを悔み、またそのことを秋田の最上の実家から責められたこともありました。終生、夫人は仏壇に線香を上げようとしなかった、また飛行機の爆音が聞こえるたびに耳を塞いでいたそうです。この悲劇がトラウマとなって心に残ってしまったのでしょう。[15]

ですから最上にとっても息子たちのことを思い出すのは非常に辛い、忘れなければならないことでした。当然夫婦の間では息子たちのことに触れることは避けられたはずで、日記の中で亡くなった息子たちについて語ることはほとんどありません。わずかに以下の記述が見えるだけです。

昭和二八年（一九五三）七月一日
…
今日は帽子をかぶって来る人が多いかな?と子供（恵美子氏のこと）が聞く。多いよ、安心して被って行く。これは父親ゆずりでしかも亡長男修太郎によく似ている。何とも人に気がねする、うまれつきだ。よい点でもありわるい点でもあるがしかし俺はつくづく自分の小さい時の事をかんがえてこの点は特によく理解出来る。

石川所長の死に関しては、最上は石川所長の恩を忘

れず、後年、遺児の石川洋子氏が結核を発症し、手術が必要になった際も、東京の結核予防会を訪ねたり、岡治道という当時の結核医の第一人者に相談したりと奔走して献身的に尽くしました。

昭和二八年二月六日
朝七時の汽車で発つ。
〔結核〕予防会、理事室で柴田先生と面会。石川洋子さんの今後の方針で相談、結局保生園〔現新山手病院〕医局の会議にて相談の上返事する旨を約す。

六月六日

> 余記
> 岡治道*先生講演

正午出発。…

日光着。一時十五分過ぎ。
講演　1.X線治療　宮川　□?大教授
　2.結核の診断と治療　岡先生
石川洋子さんのフィルムを観察して頂き、手術を早期に断行すべきことを仰せられる。お疲れのところ強引に無遠慮だったことをあとでつくづく考えさせられる。

七月一六日
篠井〔金吾〕*教授来所。
石川洋子さんの肺臓切除手術終了。
石川正宗氏（故所長令弟）満州より帰らる。長い間ご苦労様。今後の就職が問題。よい口があればよいが。

また、最上所長は博士号を取得した際も石川家を訪れ、仏前に詣でることを忘れませんでした。

*：岡　治道：一八九一～一九七八、東京大学教授、結核予防会研究所所長、結核の初感染発病を提唱した病理学者。
篠井金吾：一九〇五～一九六六、昭和時代の外科学者。母校東京医専の助教授をへて、昭和23年後身の東京医大の教授となる。のち厚生中央病院長。胸部外科が専門で、日本胸部外科学会会長、日本麻酔学会会長などを歴任

昭和三〇（一九五五）年九月一日

……

保健所に行く序《つい》でに石川洋子さんを見舞う。浪花さんの話では下痢して休んでいるとの事だったが、案外元気。亡石川先生の御位牌の前に学位論文通過の報告をする。

奥さんも喜んで下さる、よろこんでくれる人ほんとうによろこんでくれる人の一人である。

結核一筋四〇有余年

「大陸ぼけのおちつくまで」の続きを見てみましょう。

（中略）以上の方々が応集前とかわらない温い心で迎えて呉れたので、その好意は忘れられない。又自分の仕事は結核に没頭することでこれには焼け残りに収容されていた僅かの患者さん、外来は当所と、旭町にあった医療団診療所の患者さんがあった。この人々の診療や療養相談に従事し得てそれに熱中することが出来たので、ほんとうに自分自身が救われた気持だった。こうしたよい職場のあった事が混乱した心の支えとなって平静に戻ったと思う。(16)

昭和二十二（一九四七）年四月一日、療養所は国立に移管され、国立療養所梅花寮と称します。最上にその寮長の発令がされます。

結局最上は宇療において「結核のみの」医者を自他共に許す存在として、四〇有余年にわたり結核治療に身を捧げ、昭和四七年まで宇療の所長を務めるのです。

この間最上は所長であっても医局の一員として外来や入所者の回診をこなし、外科手術にも立ち会い、研究も積み重ねて医学博士号を授与されました。特に所長として療養所のマネジメントに力を注ぎ、あらゆる課の発展を図るべく多岐にわたる仕事で多忙でした。

長年の結核医としての経歴中、最上の功績として必ず特筆大書されるのが、昭和三一（一九五六）年の特殊学級の設立です。栃木県「特殊教育史上の壮挙」「特殊教育に大きな足跡」などと称えられています。

宇療の拡張・発展に尽くす

昭和二〇年代後半から昭和三〇年代の中葉ぐらいまでが宇療の結核療養所としての全盛期で、その頃は増床に次ぐ増床を進め、最上所長は宇療を北関東を代表する結核療養所に発展させました。

特にここでは療養所の増床のために、最上所長が各方面に運動をしていた様子を日記から拾ってみましょう。

昭和二八年（一九五三）六月一一日

尾関（義一？）代議士に面会（衛生部長□？）。増床計画に就き懇談。

八月二八日

…

佐藤（清一郎）参議員に会い、例の県の方の28年分援助決定額に就き奔走してもらう様に懇談する。

八月三一日

かねての懸案。県より援助を決定している６００万の問題に就いて、佐藤参議員に県総務部長戸室（章司）氏へ政治的に話して貰う様依頼していたがなかなか返事がなかったので、秘書の鈴木氏にこの旨電話した。同氏から佐藤議員にこの旨を伝え、本夕に戸室部長宅へ佐藤氏が話してくれた。来年50床増床というひもつきで本省を納得させる様努力することにて、一応県の方は知事も了承するだろうとの連絡あり。成瀬課長とこの件について検討し、明日早速厚生省へ行くこととした。

九月一日

本省へ

整備課　相馬（八郎）事務官（総務係長）。療養所課加

藤〔豊〕事務官〔課長補佐〕、に前日の件について了解を得る。
尾村〔偉久《たけひさ》〕*前課長とも側面的援助を懇談する。本省の方はO.K

昭和二八年（一九五三）九月二四日

県庁に県知事〔小平重吉〕、副知事を訪問し今回病棟の寄贈に対する御礼を述べる。柴山〔知輝〕衛生部長と昨日安藤〔初五郎〕技官来所の件につき打合せる。

昭和二九年（一九五四）三月二三日

東京行き。衛生部の自動車で八時出発。柴山衛生部長、渡辺医務課長、余、成瀬〔玄周〕課長。十一時厚生省着。高田〔浩運〕医務局次長*、曽田〔長宗《たけむね》〕局長*、斎藤〔俊保〕*療養所課長、梅本〔純正《よしまさ》〕整備課長、

實本〔博次〕管理課長、とそれぞれ面談。昨年来のイキサツ説明する。
その後議員会館を訪れ高橋〔英吉?〕代議士、尾関代議士秘書と会見する。

〔関東信越〕医務出張所。大角〔忠春〕事務官に一クダリ説明する。

：

一〇月一日

：

本年度増床計画25＋αだけ何とかするとの連絡が本省からあって、県の方を何とか話をつけるべく考えていた矢先き柴山衛生部長より電話あり。
行ってみたら、知事に部長単独で話したらO.Kとの由。

＊：尾村偉久：一九一三～一九九〇、技官系厚生官僚。国立療養所課長、国立病院課長、公衆衛生局長、国立小児病院名誉院長を歴任。
高田浩運：一九一四～一九七七、のち厚生次官、参議院議員。
曽田長宗：一九〇二～一九八四、厚生官僚、のち国立公衆衛生院長などを歴任。公衆衛生関連の著書多数。
斎藤俊保：生没年不詳、技官系厚生官僚。ハンセン病、結核関係の論文多数。

当時、療養所への入所を希望する結核患者は多数おり、療養所のキャパシティはいくら増やしても増やし過ぎることはない状況でした。全国の国立療養所とも同じ状況でしたから、力のある有力国会議員を訪ね、陳情することは当たり前のことだったようです。

柴山衛生部長は、県庁の本庁、衛生部の長で、衛生部は現在の保健福祉部に発展します。また安藤技官は厚生省の医系官僚です。

日頃から最上所長と衛生部長は保健審査会等の会議でしばしば顔を合わせる既知の関係で、国立療養所と県衛生部の関係も相互に協力して栃木県の結核治療を向上させる関係にありました。

日記から見えるのは、所長と衛生部長でそろって厚生省を訪ねて、医務局局長・次長・療養所課長らと面会し、宇療の増床について交渉をする。また、昭和二八年六月一一日や二九年三月の記述にあるように上京時に国会議員（秘書）を訪ね増床の陳情をする、など行動を共にする機会が多いところから両者の強い連携がうかがえます。

のちに所長は次のように回想しています。

県当局の絶大なる協力により手術棟（82坪）外科病棟（200坪）の寄附を受ける等…。

二八年に本館、手術棟、二九年第6病棟（手術病棟）が完成し、一応の整備はどうやら形がついた。この工事は県当局の援助によるところが大きい。小平元県知事をはじめと執行部の方々及び県議会の方々に感謝する。予め県議会に陳情書を出しておいて、県財政当局への予算説明には衛生部の首脳の人々と、寒中の夜中に火鉢を囲んで午前二時頃まで説明をする順番を待っていたこともあった。(17)

しかし、この盟友の柴山衛生部長から宇療の敷地内に県立結核病院を作りたいとの提案を受けた時には、所長はうんとは言いませんでした。

昭和三一（一九五六）年七月二四日

……

午後医療審議会。開始前に柴山衛生部長来り帰りに立寄って欲しいと言う。

終了後寄っての話　県立結核病院を建築する為その用地として当地の一部を譲渡して欲しいとのこと。どうも即答いたしかねる旨答えて帰る。

七月二七日

衛生部より当地の一部に結核病棟を建築したい旨の申入れあり。

管理上少しどうかと思われる節もあって　当方の整備計画も支障をきたすので―

この件について鎌田院長と懇談する。

「鎌田院長」とは当時の国立栃木病院長鎌田竹次郎のことと思われます。この時期は国立栃木病院（現NHO栃木医療センター）にも結核病棟があったので、県の提案について国立同士で統一見解を相談していたのでしょう。

一方、国立栃木療養所ではのち敷地の一部が県に譲渡され、現在の岡本台病院が開設しました。

外科手術の全盛期

昭和二〇年代後半から化学療法が急速に普及しましたが、外科療法すなわち肺の切除手術等が一番多く実施された時期でもありました。化学療法だけで結核が治るのは、イソニアジド、ストレプトマイシン、パス（パラアミノサリチル酸）の三剤併用が普及した時期からで、昭和二〇年代半ばからはそれまでの虚脱療法に代わり肺切除が増加しました。

以下はある外科手術とその後の患者の容体を毎日記したもので、当時の結核療養所の壮絶な様子が如実に感じられる内容です。この年の宇療では年間七〇件の肺切除の手術が行われました。一方、同年の療養所での死亡者は八人でした。

これらの医療は現代から見れば歴史的なレベルです

が、既述の通り最上日記は所長としてのマネジメント業務を書き留めたものが大半で、患者に関する記述は少なく以下のような内容は大変珍しいものです。

昭和二九年（一九五四）四月二二日

：

今日の手術　出血多く　患者衰弱甚だし
衰弱した患者に輸血。この量も相当なもの
相当にやってもなかなか顔色はよくならぬ
血圧も上らない。どうもやきもき。永井君*は血管の異
常の為に右肺全剔（かく）を決行する
五時頃終了　七時になって八〇 B.D*。
宿直医二名とする。

四月二三日

…昨日の患者は立尿導尿するに色チョコレート様。
この原因はわからない　利尿剤とそれに強心剤注射、
及びリンゲル500cc注入する。
飲んだ水分量はどの位かわからぬ
これから飲んだ水分の量の記入、手術翌日の処置の原
則を決定しておく必要がある。

四月二四日

一昨日の手術患者　朝ウワ語、自然排尿30ccあるも
□？
Pain trüben*す。いよく〔いよ〕□？　利尿剤、リン
ゲル注入
Blut druck 140となる。瀉血、重曹二二注入。明瞭と
なる。
尚この処置続行、強心利尿メチオニン。
夕食後再び病室へ行く。患者は少しく楽になり
カテーテル　導尿100　茶褐色、少しくCoagra《ママ》〔Coa

*：永井君：東京医大外科医師永井純義、非常勤で宇療で外科手術を担当。のち東京医科大学霞ヶ浦病院長、東京医科大学理事長
B.D：Blut druck（独）、血圧
trüben：（独）混濁

gla*〕あり。
Puls の Schlag* は良好なるも嗜眠状　お茶を飲む。
Ca〔カルシウム〕100　夜間の処置を命じて九時帰宅。
8h20、永井君より電話あり種々処置に打合せをなして明日来所の件を約束する。
病名が明瞭になったので処置に対する自信つく。

四月二五日
手術患者依然重体。永井君来るも昨夜電話で打合せた位の治療のみである。意識比較的明瞭なるも血圧漸次亢進の兆あり、血清を東京へ持参の上調査を依頼する。
（以下略）

四月二六日
重態を続けていた患者今朝より危篤となり殆んど絶望状態。十時頃診察室で廻診していたら付添大変とかけ込む　行ってみるとシェーンストーク氏呼吸、顔貌死相を呈す。Puls 殆んど触知せず　瞳孔は散大し対光反応なし　聴診するに心音はかすかにあるも　不正下顎呼吸始まりて数分　遂いに死亡。嗚呼。
其の後父親に解剖の事を相談したら案外容易に承諾。
午後四時解剖　Hirn Luft Embolie, Lunge Schlag, Nieren Schlag* 以上死因(18)

晩年

この後の最上の足跡は割愛します。昭和三〇年代後半ごろから結核から回復する者が年を追って増加し、新規感染者が急速に減少していく中、療養所の必要性が低下していきました。やがて全国の結核療養所は斜陽化し、機能変更、再編・統合の時代を迎えます。

＊：Coagla：coagulation（英）、凝血
Puls の Schlag：共に独、脈の拍動
Hirn Luft Embolie, Lunge Schlag, Nieren Schlag：（独）、「脳（空気）塞栓」「肺打撲（卒中）」「腎臓（打撲）卒中」。

石川所長と同様に最上所長も昭和四三（一九六八）年県文化功労章を受賞します。また、昭和四七（一九七二）年には秋の叙勲で勲三等旭日章を受章します。

この年宇療を退職して名誉所長となり、昭和四七年からは県医師会温泉研究所付属塩原病院長を務めました。今まで長年にわたり国立（官立）の病院に勤務していた時と勝手が違い、民間の病院長として病院経営の仕事は苦労をしたようです。

在職中、昭和四九年一月に心臓の不調を訴え、国立栃木病院に入院しました。その後一時小康状態を保って退院もしたのですが、昭和四九（一九七四）年七月三日急死しました。解剖の結果、解離性大動脈瘤の心嚢内破裂で亡くなったとのことです[19]。享年七三歳でした。

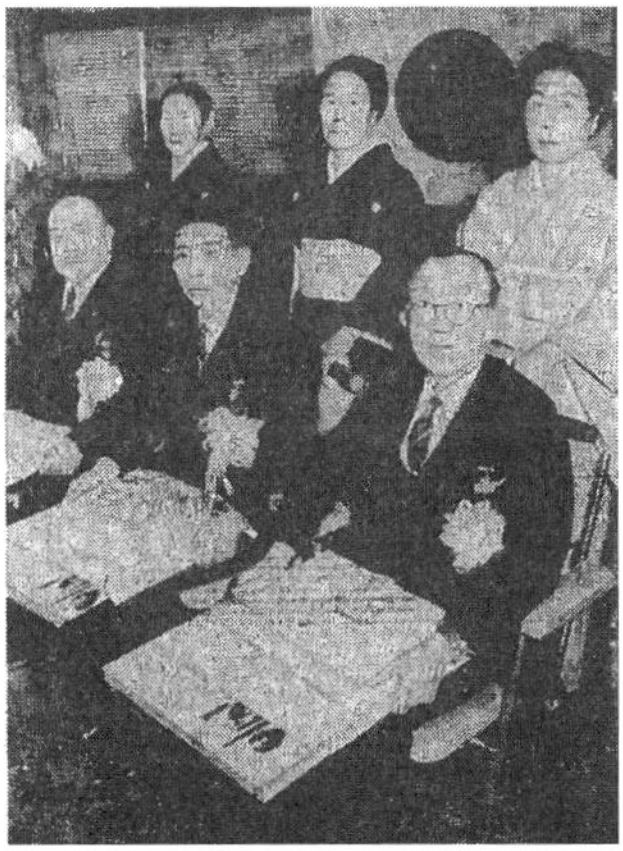

図13　下野新聞　昭和43（1968）年11月4日

亡くなったのは、奇しくも宇療特殊学級が閉鎖となった同じ年でした。

大西幸雄栃木県医師会長が葬儀委員長を務めて告別式が行われました。

4　人柄―日記から見えてくるもの

その吐露していることから最上の人柄で特に印象付けられたのは、謹厳実直とヒューマニズムです。前者については国立療養所に勤務する者としての責任を常に持ち続けていて、その責任感を他の職員にも求めていた印象です。

謹厳実直―公僕として倫理観

昭和二八（一九五三）年一月一〇日

午後六時より新年会。

……

「君子慎独」

戦陣訓　上正からざれば下自ら《ママ》〔必ず〕乱る」

本年初頭の箴。

五月一三日

二年前に都合によって辞めた監物カネさん〔看ゴ婦〕今度長良荘〔岐阜市、現NHO長良医療センター〕に総婦長として赴任する由。めでたし。うまくやってくれ

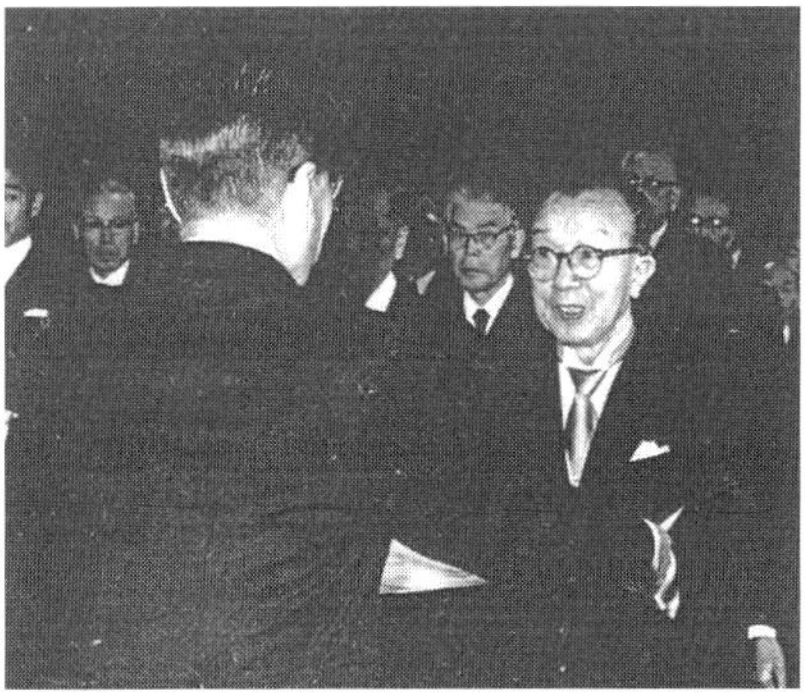

図14　秋の叙勲　昭和47（1972）年

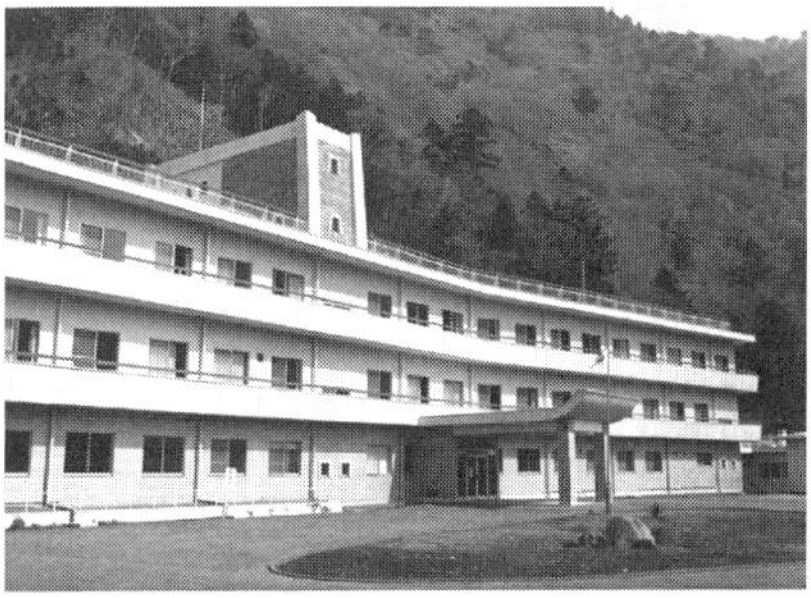

図15　栃木県医師会付属塩原病院

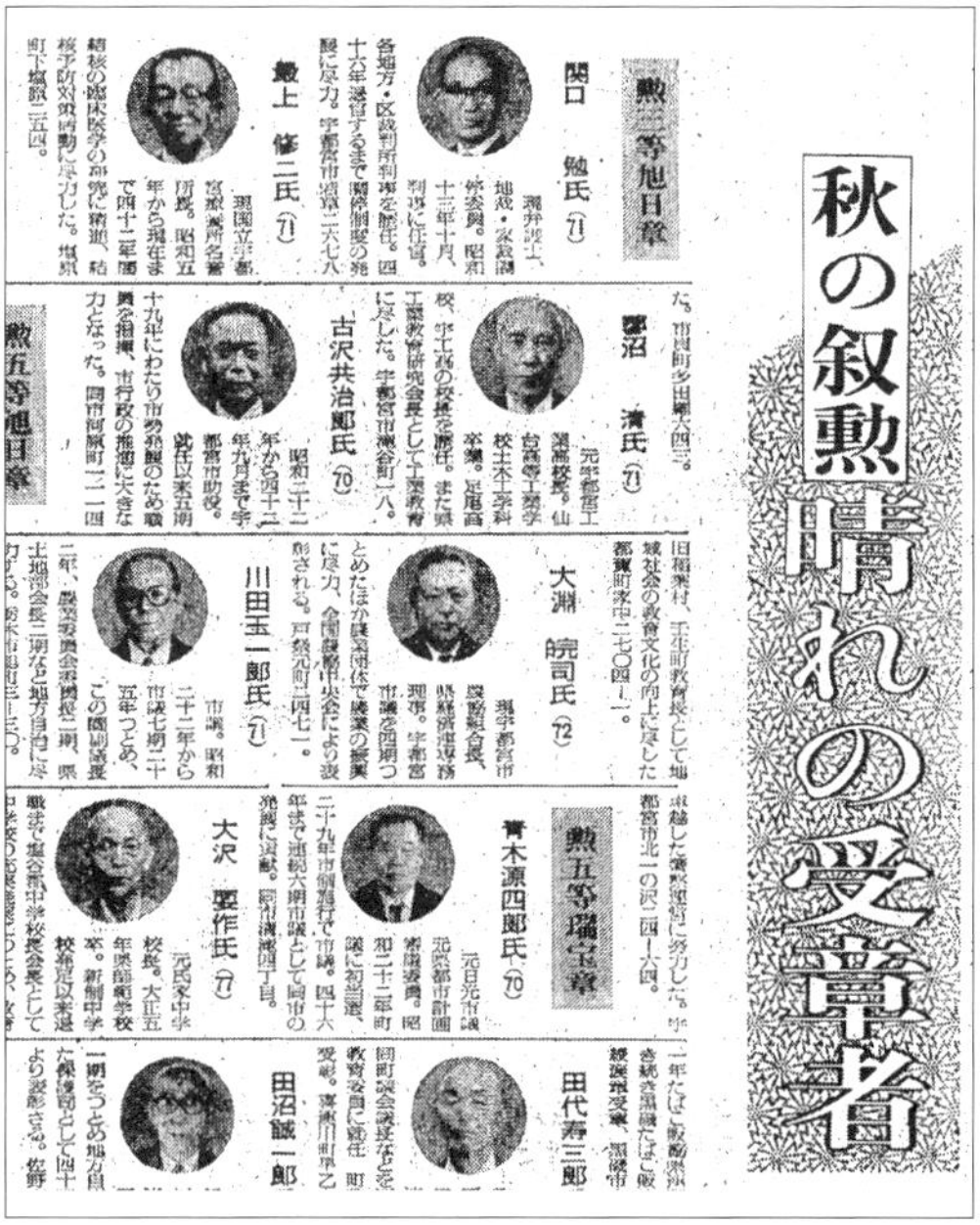

秋の叙勲　晴れの受章者

勲三等旭日章

関口勉氏（71）

鈴上修二氏（71）

鷹沼清氏（71）

古沢共治郎氏（70）

大淵皖司氏（72）

川田玉一郎氏（71）

勲五等旭日章

勲五等瑞宝章

青木源四郎氏（70）

大沢要作氏（77）

田代寿三郎

田沼誠一郎

図16　下野新聞　昭和47年11月3日

ればよい。一三日見学の由。見学もよいがあまりあせってやるとどうも失敗する公算大である。心からなる患者への奉仕。部下看護婦へのそそぐ愛情。周囲の関係の円滑なる看護業務の遂行。総婦長の責務は実に重いものと考える。

八月二九日

Sみきさん来る。Hさんの母を連れて。Hさんは例の

様に某医院でS.M.〔ストレプトマイシン〕塗を自費でやられてる由。罪なるかなDoing。私用的公用強いてこじつければある。しかしながら、あくまでもこれはしっかり区別してやらねばならぬ。うっかりして、妙なところで私と公が混んで来るといけない。安心しているつもりでもこの点をはっきりする。公務員はよい公務員ともなる。

昭和二九（一九五四）年一月二五日
創立紀年二十五周年式を所内で行う。訓辞。要旨。当所の歴史。療養所の使命は患者サービスの一語に尽きる。
しかしてその各々の職場によってその分野があるがその分野はあらゆる方面につながり、しかもそのうちの各々がガッチリ自分の職責を果しておる間は安泰である。不心得の者があって少しでも気のゆるみが出来ると、そのゆるみがあらゆる方向に悪影響を及ぼして、ガタガタに成る。成年式をおえた、この療養所の為にくれぐれも健康に気をつけて病める人々の為に感謝を以て働いて欲しいと思う。

日記の記述からうかがえる仕事に対する真摯《しんし》な姿勢、実直さに対して、『珍病名談義』の軽妙洒脱な内容は対照的です。あの連載は読者である栃木県医師会の会員たちに、かなりサービスしてエンターテインメントを提供し続けたもののようです。

ヒューマニズム─患者の貧困問題へのアプローチ

戦前からの結核医など感染症に携わる医師は、常に自らも感染する危険を伴いつつ患者に接しなければならず、相当の覚悟と使命感がなければできませんでした。その上、結核が「貧者の病」とされるように病気や細菌だけを見ていても解決しない疾病で、医者は患者の経済的・社会的な背景に目を向けながら、不潔な生活環境、乏しい栄養、過酷な労働環境等の療養生活の改善に力を注いでいたのです。

その点について、専門家の言を引用します。

少なくとも私よりも前の時代に結核屋になられた先生方の中には、結核のこのような性格に興味を持ち、問題意識を刺激された方が少なくないはずである。結核が基本的に「治せない」病気だった時代の医師は、結核と結びついている「社会」の方にいやでも対峙させられることが多かったのだからなおさらである。「治せる」ようになったといってもまだその力が十分でなかったころも、そうだったと思う。（第七七回日本結核病学会総会会長講演「社会と結核」結核研究所長森亨　二〇〇二）

この「前の時代に結核屋になられた先生方」に最上は含まれ、彼も当然、格差の問題に取り組まざるを得ませんでした。

最上自身も戦後、「結核が治せるようになったがまだその力が十分でなかった」まさにその頃、次のように述べています。

結核症の治療にあたる医師は、純粋な医学的の立場で患者を扱うことができる場合はむしろ少なく、常に患者の家庭的又は社会的環境と治療方針の間に板ばさみになっている。即ち、完全治療は終局の目的であることに違いはないけれども、患者を社会的に復帰させることが当面の問題であって、教科書に書かれた事柄は必ずしも、そのまま通用し得ない場合が多い。[20]

今現在、〝孤立や貧困など健康を脅かす「健康の社会的決定要因（Social Determinants of Health＝SDH）」に医療従事者が気付き、必要な社会資源につなぐ、「社会的処方」と呼ばれる仕組みが注目されつつある〟と言われています。（下野新聞連載「なぜ君は病に」より）

結核はまさに貧困が「健康の社会的決定要因」となっており、戦後の高度経済期でも療養所において、医師たちは医療の枠組みを超えて「社会的処方」に熱心に取り組みました。

最上が患者の為に力を尽くす様子は、崇高なヒューマニズム溢れるものでした。日記から該当する箇所を拾い出してみましょう。

昭和二八（一九五三）年六月一四日
今日入所中の公務員の細君支払いが続かない為、帰ると言う。いろいろ便法を説明して入所を続ける様にと話したのだがどうしても一度帰ると言う。郡部の不便な農村、通院も一時間程度かかる。経済問題と療養問題どうも両立しない。

一〇月三一日
喫煙する患者二名みつかり諭旨退所を申渡す。そのうち一人は反省のいろなく一人は反省のいろあり。殊に家庭的に恵まれないでいる為、家族の者や民生委員両名で再度入所懇談　よく将来をいましめて仮入所をゆるす。

昭和二九（一九五四）年三月二四日
入所中の患者男　S氏　妻君発病の為本日受診する。平板写真上右肺光。肺光撮影で深さをはかると　大体背面に近い　背面より4、5、6、7と切る。5㎝の部位に小空洞あり。果して血痰出た為に某医の診察を受けたる由。さてそれからが大変。重い方の入所中の夫は家事をよくみる為退所せねばならぬと言う。そして家で家の事業をやりながら療養するという実に危いものだ。どう考えても妻君より重いのに妻君と身代りにどうも二人とも治る方法。これは二人入所してやるのはよいに決っているが二人とも家庭療養では何とも困る。

元職員・部下たちの証言　『創立六〇周年記念誌』より

かつての部下だった宇療職員の証言を拾ってみます。

○　所長先生の思い出でございますが、非常に職員とか患者さんには厳格な反面、非常にあたたかみのある、そして一撤なところがございました。

その一例としまして傷病手当金と言うのがございます。健康保険には、会社に勤務中、発病し入院し賃金が払えなくなった時に、健康保険が使える法人報酬の六〇％を生活費として支給すると言う制度なんですが、それには傷病手当金の請求書と言うのがございます。これには主治医、先生方の医学的所見とか将来の見通しなどを添書して請求すると。で所長先生に是非お願いしますと、『もうこれは生活に困るんだ。これが米や味噌の代金になるんだから』と言うことで必ずお願いした期日にはピタと帰って来るんですね。

お帰りになる時、窓口の渡辺さんの所に『できたよ』と戻ってきたと言うことで非常に患者さんの所得の保証の為にも力を添えられたと言うことを強く感じたわけでございます。

また、患者さんの福祉医療につきましても病状、病況診断、現地診断と共に患者さんの生活環境まで診断されてそして生活保護のボーダーラインにあるような者については暮しのひとつだいぶ苦しくているんな支払いに困っているようだから福祉事務所へ連絡して再調査をしてもらって、生活保護法の適用を受けたらどうかという形もやりまして、調査の結果、生保の適用を受けましたと私は先生に説明致しますと、先生は本当ににっこり笑いまして、自分の様に喜んでおりました。あの姿をまず、思いだします。

○　この所長先生が非常にその独身寮に対しては暖かい心持ちでおったんで、みなさんとともになかなか患者さんにもいい部分があったんだと思うんですよ。

○　所用があっておいでになりますと必ずと言って良い位、私の部屋におこし下さいましてね、『いや別に用じゃないけど、元気な顔みたら安心したよ』と言っては帰られた事が再三ございました。先生は現職中はもとより退職後の元職員の心情まで非常に厚く見守っていた訳です。それが非常に印象的でございました。

○　先生は人間についてもそうですし、６万坪の敷地内の1木1草に至るまで、非常に愛されておったと…。
○　人間を愛し、自然を愛したという先生じゃなかったかと思っております。
（『創立六〇周年記念誌』、筆者が編集しました）

最上所長が患者や部下を思いやる温かなエピソードです。

これ以外にも職員の証言を集めると、①療養所で外科手術が始まったころ（昭和二〇年代後半）、最上所長がドイツ製の「日本になかったような」麻酔の機械を導入した②昭和二六年の十二月ごろ、国立療養所入所患者取扱規定が厚生省告示で改正されたのを機会に、以前は一枚の藁半紙に印刷した細かく書いた療養所入所心得を非常に簡単で明瞭で分かりやすい手帳ぐらいにした③『請求漏れを防止するために診療とか診察とかという、すべての行為を伝票制に全部切り替えなさい』と言う強い達しを職員にしたなどの証言が残っています。

一人一人の患者や職員を大切にし、親身になって接すると同時に、物事を合理的に割り切り、組織や制度を大胆に改める、新しいものを真っ先に取り入れる両面が所長には備わっていたようです。

患者や職員に対してある種のパターナリズムの側面を見ることもできますが、現代からみるとその立ち居振る舞いは歴史的なものと言えます。閉ざされた特殊な環境で、患者と職員、所長と職員の間には密度の濃い関係が生じていたのでしょうか。療養所の「隔離」された環境下、またその中の官舎で生活する職員の心情を考えると、所長と職員がお互いを思う深さが感じられるエピソードばかりでした。

最上が秋田県出身であるということにこだわると、県民性が影響しているのかもしれません。新しいことを真っ先に取り入れる進取の気性は、何事も保守的で周りの様子を見て後から行動を起こすことが多い栃木県人と異なるマインドを持っていると感じます。これが結核特殊学級の設置の際にも際立ってくるのですが、それについては後ほど改めて触れていきます。

5　趣味

俳句とカメラ

『郷土の人々』には「書道とカメラに親しみ、現在西那須野町の『書会』会員[21]」とあります。日記に名前が見える国立道川療養所（秋田県、現ＮＨＯあきた病院）の黒丸五郎所長などと句会を開いていたそうです。

　カメラについては、戦前からかなり撮影をしていたようです。栃木の山を愛し、風景写真を好んで撮っていたようですが、空襲で戦前のものは失われたようです。軍医時代のアルバムが残されていますが、満州の風景や兵士たちの生活の様子、また鮮満国境付近に住む朝鮮族と思われる住民、そして満州在住の日本人の様子などがフィルムに収められており、貴重な歴史的画像史料といえます。

　また晩年の日記には頻繁に毛筆をしたためたとの記述が残っています。

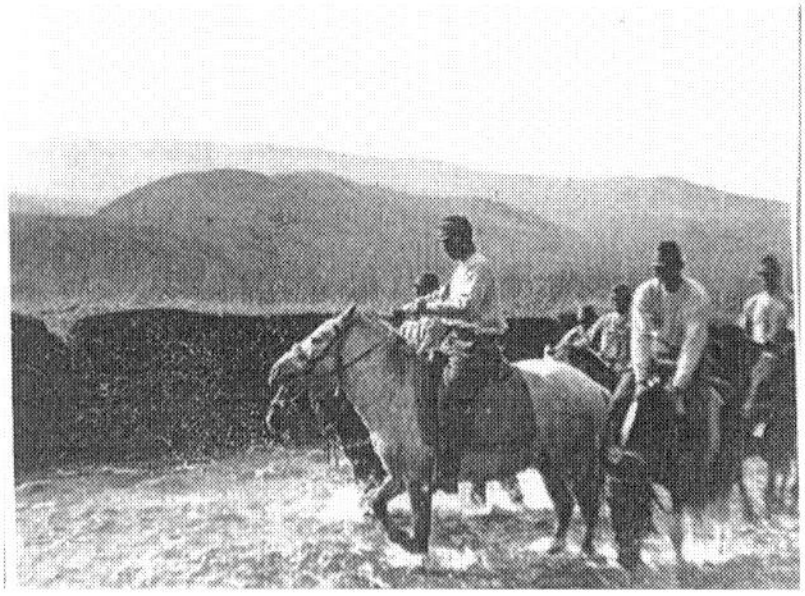
図17　満州時代のスナップ3

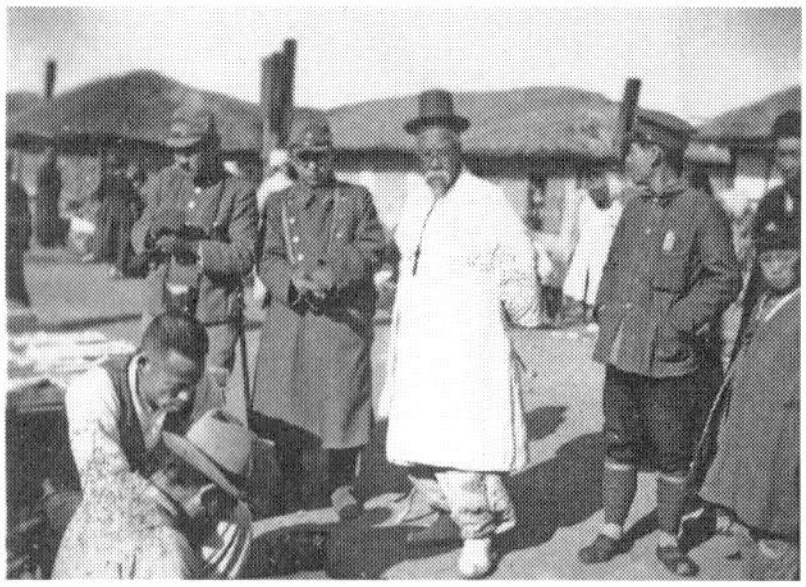
図18　満州時代のスナップ4

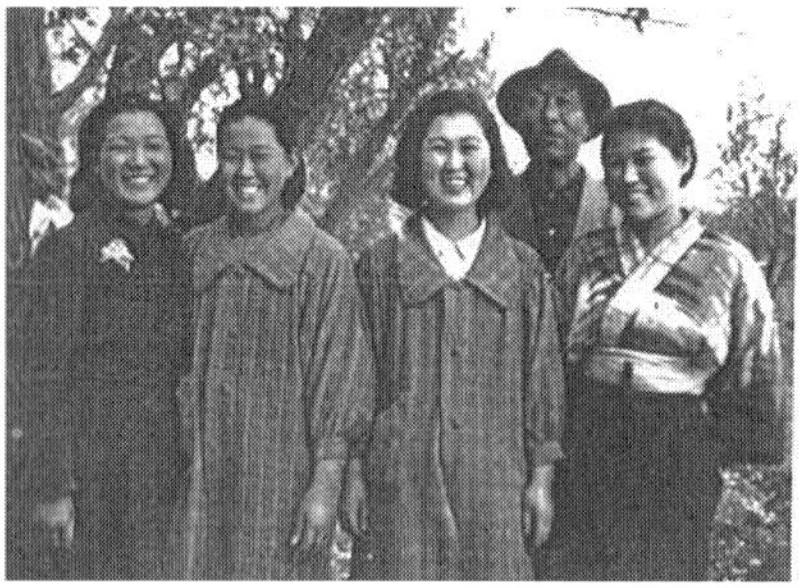
図19　満州時代のスナップ5

療養所の宣伝のために野球チームを強化

また戦後、最上所長が力を入れていたのが宇療の野球部の育成です。本人が選手として出場したわけではないですが、職員野球に熱心で、社会人軟式野球の全国大会に出場するまでに育てました。

第一章で見たとおり、宇療には野球場がありました。

○院長〔所長〕先生と野球の思い出と言う事で。宇療の野球部は院長先生が創設者であり、育ての親であり、理解者であっだと私は思っております。

○『なぜ野球選手を集めているのですか』と当時の監督に質問しましたら、『梅花寮〔宇療〕といっても宇都宮市民は知っている人は少ない』て言うんですね。今で言えばPRですね。その為に野球部を強くして新聞に載れば療養所の存在ってのがはっきりするから野球部を強くするんだって院長先生の気持ちもあったと思うんです。

○院長先生は見かねて、軍隊当時の部下で大洋球団の宮崎コーチが長い間コーチやっておりまして2軍の選手を育てるのが非常に上手なコーチがいたんです。位は陸軍少尉だったと思います。『うちのチームをひとつコーチに来てくれ』て院長先生からお頼みになったらしいんです。昔は、絶対、プロからコーチは受けたらならんと言うアマチュア規定がありまして受けられなかったんですが、『いや、試合勝つためには、そのくらいの事やらにゃいかん』って院長先生に言われまして、内緒で宮崎さんのコーチを受けた事がありました。

○所長先生からと頼まれまして、『野球選手を見つけてこい』と誰かいないかと。その時、既に高橋君は5月1日付で、宇都宮刑務所の職員として採用される

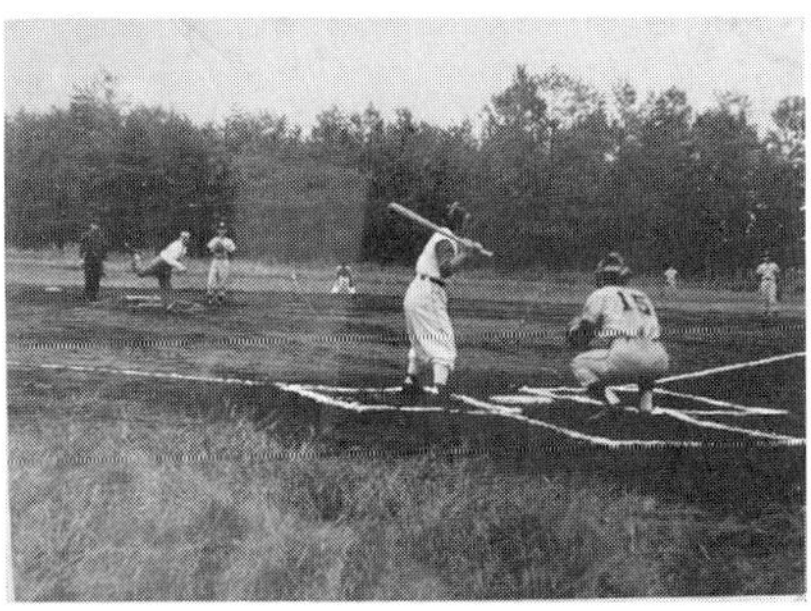

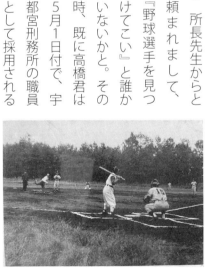

図20　宇療の野球場での始球式。ピッチャーは最上所長

事になっていたんです。
それを私が4月30日の晩、行って『明日、東京に採用試験に行くんだ』と言う高橋君を『明日、朝迎えに行くから来てくれないか』って言ったら『じゃ、いいだろう』という事を言ったんですよ。（略）
その時に10時頃になったら、『安納君大変だ！何か刑務所のジープで乗り込んだ職員がいるぞ！これは大変だ逃げよう』って言うんで、逃げたんです。（略）
そう言う風に、所長先生っていうのは非常に野球の選手には熱を入れてくれたんですよね。で、『また、もっとさがせ』と言うんで、順次、高校クラスのAクラスのいい選手を拾えと言うんでたくさん、選手が続々来たので、それからどんどん強くなって来た訳なんですが、本当に最上先生は野球に対しては熱のある方だと思います。
（『創立六〇周年記念誌』、筆者が編集しました）

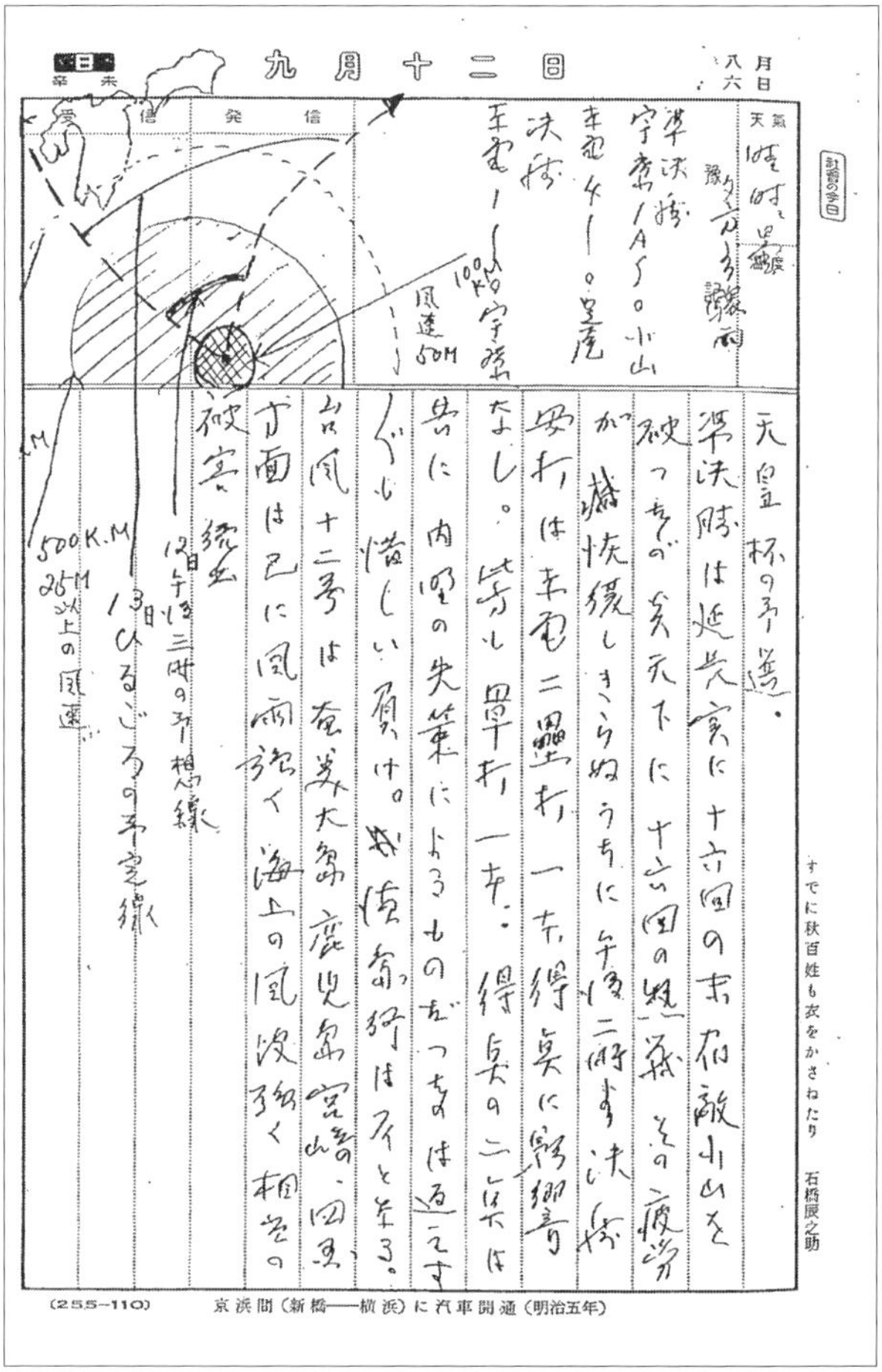
九月十二日
日 辛未
月日 八六
天気
受信 発信
天皇杯の予選。
準決勝は延長戦に十六回の末宿敵小山を
破ってきたがその疲労
が回復しきらぬうちに午後二時より決勝
安打は木更二塁打一本、得点に影響
なし。
台風十二号は奄美大島、鹿児島、宮崎の・四国方面は已に風雨強く海上の風波強く相当の
被害続出
500K.M
25M以上の風速
12日午後三時の予想線
13日ひるごろの予定線
（255−110）　京浜間（新橋――横浜）に汽車開通（明治五年）
すでに秋百姓も衣をかさねたり　石橋辰之助

図21　最上修二日記　昭和29年

宇療のPRのためと称して野球部の強化を始めたようですが、アマチュア規定に反してまで大洋ホエールズ（現横浜DeNA）のコーチを招聘したり、所員が既に刑務所への就職が内定していた者を前日に宇療にスカウトしたら、刑務所職員が怒って宇療に押し掛ける騒ぎを起こすなど、脱法スレスレの行為をしでかしていました。

右のエピソードにあるように所長の日記帳には、大洋ホエールズのコーチ宮崎剛氏の名刺が挟まれていました。また日記にも野球の試合の応援に行った記述がたくさん出てきます。

昭和二九（一九五四）年九月一二日

余記 準決勝　宇療1—0小山 決勝　東電1—0宇療

天皇杯（全日本軟式野球大会）の予選準決勝は延長実に一六回の末宿敵小山を破ったが炎天下に一六回の熱戦、その疲労が回復しきらぬうちに午後二時より決勝。安打は東電二塁打一本、得点に影響なし。此の方も単打一本。得点の二点は共に内野の失策によるものだったのは返す返すも惜しい負け。徳島行はフイとなる。

〔以下略〕

〔註〕

（1）一般社団法人栃木県医師会『栃木県医師会史Ⅱ～令和から振りかえる医師会史～』二〇二〇年、九七頁

（2）この日の「天声人語」は以下の通り。

天声人語

病む人、長期療養者の気持はよくわかるが、結核患者の座りこみというのは賛成いたしかねる。東京都庁内の座りこみでは一女性が急死し、発熱する者も多数でたが、入院は院長のいうことをよくきくのが常識で、軽挙を戒めたい▼生活保護適用の結核患者に対しての入退院基準を設けることは、いちがいに悪政とはいえない。入院を要する患者が百三十七万人もいるのに、ベッド数は十七万八千余しかな

い。病床数の八倍もの人が入院を待ちこがれている。二年も三年待たなければ順番が回ってこない▼すでに入院している者はかなり快くなっても出たがらない。生活保護患者は入院中なら一万二千円くらいもらえるが、退院するとトタンに二、三千円に減る。適当な就職もむつかしく、無理をすると再発の恐れもある▼退院がそのまま減収、失業で食えなくなる心配があるので、既得権にしがみついている心情もよくわかる。そうかといってベッドがいつまでも空かなければ、一日千秋の思いで入院を待つ身にとってはやりきれない▼百万のベッドを増設できれば問題は一挙に解決がつく。政府に社会保障制の熱意がほんとうにあれば、大砲をけずっても出来ない相談ではないが、現状のままではベッドのタライ回しを円滑にすることも必要になってくる▼この炎暑に徹夜の座りこみをやっても大丈夫なほど元気な患者なら、早くベッドをあけてほしいと在宅患者が思うのも当然だ。無理な座りこみをしたばかりに、せっかく快方に向っていたのがまたぶり返して一、二年も退院が延びるようでは、なおのこと惜しまれる▼しかし作業患者などが安心して退院できるためにはアフター・ケア（病後保護）の施設が必要である。軽い作業で生活の道を立てながら健康管理もしてもらえるという仕組みなら、シャクシ定規の基準適用で患者を無理に追い立てなくてもサナトリウムの丘に快くサヨナラして社会復帰を喜ぶはずである▼何か一騒き起さないとお役所が本気になって考えてくれないところにも、患者の座りこみまで誘い出す理由がある。政治が弱い者に冷淡で、温か味のないのが最もいけない。

（『朝日新聞』一九五四年七月二九日）

(3) この節は最上恵美子氏の御教示による

(4) 『下野新聞』一九二八年一二月一三日

(5) 『下野新聞』一九二九年六月一六日

(6) 尾島利雄・柏村祐司『郷土誌人物事典〈栃木〉』一九七七年、一二一頁

(7) 下野新聞社『郷土の人々（宇都宮の巻・下）』一九七三年、六〇頁

(8) 国立宇都宮療養所（編）『創立四〇周年記念誌』一九六九年、一五頁

(9) 前掲書『郷土の人々』、六一頁

(10) 国立宇都宮療養所（編）『創立三〇周年記念誌』一九五九年、四三頁

(11) 最上恵美子氏の御教示による

(12) 前掲書『創立三〇周年記念誌』、四八頁
(13) 前掲書『創立三〇周年記念誌』、四八頁
(14) 前掲書『創立三〇周年記念誌』四三頁
(15) 最上恵美子氏の御教示による
(16) 前掲書『創立三〇周年記念誌』四三頁
(17) 前掲書『創立三〇周年記念誌』四五頁
(18) アルファベットの記述は全て横書き、すなわち「縦中横」で書かれている。ドイツ語・英語で書かれた医学用語の解読は岡医院　岡一雄氏に御教示いただいた。
(19) 最上の入院から急死までは、元戸村内科医院の戸村光宏氏に御教示いただいた。
(20) 前掲書『創立三〇周年記念誌』二一頁
(21) 前掲書『郷土の人々』六一頁

第三章　宇療結核特殊学級の開設

1　日記と回想録、新聞報道

さて、ここから特殊学級（養護学級）設立までの経過を詳しく見ていきます。典拠とするのは、もちろん宇療特殊学級生みの親、最上所長の記したものです。

第一の資料は昭和三二（一九五七）年三月一〇日の日付がある「おらが施設　こうして養護学級は生れた」です。この文書の元々の出典は、最上所長が宇療創立三〇周年記念誌の中で「療養」と書いているのですが、この雑誌を探しても見つかりませんでした。おそらく本人の書き間違いか、勘違いと思われます。

その後、この文書は最上所長の唯一の著書『珍病名談義』の中に再掲されています。

最初の搭載時からタイトルがこの名前だったのかは不明です。内容は昭和三十二年の日付が最後につけられているので、恐らく変更はないでしょう。

また、最上所長の日記に特殊学級関連の記事が見えます。日記と「おらが…」の内容の対応関係は、どうなっているのでしょうか。参考になるのが、第二章で言及した新看護体制開始時に関する文書（「新看護体制開始まで」）と日記の関係です。

「新看護体制開始まで」と日記

付添看護婦、付添い家政婦、派出看護婦などと呼ばれた付添婦（人）は、すでに明治時代から現れていたようで、入院患者の身の回りの面倒を見て収入を得ていました。入院患者には必ず家族またはそれに代わる人が付き添っていなければならないという固定観念の下、政府が度々規制をしても根強くその需要は消えることはありませんでした。

病院が雇用した人間ではないにもかかわらず、正規の看護婦の仕事を一部担っている面もあり、弊害が指摘されていました。この点について、実際の宇療の職員の証言が残されています。

今は、基準看護で付添いは付けられないんですけれども、当時は健康保険でも生活保護でも付添料金と言うのを認めていたんですね。国立療養所の看護婦は患者六人にひとりと、国立病院は四人にひとりですけれども人手不足を補っていた非職員が、職員じゃない方ですね、これが付添いだったと言う訳で、ほとんどの人が看護婦免許を持っていない『おばさん』達だった訳なんですけれども、外科の患者や重症患者に付いていた訳です。けれども、そのお金の支払いは付いてる患者さんの方に払われてた。患者さんから付添婦にそのお金が払った訳で、しかも一人で二人でも三人でも多いときは四、五人も持ってる付添いさんもいたということで、料金の二重取り、三重取りは、黙認されていた訳ですが、逆に患者さんの方で『おまえは三人ついてるから三分の一しかやらない』と三分の一を付添いさんに渡してあとの三分の二は文字通り着服して退院する時ちゃんと背広になって帰っていた事もありまして、これでは駄目だと言うことで付添いが廃止になった訳です。(『創立六〇周年記念誌』筆者編集済み)

もちろん、他の病院・療養所でも同様の問題がおこっていたはずです。

こうした付添人を廃止して、付添人が担っていた業務を病院・療養所が採用した職員が代替する、すなわち付添業務の内製化を実行する改革が「新看護体制の実施」です。

「当療養所では一一月中旬よりとの命令を関東甲信越医務出張所長*千種〔峰蔵*〕先生より受けたので」[1]とあるように、「新看護体制」が宇療において発足するのが、昭和三〇(一九五五)年一一月で、その経緯を雑誌「病院」に遠山有能医師と連名で発表したのが、昭和三一(一九五六)年七月号においてです。出来事と回想録の発表の時間差は約七カ月です。

*:関東信越医務出張所:厚生省医務局の出先機関、現関東信越厚生局

千種峰蔵:生没年不詳、一九二四年慶大卒、満鉄衛生課長などを歴任。

「新看護体制…」の内容は、新制度の準備のためにワーキンググループ（作業部会）を設置し、その作業部会（第一～第四部会）での検討内容を述べたものです。付添制度を廃止して新しい看護体制に円滑に変えていくには、多方面での制度改革と同時に患者団体との合意がカギを握っていたのですが、これについて最上所長は「患者の動向に関しては、遠山が別稿で詳述するので省略する」と書いており、ほとんど言及がありません。

　ところが、日記に最も多く出現するのは、この患者団体との抗争についてなのです。ですから日記と「新看護体制…」の内容は重なる点が非常に少ないといえます。図示すると図1の様になります。「新看護体制…」の記述は、療養所の公的な記録（日報、日誌、関連事項を綴《つづ》った冊子の類）を基に書かれたものと思われます。

　もっとも、最上所長はのちに裏話的にこの患者団体との激しい抗争を、「中丸城　秋の陣物語」と題して『創立四〇周年記念誌』に発表しています。もう一〇年以上前の話なので時効だろうということで書いたのでしょうか。この「中丸城…」は療養所の公的な記録を参照しつつ、日記の内容がそれを補完する、すなわち日記と「新看護体制…」を読み返し、遠山医師が残した記録なども加えて書かれたものと思われます。

　もとより日記は本人だけ分かればいい備忘録です。内容は断片的なもので、その情報量は多くはありませんが、昭和三〇年の日記は、九月一二日から一二月八日の間に三二回の記述が新看護体制に関するものでした。

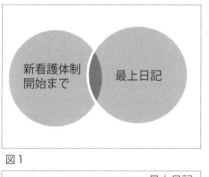

図1

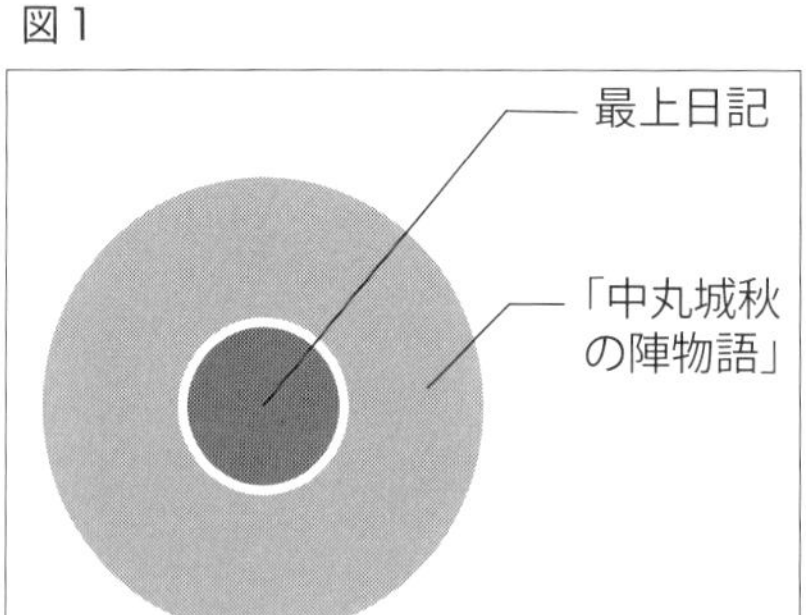

図2

日記は基本的に今日あった事、会った人々と用件が並べられていますから、期せずして新看護体制発足までの患者団体とのやり取りが、時系列で並べられることとなりました。

「おらが施設」と日記の対応関係は…

一方、特殊学級設置の回想録「おらが施設」と出来事の発表の差もほぼ七カ月で同じです。内容は日記と重なる部分が多く、「おらが…」は日記をある程度参照して書かれていると考えています。ただし、日記に書かれていない事実もこの回想録には含まれているので、日記を仮に記録Aとすると、もう一つの記録Bが存在

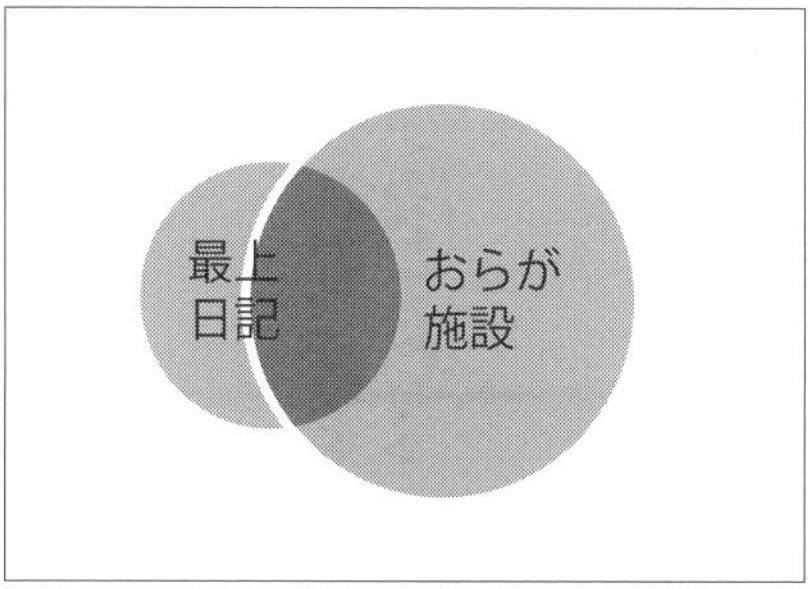

図3

したと推測しています。

特殊学級設立問題と新看護体制の開始問題の相違点の二点目は、新看護体制が厚生省の命令を受けた大規模な改革で、「全職員の一糸乱れざる結束、強固な団結が肝要である」(2)ので、組織的に準備を進めており、多くの職員がこの準備に関わっている点です。遠山有能医師のようにその実現のために患者団体との暗闘を繰り広げて、汗をかいた人物もいました。

一方、特殊学級設立に関しては、設立のためにどんな組織を作ったかとか療養所の職員がどのような準備を進めたかとかはほとんど言及されておらず、ほとんど所長が単独で行動している印象です。もちろん、病棟を教室に改造し、黒板、机、椅子など設備を病院でほとんど整えたのですから、職員が組織的に分担してその準備に当たったのでしょう。その準備のため職員の会議が開かれた旨が日記にも記されています。しかし、十分な準備の上で組織的に動いたのでしょうか。かなり短期間で準備が進められたようです。

のちに触れる教育委員会事務局との軋轢も最上所長

が一手に引き受けているように見えます。この県教委事務局との確執は、日記でも「おらが…」でも出現します。

「中丸城　秋の陣物語」と「おらが施設」の注目すべき違いは、日記には詳細に記されているある事柄が、「おらが…」でほとんど書かれていないことです。図で示すと図3ように日記がはみ出している部分です。それはどんなことかは、後述します。

回想録に懸かるバイアス

日記はモノローグであり、思いのままにその日思いついたことを適当に書きます。事実を確定するのには、回想録や手記だけでは間違いを犯すことになるでしょう。読む場合、本人しか分からない部分があるので、それを読み解く困難さがあります。

歴史研究でも一次史料だから全部本当だと思い込み研究するわけにはいきません。日記・書簡などのエゴ・ドキュメントを他史料との相違点や内容のズレにも注意をはらいながら読み解き、事実経過を復元する作業が必要です。

一方、回想録というのは基本的に、不特定多数の人々にあるいは特定の対象者に自己の正当性を主張する内容となる場合が多いでしょう。そんな文書には不都合な事実を敢えて触れなかったり、意図的な事実の曲解を入れるなど著者にとって都合のいいことが並べられていることも多々あります。単純な記憶違いがあるでしょうし、もしかしたら無意識のうちに自分に有利になるような記憶の改変もあり得ます。

もちろん対象となる人物の個性、回想録の内容、質によって大きく変わるでしょうが、回想録にはこのような側面があるのは事実でしょう。この点に注意して「おらが…」を読むと、図の日記がはみ出している部分は不都合な事実、すなわち最上所長としては恥ずかしいので公にはしたくないことです。

この後具体的に見ていきますが、最上所長は療養所内の結核特殊学級の設置の是非をめぐって、県教委事務局と対立します。その時のやり取りも、所長の立場からの記述になっているのは当然です。

豊富な新聞報道と県教委の見解

最上所長、県教委事務局は医療と教育、各々の立場があり、その主張に行き違いが生じました。県教委事務局の明確な主張は、資料によって裏付けることはできませんが、新聞の報道に載った県教委事務局幹部のコメントから推測するしかありませんでした。

結核特殊学級の設立過程における教育委員会の対応について、最も豊富な資料を提供しているのは宮城県立西多賀支援学校です。同校のホームページには同校の沿革として、国立玉浦療養所と西多賀療養所の特殊学級（昭和三五年両療養所が合併）について紹介されています。

これを見れば、当時、教育行政側が結核療養所の学齢期の子どもたちやその院内学級をどのように見ていたか、一般的な見解が浮かび上がってくると思いますので、今後宇療の特殊学級設置の経過を辿っていく際に、傍証として引用します。

西多賀支援学校のホームページにある「本校創立の経緯」には、国立療養所時代の特殊学級誕生のエピソードが詳しく述べられていますが、その参考資料として、朝日新聞や地元の河北新報の新聞記事を挙げています。その報道量は相当な量になりそうです。

栃木県の場合も同様で、結核療養所の特殊学級については地元の各新聞がかなり紙面を割いて報道しています。その報道量は関心の高さに比例し、もちろん当時世間に多数の結核患者があふれていたことを反映したものでしょう。読者の反響も大きかったものと推測できます。新聞報道が結核特殊学級設立の後押しとなったと言えるのではないでしょうか。

2　病弱児童の取扱いと県内結核児の状況

結核児童生徒の法律上の取扱い

学校教育上の病弱児童生徒の判別基準と取扱いに関する法律上の根拠を見てみましょう。昭和二二年三月公布（昭和二二［一九四七］年三月三一日法律第二六号）の学校教育法第七五条の規定は、以下の通りです。

第七五条　小学校、中学校及び高等学校には、左の各号の一に該当する児童及び生徒のために、特殊学級を置くことができる。

その最後の「七　身体虚弱者」について、昭和二八（一九五三）年六月に出された「教育上特別な取扱を要する児童生徒の判別基準について」（文部事務次官通達）によると、病弱者の項はなく、身体虚弱者の教育措置について記述しています。

措置として、「特に結核性の虚弱者は特殊学級に入れて指導することが望ましい」とあり、「付」として、「前記身体虚弱者以外の者で疾病があり、そのため登校困難または登校することによって生命健康に危険を及ぼし、または伝染その他他人に迷惑を及ぼすものについては、登校停止、就学猶予又は免除の措置をとる」とされています。

文部省も、「昭和二二年の法制定当時の世相として、慢性の疾患を有する者は、療養に専念させ、健康が回復してから教育を行うのが適当であると考えられていた時代であった」と振り返っています。[3]

以上の点と重複しますが、学校教育法第二三条の規定により、「病弱、発育不完全その他やむを得ない事由のために就学困難と認められる子女の保護者」に就学義務の猶予・免除が出されていました。その多くは障害を持つ児童生徒で、昭和三一（一九五六）年度全国で六万人近くにのぼり、その中に結核学齢児も含まれていました。昭和五四（一九七九）年の養護学校義務化が実現するまで、この「就学猶予・免除」は解消されませんでした。

病欠児童生徒に対する意識

本書ではこの後、最上所長の日記と回想録でしか史料がないという制約下、最上所長の主張に沿って見ていきますが、その限りでは栃木県教育委員会事務局の結核療養所特殊学級に対する態度は、設置に消極的で結核児童に対して理解が足らないと映ります。この姿勢は他県の情勢と比べてどうかというと、栃木県教育委員会事務局が特別違うわけではなく、他県の姿勢も同様のようです。つまりこれも one of them だと思います。

以下の引用は、宮城県立西多賀支援学校のホームページ「沿革―ベッドスクール開校から現在に至るまで」に掲載されている同校の沿革です。そこには、当時の結核療養所にいた学齢期の子どもたちに対する一般的な意識を確認できます。

> 当時、病気療養中の児童生徒に対する教育環境の体制整備はまったく不十分でしたので、子どもたちは親元から通っていた当時の学校に籍をおいたまま（学校をずっと欠席している状態のまま）で、療養所で療養しているしかありませんでした。
>
> 義務教育の進級は成績の良し悪しではなく、学校に出席することが条件でしたから、ずっと学校を休んでいる子どもたちは何年たっても進級できないまま放置されていました。（傍点筆者）
>
> （中略）
>
> 昭和31年の春、患者先生たちは手分けをして、1年間の授業や成績の資料を持って子供たちの出身学校を訪ね、進級・卒業を認めるよう校長先生にお願いしたそうです。
>
> 風呂敷に包んだ資料を広げて、職員室の先生たちに食い下がりました。
>
> このとき、子どもたちの努力を認めて特別に賞状を

書いてくれた学校もたくさんありましたが、中には「入院患者が勝手にやった学習指導が認められるなら、学校や教員はいらない」などと、まともに取り合ってくれない校長先生もいました。

また県教育委員会も「義務教育の進級は成績の良し悪しではなく、学校に出席することが条件だから」と、冷たく突き放すだけでした。

（中略）

昭和31年11月はじめに、近藤先生が岩沼町議会と県議会に正式の請願書を提出すると、町議会では「岩沼町の財政は厳しいのに、そこまでする必要があるのか」などの反対もあって激しい議論になりましたが、…。

また県教育委員会も当初は「勉強すると病気が悪化するから」などと言って、医師である近藤先生らが説得しても、なかなか態度を変えようとしませんでした。(4)

義務教育での進級とは

ここで、当時の義務教育における「進級」について触れます。当時、学校に来ない児童生徒は進級できないのが当然と考えられており、それは全国共通のコンセンサスでした。また小中学校の同学年内に年齢の異なる児童生徒がかなりいたようです。

現在、日本の学校では年齢に応じて進級や卒業を認める運用（年齢主義または、履修主義）を実態として行っています。これは年齢主義に立たないと膨大な数の不登校児童生徒が義務教育に残されてしまうからです。

しかし、元々学校教育法は習得主義をとっており、平素の成績を評価して進級、卒業を認定するのが建前です。一見年齢主義に見えるのは、成績評価に関して校長の裁量の範囲内で判断されているからと解されています。

結核による長欠児童生徒が存在した頃、昭和二八（一九五三）年に文部省初等中等教育局長が「一般的にいって、第三学年の総授業時数の半分以上も欠席した生徒については、特別の事情のない限り、卒業の認定が与えられないのが普通であろう」という文書を発出しています。（課程の修了又は卒業の認定等について〈委初28号〉）この回答が全国の長欠児童生徒の進級に対してどの程度の影響を与えたのかは不明ですが、当時の一般的な認識を示したものでしょう。

県内結核児童の状況

ここから最上所長の「おらが施設」を見ていきます。まず次のような記述があります。

養護学級開設案並びに県衛生部調査による県内に於ける結核児童の現状を視察した。

当時の県内の結核死亡者数、結核児童の現状は、次のようなものでした。

栃木県における死因別死亡者数（昭和三一年）
　呼吸器の結核　四七五（同全国三万八二九六）、
　その他の結核　六三（同全国
　五四八六）
栃木県における主要死因別死亡順位（昭和三一年）全結核―第七位、死亡数五三八、死亡率人口一〇万対三四・五（同全国四八・五）
［県衛生統計・昭和三一年度］

昭和三一年度の学校衛生統計の、栃木県の児童生徒の疾病該当率によると、結核の該当率は表3の様でした。

また119頁の表4は、昭和三〇年度並びに三三年度の栃木県における長欠児童生徒数ですが、この「本人の疾病異常」の中には結核児童

表1　栃木県における結核死亡率の推移（昭和27年～31年）

年（昭和）	27	28	29	30	31
呼吸器系の結核	49.3	42.7	39.1	33.8	30.5
同上・全国	67.1	55.0	52.9	44.8	42.4
その他の結核	10.3	8.4	6.9	5.8	4.0
同上・全国	15.0	11.3	9.4	7.4	6.1

（人口10万人対）

生徒が多く含まれていたと考えられます。

なお、この長欠児童調査について付言すると、一年間に五〇日以上欠席した児童・生徒を対象として調査したもので、文部省が全国規模の調査を行う上での基礎データとなるものでした。

この調査と同時に紹介されている昭和二九年度の全国調査に関する文部省調査局統計課のコメントは、次のように書かれています。

疾病異常による欠席者は、小学校では呼吸器系の結核（男七五六一、女八一四六）を最高に、呼吸器系の疾患（男四二八七、女四一七三）骨及び運動器の疾患（男三五〇二、女二四八一）が、中学校でも呼吸器系の疾患（男三一六一、女四三二六）が最も多く、…骨及び運動器の疾患（一六六四）…などが目立っている。（『教育統計第40号』文部省調査局統計課編）(8)

この中で「骨及び運動器の疾患」には、カリエスなどの結核性の病が含まれているものと思われます。

昭和三三年度の調査の分析を読むと、県教委事務局が問題にしているのは、「家庭の無理解」「教育費が出せない」「家計の負担」などの主として経済的な理由

表２　年次別結核死亡数及び死亡率（栃木　全国）

年次	栃木県		全国	
昭和	死亡数	死亡率	死亡数	死亡率
1	1,435	130.4	111,728	185.7
2	1,537	138.3	118,112	193.3
3	1,553	138.5	118,377	190.8
4	1,598	141.2	122,221	194.2
5	1,540	134.9	118,345	185.3
6	1,479	128.3	120,629	186.1
7	1,464	125.9	118,023	179.4
8	1,485	126.5	125,492	187.9
9	1,573	132.8	130,262	192.5
10	1,483	124.1	130,763	190.4
11	1,747	144.8	143,855	206.7
12	1,742	143.1	143,424	203.8
13	1,669	135.9	147,685	209.2
14	1,811	146.6	153,209	216.0
15	1,701	141.0	152,019	212.5
16	1,793	148.4	153,250	210.7
17	1,882	155.3	160,398	218.4
18			171,473	230.9
22	2,025	132.0	146,241	187.2
23	2,020	129.7	143,909	179.4
24	1,852	120.0	138,113	168.8
25	1,804	116.4	121,769	146.4
26	1,210	78.1	93,307	110.3
27	923	59.5	70,497	82.1
28	793	51.1	57,751	66.4
29	714	46.0	55,001	62.3
30	613	39.6	46,635	52.2
31	538	34.5	43,782	48.5

資料　人口動態調査(5)
註　死亡率人口100,000対
昭和19～21年は資料なし

表３　栃木県児童生徒の疾病該当率（昭和31年度）

区分		小学校		中学校		高等学校	
		男	女	男	女	男	女
結核イ	呼吸器系	0.5	0.4	0.2	0.2	0.2	0.1
	その他	0.01	0	0.02	0.01	0	0
結核ロ	呼吸器系	0.02	0.02	0.04	0.06	0.08	0.1
	その他	0.01	0.01	0.02	0	0.06	0.02

※結核のうち、イは学校で実施したレントゲン検査の結果、結核と判明したものをいい、ロは学校以外で個人的に医師の診断を受け、判明したもので、休養者を含む。(6)

表４　昭和30・33年度欠席理由別長期欠席児童生徒数（抜粋）

欠席理由	本人の疾病異常	勉強ぎらい	家庭の無理解	教育費が出せない	合計
小学校	712 821	207 176	683 549	110 54	2063 1813
中学校	477 363	567 440	1036 576	271 107	3091 1917

※上段－昭和30年度、下段－昭和33年度(7)

で学校へ行けないでいる児童生徒に関してであり、病気欠席は依然として問題としていないようです。

　他方、後掲する新聞各紙によれば、結核学童の数は次のように推測されています。

> 昨年各保健所で小、中学生に結核の集団検診をほどこしたところ、県下で一九四名、宇都宮市内で八十八名の要治療者がいる(9)

> 毎年百名前後が発見されるところから県内に四、五百名の学童が結核で休んでいるのではないかと同療養所ではみている。(10)

　従って表4の「本人の疾病異常」（小学校七一二名、中学校四七七名、計一一八九名、昭和三〇年度）中の三五から四五％程度が結核で休んでいる者と推測できます。

　参考までに当時の他県の事例の一つとして宮城県の状況をあげてみると、「宮城県下の結核学童の教育保障と病虚弱養護学級―ベッドスクールの宮城県での広がり―」（清水貞夫・相澤雅文、二〇一八）では結核児童の状況を次のように記しています。

昭和30（1955）年度の宮城県教育委員会の「長期欠席児童生徒調査」によれば、「小学校では〝身体的理由〟及び〝家庭的理由〟が圧倒的に多く、〝身体的理由〟は本人の疾病異常によるものであるが、その約3割近くが結核関係の疾患、…中学校は小学校ほど多い比率ではないが、疾病状況は小学校とほぼ同様である」とし、「疾病異常による長欠者の疾患状況」として、結核関係が小学校で22・8％（313名）、中学校で44・0％（183名）という数値を示していた[11]。

また、引用した右記論文の筆者は「〔宮城県〕教育委員会の長期欠席児童生徒対策は、家計を助けるために年少労働に従事するなどの家庭の貧困による理由で長期欠席者に焦点を当てた対策であり、疾病異常による長期欠席者には向いていなかった」（同上）と述べており、栃木県の状況はここでも one of them であることがうかがえます。

療養所の子どもたちは

表5のとおり戦後、宇療への入所者数は増加し、それに伴って学齢期の子どもたちも増加していました。最上所長が昭和三一（一九五六）年になって初めて特殊学級の設立に動き出したのは、前年は例の新看護体制の問題に忙殺されて、とても特殊学級どころではなかったからだと思われます。昭和三〇（一九五五）年の日記の記述はほとんどこの問題で埋め尽くされていて、療養所内の学齢期の子どもたちについては、言及がありません。昭和三一年以前では、わずかに以下の記述が療養所内の子どもたちの状況を示しています。

…

昭和二九（一九五四）年二月一日

今日、病室廻診。第三病棟のある患者が麻雀をやっている現場を昨夜宿直医員にみつかった。その患者へ注意したら実に態度が悪い。マスクの下から舌でも出しそうだ。バリバリと気合をかけてやる。あんな子供は育ちが我がままで、一朝一夕には矯正が難事中の難事でもあると思う。（傍点筆者）

これを読むと、この第三病棟で麻雀をしていたのが子ども、すなわち学齢期の子どもであることがうかがわれます。これは子どもたちの精神的な状況を憂慮した以下の記述と符合する認識です。

表５　宇療入院患者の年齢別推移

年		20歳以下	20代	30代	40代	50歳以上	計
1949	人数	10	79	41	9	4	143
	比率	7.0%	55.2%	28.7%	6.3%	2.8%	
1952	人数	19	136	61	18	7	241
	比率	7.9%	56.4%	25.3%	7.5%	2.9%	
1955	人数	27	123	74	39	11	274
	比率	9.9%	44.9%	27.0%	14.2%	4.0%	
1959	人数	67	80	75	51	26	299
	比率	22.4%	26.8%	25.1%	17.1%	8.7%	

※上段：人数　下段：比率

昭和三一年（一九五六）三月一日

養護的の病室、義務教育期間中にある子供の療養生活中に於ける学問のハンディキャップと精神方面に於ける面白くない面　妙に大人になる事の速度、を考え合せると何としてもこの対策を講究すべきであろう。（傍点筆者）

他の療養所の話ですが、別な証言を拾ってみましょう。

大人の中で何の目的もなく空虚な眼差しで毎日を過ごしている子ども達の姿を見て、医療の効果は教育と相俟ってこそ成り立つ…。（中略）

初めて教室を回った時、…男の子が私の方を見て「今度来た先生かい」と、不安を折り混ぜたような声でベッドの中から問いかけられた時は心中複雑なものがありました。

（中略）

…病身の心は固く閉ざして開かず、いつも警戒の目で見ているような気がしてなりませんでした。早く心の扉を開かせようと必死の思いで接しました。一枚一枚うす紙をはがすように辛抱強く接している中に、だんだんと打ち溶けて話し合えるようになりました。（栃木県立岡本養護学校教諭　石川ツヤ「とちのき教室での思い出」[13]）

病室から何を見ているのか、ぼんやりと外を見ている子。流行歌を口ずさみ、マンガを読んでいる子。十余名の子供達は、病気療養ということで、学習への希望もなくして生活していたのである。（河内町教育長加藤可夫）

国立玉浦療養所は…軍人引揚者や東北と北海道の患者が主としながら各都道府県の患者が療養していた。東北をはじめとする各地のカリエス児童も、大人にまざり入院していた。
（中略）

さびしそうしている子どもたちは、まだ元気であったときに使用していた学用品を枕元に大切にしまっていた。[14]

このように実際に結核療養所内の子どもたちに接すると、すぐに何とかしなければならないと誰でも感じたのでした。最上所長たちは、こうして特殊学級設立にむけてある意味危機感、切迫感をもって動き始めたのです。

3　特殊学級設置決定まで

全国の動向

▽はじめに

養護学級を開設するに至るまでの経緯に…ついて

は私共の管内でも神奈川療をはじめ長野療のように、既に数年前から始められ、立派な実績をあげておるところがあるのに、…実は遠慮していたのであったが、…略述する。（傍点筆者）

このように所長が書いているように、昭和二〇年代から三〇年代にかけて、全国の結核療養所（多くは国立）では特殊学級が次々と設立されていました。表6はその一覧です。

〝神奈川療〟とは、秦野市にある国立神奈川療養所のことで現在のNHO神奈川病院です。同療養所に昭和二四（一九四九）年、神奈川養護学園（東秦野小学校・同中学校の特殊学級）が誕生し、結核児への教育が早くも始まりました。この学校は神奈川県立秦野養護学校として継承されています。

〝長野療〟とは長野市の国立長野療養所のことで、現在のNHO東長野病院です。昭和三〇（一九五五）年、同療養所内に若槻小学校・同中学校の特殊学級が設立され、現在長野県立若槻養護学校として存続しています。

医療側＝療養を担当する側から動き出す

▽地ならし

盲、聾、唖教育、これは恵まれない者の教育のうちで実施されてから、既に古い歴史がある。その他肢体不自由児、精神薄弱児等も夫々各県毎に施設をもっておるが結核児童に対する養護施設に至っては、前記の諸施設に比較するとその数は寥々《りょうりょう》たる観があり、教育に携わる人の一部にはその盲点として、早くから注目されていたけれども、栃木県の実状から考えると、（お互の立場教育―文部省、療養―厚生省）から、これに手をつける馬鹿者、つまり火つけ役が出現しなかったのである。

長年療養者の相談相手をしていると、大人の悩みは経済的なもの家庭的なものがその大部分であって、これらはみな満足とまで行かなくとも、相談に応ぜられ何とか解決の方法もあるけれども、教育殊に義務教育期間中にある子供の唯一の悩みは如何に我々だけが地団駄ふんでも、かの有名なトルドウの碑にある「常に慰む」方法はない。これには教育者側と握手してその緩衝地帯ともいうべき、養護学級こそ、只一つの救いの道である。つまり教育者側からさし伸べるか、療養を担当しているわれわれから云い出すか、その何れかの方法をとらないと発足しな

表6　結核療養所内の特殊学級（1956年まで、宇療特殊学級は除く）(15)

年	昭	特殊学級（養護学校）	後継特別支援学校	療養所
1947	22	**道場小養護分校**	上野ヶ原養護学校	国立兵庫療養所
1948	23	貝塚学園（大宝小・大宝南中）	貝塚養護学校→×	大阪市立少年保養所
1948	23	二ツ橋学園（瀬谷小二ツ橋分校）	市立二ツ橋養護→浦舟特支	横浜市立療養所
1949	24	神奈川養護学園（東秦野小中特殊学級）	神奈川県立秦野養護学校	国立神奈川療養所
1950	25	橘小・名古屋学童保養園		名古屋市立学童保養所
1950	25	西野田小・中	西野田養護学校	神戸市立少年保養所
1951	26	大阪市立郊外貝塚小中	貝塚養護学校→×	大阪市立少年保養所
1951	26	私設養護学級	早島支援学校	国立岡山療養所
1952	27	**三輪小分校**	上野ヶ原養護学校	国立兵庫療養所
1952	27	花畑小・三宅中分教場	福岡市立屋形原特別支援学校	福岡市立少年保養所
1952	27	教員派遣	京都市立桃陽総合支援学校	京都市立桃陽学園
1952	27	本庄中より教員派遣	本荘養護学校→×	国立秋田療養所
1952	27	私設養護学級	恵那特別支援学校	国立岐阜療養所
1953	28	**兵庫県立上野ヶ原養護学校**	上野ヶ原特別支援学校	国立兵庫療養所
1953	28	摺沢小特殊学級	一関清明支援山目校舎	国立岩手療養所
1953	28	愛知県知多郡大府小・中分校	大府特別支援学校	国立療養所中部病院
1954	29	私設養護学級（宮城県）	西多賀特別支援学校	国立玉浦療養所
1954	29	清瀬町立芝山小・清瀬中分教室	久留米特支清瀬分教室→×	都立少年保養所
1955	30	若槻小・中特殊学級	若槻養護学校	国立長野療養所
1955	30	静岡県赤佐小・中天竜荘分校	天竜特別支援学校	国立療養所天竜荘
1956	31	札幌市立琴似小・中分教室	札幌市立山の手養護学校	国立西札幌療養所
1956	31	富山県古里村立古里小・城山中特殊学級	ふるさと支援学校	国立療養所古里保養園
1956	31	恵那市立大井小分校	恵那特別支援学校	国立岐阜療養所
1956	31	豊里村立大里小・一身田中緑ヶ丘分教場	緑ヶ丘→かがやき特支	国立三重療養所

い問題である。栃木県の場合は私共の方から働きかけたのである。（傍点筆者）

「トルドウ」とは、一八八五年にアメリカで初のサナトリウム（結核療養所）を開いたエドワード・リビングストン・トルードー（トルドー、E.L.Treudeau 一八四八〜一九一五）です。彼の銅像には「時に癒し、しばしば支え、常に慰む」という言葉が刻まれており、その世界では「結核療養の聖者」[16]と呼ばれている人物です。トルードーと彼の言葉は、最上所長の書いた様々な文書に度々登場します。

所長は、「学齢期の児童生徒の悩みの」解消は養護学級しかないと言い切っており、最上所長が特殊学級の設立に並々ならぬ思い入れを抱いているのが分かります。

「栃木県の場合は私共の方から働きかけたのである」とありますが、他県の場合も同様で病弱教育の特殊学級はほとんどが病院主導で開設されたものばかりです。また、後述しますが、病院内で結核特殊学級が正式に開設される前に、病院内で患者や職員による私的な教育が始まる場合も各地で見られ、病弱教育が医療の側からのアクションで始まるのは一般的なことでした。

最上所長も言及していますが、病弱児教育における医師（結核医）・医療の役割は、盲・聾・知的障害などの他の障害種における特別支援教育とは異なり非常に決定的なものがありました。同様に肢体不自由児の施設にいる学齢期児童生徒に対する教育（機会の提供）も、その施設にいる医師（整形外科医）の果たす役割は大きなものがありました。

全国的に見て肢体不自由教育と病弱教育は、病院・医師たちによって開拓され、宇療の特殊学級も one of them と言えるものです。

陳情から始める

▽陳情に始った設置運動

すなわち国立施設に於て既に養護学級を実施している施設から、参考書類を送付願って、これに就いて研究した上で、…設立運動を開始したのは昭和三十一年三月からである。

他の療養所での特殊学級について研究を始めたのは、いつ頃からなのかははっきりとは分かりません。日記に最初に特殊学級関連の記述が見えるのは、昭和三一（一九五六）年二月二三日の以下の記述です。

二月二三日

学童の結核。義務教育を受けないで二年も三年も病床に苦しむ。而して知識欲の盛んな年頃を徒らに空費する。父兄も当人も不幸である。又精神的にも大人の中に入っている為早熟という現象もある。その他にもいろいろの面がある事だろう。昨日加倉井技官によくやっている所を聞いたら兵庫との事。神奈川　兵庫と両方に問合せを出す。この件で宇都宮保健所の遅沢〔喜延〕氏に県内に於ける学童の結核について照会。伊藤図書館長に電話をし　よい考えとのことで早速高橋〔通亮〕教育委員に面会させてくれる。（傍点筆者）

「精神的にも大人の中に入っている為早熟という現象もある」という認識は、すでに見た同年三月一日の「教育期間中にある子どもの療養生活中に於ける学問のハンディキャップと精神方面に於ける面白くない面妙に大人になる事の速度」と共通する子どもたちへの懸念が繰り返されます。

加倉井技官と伊藤図書館長

〝兵庫〟とは三田《さんだ》市の国立兵庫療養所（当時）のことで、現在のNHO兵庫中央病院です。この療養所に隣接して兵庫県立上野ヶ原養護学校が昭和二八（一九五三）年に開校しました。この養護学校は、昭和二二（一九四七）年兵庫療養所内に設置された道場小学校養護分校を起源としており、昭和二七年三輪小学校分校と変わったのち、全国初の病弱教育の県立養護学校として独立したものです。

加倉井技官とは厚生省療養所課の技官の医師加倉井駿一（一九二〇～一九七四）と思われます。加倉井は慶応義塾大学医学部出身の厚生官僚で、こののち鳥取県の衛生部長として出向した時、国立らい病療養所からの患者の一時帰省を実現しました。さらに厚生省療養所課長や公衆衛生局長を歴任し、一九七三年に「優生保護法による不妊手術は遺伝性に疑義あり」と証言していたことが、二〇一八年になって改めて注目されるなど、ハンセン病患者のために尽くした人物として称えられています。結核に関しても何篇かの論文を残しています。

伊藤図書館長とは、伊藤三治栃木県立図書館長の事で、宇療に入所して闘病した経験を持つ高校教員です。そのため

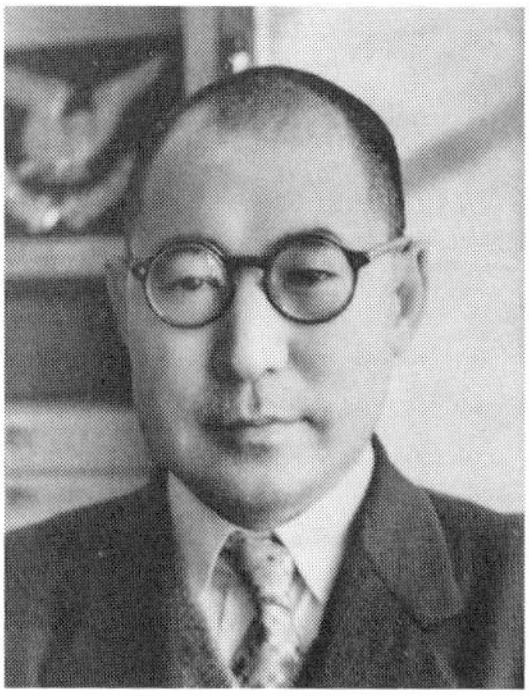

図４　伊藤三治

彼は最上所長の特殊学級開設に大きな役割を果たします。日記のこの記述のように県の幹部との橋渡しをするメッセンジャーとして行動し、度々日記に登場します。

ちなみに当時の県立図書館は平成三（一九九一）年に閉鎖された栃木会館旧館に、別館として併設していた施設で、それが完成したのが昭和三〇（一九五五）年、伊藤が図書館長を務めているときでした。彼はのちに日光高校の校長を務めますが、その時『国立宇都宮療養所創立三〇周年記念誌』に寄稿し、次のように語っています。

> 所長さんの尽力で養護学級が生まれた。子供等はどんなにか心の安定を得た事でしょう。教育を受ける権利を持ちながら放置されてきた不孝な人々、これを見逃しておく事は予算の問題ではなく人道上の問題であり、人の心の問題である。所長が色々な壁に突き当りながらも根気よく奔走されるのを見て私は深い敬意と感謝を捧げた。(17)

県教委幹部との接触開始

県内の結核児童生徒の現状を把握したのち、最上所長は病棟内に教室を設け、授業を行う特殊学級を開設することを決意します。

三月一二日

養護学級的な病棟の開設準備、北関東唯一となるこの施設。とにかくスムーズに出発したいと思う。予算的措置を伴うものについてはいろいろ検討して充分な準備の下に行きたいと思う。

ところが、次の日の日記を見ると、以下のように書いてあります。

三月一三日

養護病棟の件。今少し教育委員会でも本腰となって考うるべき問題ではなかろうか。熱が足りない気がする。

この時どのようなことがあったのか、日記からは不明です。既に県教委（おそらく事務局）など関係者と接触を始めたのではないでしょうか。第一印象は対象に対するその後の見方を大いに規定するもので、結核特殊学級の設置に関するその後の展開を見ると、この時どんなやりとりがあったのか分かりませんが、最上所長が県教委事務局を見る際の、ある一定のバイアスを与えたように感じます。

日記によれば、県教育長市川清と面会したのは三月二七日です。同じ日に宇都宮市教育委員会事務局の増渕照幸、栃木県教員組合の大根田光男委員長（今市小学校教諭）、栃木県教育委員会委員長中島金次郎らと面会しています。

三月二七日

伊藤図書館長訪問、午前九時四十分。養護病棟の件。

市教育委員会　増渕主事

栃木県教員組合　大根田委員長

栃木県教育長　市川氏
〃　委員長　中島氏
趣旨を説明す。

「おらが…」によると、教育長との面会の様子は次の様なものでした。

先づ県教育長に会って、県下に於ける結核児童の現状、従来この学級がなかったため義務教育を受けられない子供がどんなに不幸であったか、その実例をあげ、こうした子供を救うためにはたった一人の教員を派遣することによって解決が出来る。若し県当局で結核児童の療養施設を新に建ててから始めることになると、その方の経費だけでも相当の金額になる。簡単に考えると山間の開拓地に分教場が一つ増したと思って是非協力して、これが一日も早い実現を望む旨を力説した。教育長は趣旨はよく解るがよく研究した上で善処する。併し一人の教員と云ってもこの派遣はそう易々と急の実現は難しい。という意見であった。（傍点筆者）

その後の展開は、最上所長がここで提案したとおりに特殊教育が設立されます。すなわち、新たに県が施設を建設するのではなく、（先行他県と同様に）療養所内に分教室を建てて、そこに教員を派遣するというものです。

そして教育長の返答は、「一日も早く」と言われても、年度の途中から教員を一人融通することになるので、非常に難しいというものです。ここが学校や県教委にとって一番困ることです。

年度途中から教員を一人増やすためには、どこかの学校から教員を引き抜いて、結核療養所に派遣することになるでしょう。実際に後述する宇療の特殊学級の初代教員小口スガは、そのような経過を経て宇療にやって来ます。

教員を一人引き抜かれた学校は欠員が出るわけで、欠員を補充する教員がいなければ、定員マイナス一で授業等をしなければなりません。（小口が宇都宮市立西小学校から宇療の特殊学級に異動した時に欠員補充の教員が充てられたのかは分かりませんでした。）その学校の児童にとっても好ましい事ではないはずです。

その後も県教委事務局は、この教員の配置の問題を理由に結核特殊学級の設置を渋り続けます。

教育委員長中島氏については、後述します。日記にある訪問陳情は以下の通り続きます。

多方面にわたる陳情

三月二九日
成良総務部長　柴山衛生部長、佐藤（和三郎）市長訪問、養護学級の病棟。
養護病棟実施案を幹部会議で検討。

成良一郎総務部長、柴山知輝衛生部長（第二章で既出）はともに知事部局の幹部、佐藤和三郎は宇都宮市の市長です。

四月になると、小川喜一栃木県知事を訪問し、特殊学級設立を陳情しています。88頁の昭和二八年（一九五三）九月二四日の日記により、最上所長は以前から療養所の増床などに関して知事・副知事などに面会したことがありました。

四月六日
午前九時小川知事訪問　養護病棟の件で

一方、「おらが…」では次のように記されています。

その他主な陳情歴訪先は、県教育庁幹部、県教育委員会、県知事、副知事、総務部長、衛生部長、県教員組合幹部、宇都宮市関係は市長、助役、総務部長、市教育長、教育課幹部、教育委員会並びに地元の小、中学校長等である。

このように、日記では訪問した相手のすべてが書かれているわけではないようです。おそらく知事を訪問

した同じ日に副知事と面会したり、宇都宮市長を訪問した折に、助役、総務部長が同席していたのではないでしょうか。

また「県教育庁」となっているのは、県教育委員会事務局のことで、宇都宮市「教育課」となっているのは、宇都宮市教委事務局のことと思われます。

協力者現る

特殊学級設立に対する熱心な賛同者も現れました。城山中学校長の見目長吉と宇都宮市教育長立入隼人は、特殊教育の設立の最大の協力者となりました。特殊教育開設後も、その運営に支援を続けたいわば盟友となる二人です。

以上第一回の面接の結果、最も熱意を示したのは、市教育長と中学校長であった。偶然にもこの人々は児童の健康教育の研究者であって、これこそ従来からの懸案であった教育界の盲点を充す施策であり、渡りに舟であると、我事の様に喜び、是非早急に実現すべく共々に努力する旨を誓ってくれた。

四月二十六日

城山中校長見目長吉先生を明日訪問せんとて電話連絡をする。当方に立寄ってくれるとのこと（宇都宮市四條町居住）

四月二十七日

九時、見目城山中学校長来訪。養護学級の件。懇談、大乗気。

午前十時、立入隼人市教育長を訪問。養護学級の件、これまた大賛成。

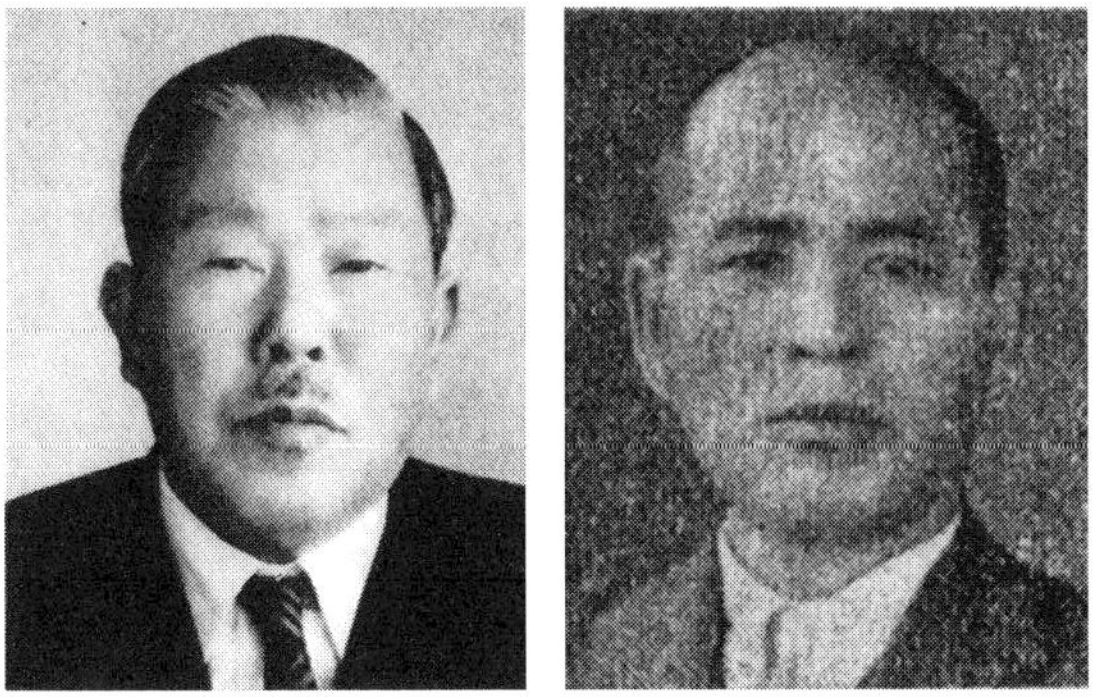

図５　見目長吉（右）と立入隼人

午後二時半　県教育委員会庶務課長訪問
委細説明す。

のちに宇療の第三代所長遠山有能医師は、次のように回想しています。

昭和三十一年の養護学級開設は当所にとっては画期的な出来事であった。化学療法は行われていたとはいえ、安静療法が主流で、長期にわたる入所期間中、学校を休み、大人の間にあってこどもらしさがなくなってゆくことを憂えた最上所長と、当時城山中学校の見目校長等の熱意によって、養護学級が開設されたのである。(『創立五〇周年記念誌』[18])

見目校長がどれぐらい宇療特殊学級に熱意を持っていたかは、最上所長の日記を引用して第四章で後述します。

立入隼人は宇都宮市立一条中学校の初代校長となり、その後、長く宇都宮市教育長を務めた人物で、一条中学校長の時に県内初の知的障害の特殊学級を設置するなど特殊教育にも足跡を残した人物です。宇療特殊学級設立はこの立入教育長の全面的な支持がなければ、このように早く実現することはなかったでしょう。

実は最上所長の宇都宮空襲で亡くなった次男と立入教育長の息子は、栃木師範学校の附属小学校で同じクラスの同級生でした。そんなことから最上所長と立入教育長は知らない仲ではなかったようです。ちなみに最上家にはその次男を偲んでクラスメイト全員が、昭和二〇年九月に書いた追悼の作文が残されています。

公選制下の教育委員

所長は各方面への訪問、陳情の結果、相手の反応を次のように分析しています。

次に県教育委員長も在任中に何とかしたいとの話であった。理事者側は是々非々とでもいう採点、反対

に県教育長は反対弱く疑陽性程度であった。これは立場上止むを得ないにしても、全く歯がゆい思いをした。（傍点筆者）

ここで言う「理事者」とは、教育委員のことです。この時の教育委員会制度はＧＨＱすなわちアメリカの発案で、レイマン・コントロールの理念の下、教育行政をアマチュアの教育委員にゆだねる制度が始まっており、当時の教育委員は公選で選ばれたものでした。

四月二一日
九時教育委員会を訪ねる。
熊岡教育次長に面会、養護病棟案説明。市川教育長に説明したが、コチコチの為その真意はわからない。
柴山衛生部長に経過説明する。部長は中島委員長に会う事をすすめる。
伊藤館長不在の為、面会不能。

四月二四日
朝十時、伊藤図書館長を訪問。折よく中島県議教育委員長もおりて、教育長との先日の会見の模様を話す。熱のない市川氏は頼りげがない。両氏とも善処を約す。
午後二時半、県教育委員会庶務課長訪問、委細説明す。

一方、前出の市川教育長も、熊岡教育次長も県教委事務局の幹部で、教員出身です。事務局職員は実質的に教育行政を担っている責任者です。教委制度もこの事務局がないと、教育行政は動きません。

既に三月二七日に訪問している中島県議、教育委員長とは、中島金次郎県会議員のことです。教育委員公選制の下では、教育委員会法で以下に示すような定めがありました。

第七条　都道府県委員会は七人の委員で、地方委員会は五人の委員で、これを組織する。
２　第三項に規定する委員を除く委員は、日本国民たる都道府県又は市町村の住民が、これを選挙する。

3　委員のうち一人は、当該地方公共団体の議会の議員のうちから、議会において、これを選挙する。（傍点筆者）

つまり県教育委員の一人は県議の中から選挙で選ぶことになっていたのです。この県議の委員が中島金次郎で、彼が教育委員長を務めていました。

実はこの昭和三一（一九五六）年、「地方教育行政の組織及び運営に関する法律」、通称「地教行法」が公布され、教委を任命制に変えることが決まっていました。この法律の施行が十月一日であり、中島教育委員長以下公選制による教育委員の辞任が迫っていました。

「おらが…」で所長も「九月に教育委員法の改正によって任命制度となる時期が迫っていたので、任期中の『置き土産』に養護学級を、との声も

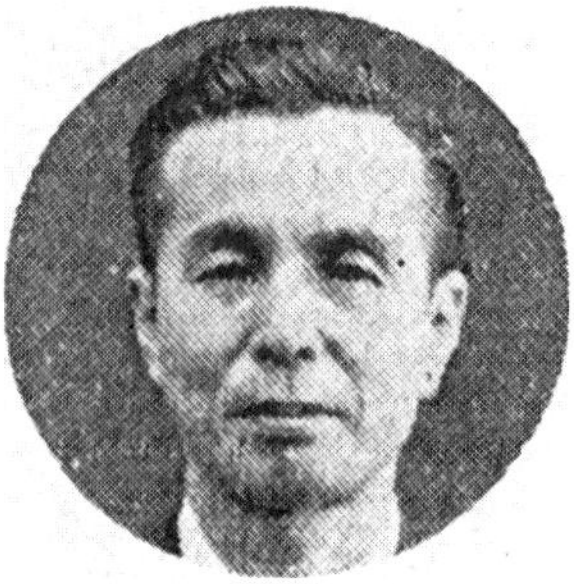
図6　中島金次郎

委員会の一部にあったのは事実で時期がよかったともいえる」などと、教委任命制への転換期というタイミングの良さを振り返っています。

公選制の下での教育委員会は、権限が現在よりも強く、首長と並ぶかたちで条例案や予算案に関する権限が与えられていました。首長と教育委員会が同等の権限を持つため、双方の予算案が議会に提出されたりといった混乱が生じた事例も全国でありました。

所長は、この結核特殊学級設立問題では「〈中島〉県教育委員長も在任中に何とかしたい、理事者側〈教育委員〉は是々非々とでもいう採点、反対に〈市川〉県教育長は反対弱く疑陽性程度であった」と「おらが…」では表現しています。

日記でも「市川教育長に説明したがコチコチの為その真意はわからない」、「熱のない市川氏は頼りげがない」と感じています。

つまりレイマン（素人・門外漢）ではあるが公選で選ばれ、ある点で首長と同等の権限を持つ教育委員と、学校管理運営・教育行政のプロフェッショナルで

ある県教委事務局（教育長）が結核特殊学級設立で異なる態度を示しているのです。

裏面工作はしない

> こうした時は裏面工作という手もあるが、私はあくまでも正攻法で行く方が将来の為になると考えたので、表口だけで運動した。（傍点筆者）

裏面工作というのは、政治家などに働きかけてその力を借りることを指しているものと思われます。第二章ですでに触れたように、日記を見ると最上所長は療養所の増床など施設・設備の予算獲得の為に国会議員に面会して、働きかけをしてもらい、目的を果たしたことがあったようです。

所長が「あくまで正攻法で」行ったのは、療養所の学齢児の可哀想な状況を説明し理解してもらえれば、「裏面工作」などせずとも必ず特殊学級設立を実現できると確信していたからでしょう。子どもたちを見れば、直ぐにも何とかしなければならないことが明らかだったからです。

しかし、ここに療養所の中が見えている者と、隔離された療養所の中が見えていない外部の者との齟齬《そご》があったのでした。

マスコミの報道

マスコミ（新聞）の報道が特殊学級設立を後押ししたというのは、既に触れました。最上所長もマスコミが度々報道したのを次のように評価しています。

> これもあとで考えると、三月から六月までの間は醗酵期の様な観があった。この期間中に地方新聞や東京各紙の地方版に、養護学級に関する記事が相次いで報道されたので、関係各方面はもとより、一般県

民の間にも関心が高まり、これはよい施策であるからとの声が湧出したのである。（傍点筆者）

四月一九日

養護病棟の件、新聞に出る。教委次長熊岡氏の談話低調の様である。

「養護学級に関する記事が相次いで報道された」とは、以下の栃木新聞と毎日新聞および下野新聞の記事です。そして日記に「低調な談話」であると書かれたのは、この栃木新聞に載ったコメントでした。

栃木新聞　昭和三一年四月一九日

養護学級　結核児童を護れ

宇都宮療養所で計画

宇都宮市駒生町国立宇都宮療養所（最上修二所長）では、結核におかされた小、中学生が学業を離れているため、学力の低下をまねくばかりか、せっかく回復してもとの学生にもどれず、小さな胸を痛めている実情を重視、これら結核児童（軽症者および要注意者を含む）だけの「養護学級」をつくろうと計画していたが、このほどその計画案が出来上がったので各関係官庁に陳情を行い、その実現を要請した。

これによると「養護学級」は義務教育者を対象としたもので、最初五十名の生徒を予定し、すでに教室と病室は第一病棟内に設置計画が完了。授業は病状に応じて、病床でも授業を行うという理想的な養護スクールで設備予算については現在厚生省と交渉中である。もちろん本県でははじめてのものだけに県教委でも慎重に検討中だが、近く行われる教育委員会で取り上げ審議することになるもよう。

この「養護学級」をつくる動機について、最上所長は、回診を行いながら子供たちがしきりに学校に行きたいことを訴えるので、なんとか療養所内に学校をつくってやりたい気持ちでいっぱいになった。現在この療養所には十数名の児童患者がいるが、昨年度宮市内で療養を要する児童は八十四名、おそらく県内には相当数のこういった恵まれない子供がいると思う。これらの子供たちのためにあまり経済的に負担がかからない「養護学級」が出来たらと常々思っていたが、これには県教委や各関係者の援助が必要だ。先生は一人ですむのだしぜひ実現させたいと思うと語っていた。

熊岡県教育次長のはなし 趣旨としては大変結構だと思います。まだ話を聞いたという段階で施設や先生の配当の問題もありますしこんど開かれる委員会にかけてみなければハッキリは申し上げられません。群馬県ではアフターケアで先生と子供が一緒に学んでいるそうですが、宇都宮療養所のようなかたちははじめてです。(傍点筆者)

熊岡次長は、趣旨は結構な話だが、施設を建設する予算がない、教員を配当することが出来ないというものです。これは既に三月、所長が市川教育長と面会した折の反応と同じものです。施設の問題については、既に所長が教育長との面談の際に、療養所側で施設を用意するという「誘い水」を出しているのですが…。

同次長がコメントした「群馬県でのアフターケア」とは、何のことでしょうか。戦後、抗結核薬の普及によって結核治療は大いに進展して、療養所に入所している患者の中でも退所できる者が増えてきましたが、依然として入所を希望する患者は多数いて、療養所は常に満杯状態でした。

退所後の社会復帰に不安を持つ患者の中には退所を躊躇《ちゅうちょ》して療養所にとどまり続ける者もおり、回復後の生活訓練、職業訓練などの〝アフターケア〟(当時は〝後保護〟と呼んでいました)が求められました。そのための生活施設が各地に作られるようになったのです。

群馬県では昭和二八(一九五三)年五月に結核後保護施設の桂荘が開設されました。そこで元結核患者の先生と生徒による勉強という資料は見つかりませんでした。

栃木県でも昭和三二(一九五七)年、宇都宮市徳次

郎町（現在の栃木県立富屋特別支援学校の敷地）に結核アフターケアの施設「後保護指導所」が開設しますが、この施設を使うことを考えていたのでしょうか。なおこの施設は、のち昭和五〇（一九七五）年に身体障害医療福祉センター（現在の栃木県立リハビリテーションセンター）に統合という形で廃止されました。

実は群馬県では昭和三〇（一九五五）年に群馬県立東毛療養所と、隣接する県立養護学校が開設されていました。当時、栃木県には宇療と栃木療、足利療の三つの国立療養所があったので、県立療養所を建設することはありませんでした。（もっとも、第二章で触れた県柴山衛生部長とのエピソードのとおり、栃木県でも県立結核病院を設立する構想はあったようです。）

療養所に隣接した県立養護学校は全国でも数少なく、栃木県のはるか先を群馬は行っているという印象です。この群馬県立養護学校に触れずにアフターケアに言及するのは、特殊学級開設にはやはり後ろ向きと言えるでしょう。

五月一二日

毎日、下野新聞の記者、面会。養護学級の件を話す。

五月一四日

本日毎日の朝刊に養護学級の記事出る。教委熊岡次長談低調である。

新聞記事としては上々。

毎日新聞　五月一四日

胸を病む子に養護学級

宇都宮療養所で計画

県教委に陳情書を提出

就学前や義務教育半ばで不幸幼い身体を結核におかされ、病院や療養所で闘病生活を送る児童は全国で相当数にのぼり、県でも数百名をかぞえるといわれる。そして一たん、この中に入ると全快までの数年間は全く教育が中断され、成長の一番大切な時期にぽっかり大きな空白を生んでいるので、国立宇都宮療養所＝宇都宮市駒生町所長最上修二氏では、これら胸を病む子にも教室を与えようと結核児童の養護学級を作る計画を進め、このほど県教委に陳情書を提出した。

（中略）

現在、宇都宮療養所にいる児童は十五名、入所以来の年数をみると短い者でも二年、長いのは五、六年におよんでおり、なかには小学校卒業直前に入ったまま、今年で十七才を迎えた生徒もあるという。

しかもこれらの子供たちが全快の暁に帰って行く先は入所当時の学年学籍なのである。こんどの計画は、こうした教育の空白を埋め、年齢と知識の不釣合をなくそうというのがねらいで、計画の内容は

①対象人員五十名の学籍を療養所のある学区内の小、中学校に移し、退所にはふたたび出身校に移管する。

②授業は国語、算数などの主要一科目に限り、一日約一時間。

③病状に応じてクラスを三つに分け、安静度の低い者は病床でも授業を受けられるようにする。

④専任教員一名を置き、費用は全額国が負担するというもので児童、両親はもちろん特殊教育関係者からも理想に近い案と非常に喜ばれている。なおこれに対し県教委は教員とワクが一定しており、専任教師を送る余裕がないこと、また県ではじめての試みだけに進級、卒業の認定方法、その実際上の効果に疑問があるなどから難色を示しているので、近く教育委員会を開いたうえ、正式な態度を決めることになっている。

最上所長談　ここにいる子供たちの大部分は安静度三度、所内の廊下を歩くのは差支えないが、学校にいくのは感染させるおそれがあるので困るといったのが多い。結核のため学力がおちるのは教育にとって大問題だ。幸い全国ではいくつかの先例があり、成功しているのでぜひ県教委に先生をお願いしたいと思う。

熊岡教育次長談　案としてはたしかにこのうえもなくすばらしい。ただなにぶんにもはじめてのことだけに資料をあつめてもっと検討したい。教員の数がとても足りないので、いますぐに先生を一人回すというのはちょっとむずかしいのではないかと思う。（傍点筆者）

四月一九日栃木新聞の記事と同様に、所長は「熊岡次長談低調である」と、このコメントに失望しています。また、熊岡次長のコメントは栃木新聞でのコメントを繰り返しており、教員の配当が出来ないというものでした。

「安静度三度」とは、安静療法において結核の症状の軽重によって日課や生活基準を定めたものです。安静度一が最も重く、五までが仕事を休み、病院・療養所または家庭で療養する患者で、安静度六から八が仕事に就いてよい患者です。

安静度三は、「短時間離床してよいが主に横になっている」状態で、午前八時から一二時まで静臥、午後一時から三時まで絶対安静（何もしないで静かに寝ている）、午後三時から四時、六時から八時半まで静臥という日課です。また生活基準は、食事・排便は自立、面会談は三〇分以内、歩行は室内のみ（最小限にとどめる）、入浴禁止、自由時間は身の回りの整理、談話、手紙を書く、軒先で休む、ラジオを聞く、テレビを見る、読書等いずれも室内でできる極めて軽いことに限る、となっていました。

この報道によると、「病状に応じてクラスを三つに分け、安静度の低い者は病床でも授業を受けられるようにする」とあり、当初からいわゆるベッドサイド授業が構想されていたことが分かります。

下野新聞　五月二三日

胸を病む子に福音

宮療養所　特殊養護学級を計画

人里離れた結核療養所の片隅で小さな胸を痛めている病床の子供達は県下に百九十四名（県衛生部調べ）宇都宮市だけでも八十八名に上っている。これらの学童は平均二年から長くて四、五年の療養生活を送り、義務教育すら満足に終らぬうちに成人になってゆく。そこで国立宇都宮療養所最上修二所長は病床の学童にせめて義務教育だけでも身につけようと〝特殊養護学級〟を計画、このほど県教委に専任教員一名の派遣を陳情した。県では北関東初の試みで近く実現する見込み。

（中略）

最上所長のプランによると、養護学級は入所と同時に学籍を学区内（城山地区）の小、中学校に移し主要課目のおさらいが終ると同時にテストを行い進級、卒業を認定してもらう。

（中略）

入院している子供達は一日も早く養護学級の設置を望んでおり「病床で何よりも楽しみな少女小説も満足に読めず、くやしくていらいらしている。勉強しようと思ってもベッドの上では思うようになりません。回診の看護婦さんに色々と教えてもらうのが唯一つの道です。学力は目に見えて低下し、ようやく回復して学校に戻つても元のクラスには入れない」と病床の悩みを訴えている。

また元気な姿に戻って療養所を去る時、子を迎えに来るどの母親達も涙ぐみながら最上所長にあいさつして行くという。現在、この特殊養護学級は神奈川、長野、新潟では数年前から実施しており専任教員も三名位いる。

最上所長の話　学級内容が充実すれば多少の予算はとってあるので教室も新築し、専任教員も増加して行きたい。

熊岡県教育次長の話　差し当って人と予算の問題で今のところ見通しがつかない。よい趣旨なので近く知事とも打合わせ委員会で検討した上で出来得る限りの協力をするつもりです。

この下野新聞五月の記事は、結核療養所で闘病生活を続ける学齢期の子どもたちの写真を初めて掲載し、また涙を誘うようなコメントを伝えています。特

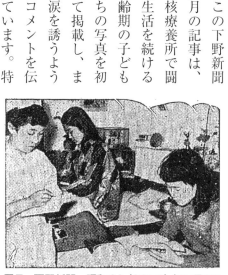

図7　下野新聞　昭和31（1956）年5月23日。写真「回診の看護婦さんに教えてもらうのが楽しみ」という病床の学童

殊学級設立の機運を盛り上げるに一役買ったものと思われます。

また「人里離れた結核療養所の片隅で」という冒頭の表現は、当時の結核療養所の置かれていた環境を端的に表しており、療養所の結核患者は社会から隔絶した世界に置かれ、子どもたちも学校教育から疎外され忘れ去られていることがうかがえる表現となっています。

請願書提出

ところがその後の県教育委員会の進捗状況は至って緩慢であり、六月頃になっても決定に至らず、次に行った手は県文教委員会に養護学級設立に関する請願書を提出した。これは七月の県文教委員会にかけられた。

六月二八日

養護学級の件、なかなか進捗せず伊藤図書館長を訪ねて懇談する。野沢栃高校長も同席。県会宛の請願形式をとる事にする。

紹介議員、小林義雄博士他一名

野沢寅栃木高校校長は連合教育会の会長をしている人物でした。この時所長は県議会あてに請願書を提出して特殊学級設立上の壁を突破しようと図りました。

六月二九日

伊藤館長よりも連絡ありて、中島教育委員長も、現場視察の由、伝えてくれる。

午後二時、〔県議〕小林氏も次いで中島氏来所。話は大体とんとん拍子。小、中各一名にして計二名と云うところに落付く。

教育委員会三日、文教委員会一五日

六月三〇日

養護学級の進捗状況を市教育長立入氏と〔柴山県〕衛

生部長に連絡する。

日記・議事録なし
——空白の一カ月、県教委事務局との確執

ここから後の一カ月が宇療の特殊学級設置が決定する上で、最も重要な一カ月なのですが、各種の記録が空白となってしまっています。

六月二九日の日記によれば、三日の教育委員会に議題に乗せる、県議会の文教委員会には一五日にかけると読めます。当然この日時からすると七月三日と七月一五日と考えられますが、所長は「おらが…」で以下のように書いています。

ところが県教育庁の管理課長から横槍が入り、この請願書は、国立療養所長からのものであって、筋道は異るとの理由で保留にされたのである。

しかし、日記は七月一日から次に引用する七月三〇日まで、特殊学級について全く書かれていません。この間の経緯は「おらが…」の記述しかなく、裏付けとなる会議の会議録は（栃木県立文書館でも調べていただきましたが、）ともに存在しません。

▽ジャーナリズムの応援と世論の支持

この情報を即日かぎつけてくれたのは或る新聞の記者であった。その翌日市教育長と私と一人で、筋の通し方を承りに県教育庁の管理課長を訪れた。その時の話を要約すると、本筋は市教育委員会の議決に基いて、その方から請願書を県の方に提出さるべきものである。尚養護学級の授業時間及び内容は教育法に準拠して行われないと進級、卒業の認定は難しい、との話であった。この事に就いて翌日の新聞は地方版のトップ記事として頗る好意的な報道がされた。（傍点筆者）

県議会の文教委員会で保留になったのは七月一五日

のはずです。しかし以下の日記によれば、「この情報を即日かぎつけてくれた」読売新聞の平岡記者が所長に電話してきたのは七月三〇日です。即日の意味が不明ですが、保留になった理由を初めて所長が知ったのはこの平岡記者を通じてだったのでしょうか。でなければ七月三〇日までまったく日記に記述がないのは不自然です。

七月三〇日
読売新聞平岡記者より電話ありて養護学級の件で面会したしと言う。医局会議中だったので四時と約す。平岡氏に養護学級の設立開始の意味を話す。
先日の県文教委員会の際、保留になった理由。教委の管理課を通さなかったのが手続きの順として筋が通らぬ為の由。
早速　明日　立入市教育長に明日十時訪問を約す。
七月三一日
十時立入教育長訪問す。同氏のはからいで鈴木〔奎吾〕管理課長に面会す。筋として間違っている旨　強調する以前に市川教育長よりこの話があったが、そのうち来るだろうと。まるで他人言の様な話しぶり。どうもこの型の役人にはかなわぬ。とにかく、地教委〔宇都宮市教委のこと〕より陳情形式に書類を出す旨を話して帰る。
立入氏曰く、理論でおしてもどうにもならぬ。要は実行に有り。

この辺りは日記によると、読売新聞記者の取材と県教委事務局とのやり取りが並行して進んでいるので、やや分かりづらいのですが、教委（事務局）の管理課を通さなかったのが、保留の理由と所長は聞いたようです。しかし、翌日教委事務局の管理課を訪れ、管理課長に会うと、筋として所長からの請願が間違っているので、事務局管理課は担当部署として淡々と処理するという姿勢だ、所長はそのように感じたようです。
当然日記では所長の相手に対する一方的な個人の感情があからさまに書かれていますが、管理課長に悪感情を抱いてしまったのでしょう。

また最上所長は「おらが…」において「横槍」と書いています。中島教育委員会委員長への働き掛けもしつつ、県議会の文教委員会で特殊学級設立の請願書を採択してもらうところまでこぎ着けましたが、保留となってしまいました。寸でのところで待ったが掛かったのですから、当然横槍と感じてもやむを得ないところですが…。

鈴木管理課長は、のち教育次長、宇都宮東高等学校の初代校長、教育長を歴任した人物ですが、本人の名誉のために別な資料を引用します。以下は昭和三五（一九六〇）年国立栃木療養所（当時）内に結核特殊学級を設置する運動での経緯を記したものです。宇療の特殊学級設置より後の話ですが、鈴木氏は結核特殊学級に理解を与えたと読めます。

> 私も…早速学級設置の事務に取り掛かった。…県教育委員会に…幾度か尋ねて事情を訴えた。とくに鈴木奎吾次長さんなどに職員の配当を請願陳情した。関係者の格別な理解を得て、明るい見通しがついた…。（加藤可夫「とちのき教室のこと」）

ここで他県の事例として再び西多賀支援学校のホームページから引用し、玉浦療養所の特殊学級設立時の流れを追ってみます。またその流れをフローチャート化して示すと以下のようになります。

> 31年11～12月　11月5日に近藤所長が岩沼町議会と宮城県議会に請願書を提出した。岩沼町議会は激しい議論の末に11月25日満場一致でこれを採択した。次いで11月29日に県教委次長・同総務課長・同学務課長らがベッド・スクールを視察して、明春からの分校設置の方針を決め、12月27日に県議会がベッド・スクール設置を満場一致で議決。さらに翌32年3月県教委の定例委員会で玉浦小・中学校矢野目分校の設置が決まった。

所長（療養所）から町議会と県議会に請願書提出

↓

町議会、請願書採択

←

県議会が特殊学級設置を議決

←

県教育委員会が特殊学級（分校）の設置を決定

確かにこの玉浦ベッドスクールの場合、町議会から県議会への請願の流れが見えます。最上所長も最初から宇都宮市から県への流れを辿っていけばよかったのでしょうか。

読売新聞の報道

話を昭和三一年七月三一日に戻します。所長と県教委事務局管理課長との面会後のことです。管理課長によるストップの一方、読売新聞は翌日次のように報道しました。

読売新聞　八月一日

結核児童に福音

養護学級を特設

宇都宮療養所が計画　県教委などに協力申入れ

学童の集団検診で毎年発見される結核の「要療養者」は予想外に多く、これら学童の対策が問題となっている折から国立宇都宮療養所長最上修二氏は三十一日宇都宮市教委、ならびに県教委を訪ね、「結核児童を対象とする養護学級を同療養所内に設けたいが協力してほしい」と申入れた。これに対し両教委とも申入れの趣旨に賛成したが、これが実現すれば結核で悩む児童ならびにその父兄にとって大きな福音となる。

三十年度の集団検診で発見された結核の「要療養者」は各保健所の集計によると百九十四名、このうち宇都宮管内が八十八名でトップ。次が小山の三十五名で一般に都市に患者が多い。これらの患者は自宅ないし病院で療養を続けているわけだが、毎年百名前後が発見されるところから県内に四、五百名の学童が結核で休んでいるのではないかと同療養所ではみている。現在同療養所の結核による学童の入院患者は十八名（中学十二名、小学校六名）いずれも早期発見のため病状は軽く、一日二、三時間は本を読んでもさしつかえない程度。

養護学級について最上所長の構想によると、養護学級の専任教師を配当してもらう関係上、療養所近くの城山中学校に名目上養護学級を増設することにし、実際は同療養所内に学童専用の病舎を設け、県内の学童患者を集め、一日二、三時間、主要科目だけでも教え療養しながら勉強できるようにしようというもの。結核として早期発見された学童は平均一、二年の療養を必要とするといわれ、長い者は四、五年も入院する場合があるという。しかし義務教育期間だけにこの間何もしないで友達に遅れることを本人や父兄が非常に悩み、無理を押して通学させ病状を悪化させる場合などよくあり勝ちなことだといわれる。同療養所でも〝病気はなおったが学校が遅れた〟という本人や父兄のなげきがよくきかれ、これら父兄から療養学級を作ってくれという強い要望がある。

立入宇都宮市教育長も「かわいそうな子供にも愛情の眼をそそぐことこそ真の教育だ」と養護学級を作ることに非常に乗気だし、鈴木県教委学校管理課長も「趣旨はまことに結構だ。協力しましょう」と回答、施設は同療養所の既設の病舎を利用し、ただ教員を一、二名配当してもらえば発足できるので、養護学級の計画も明るい見通しだ。

最上同療養所長の話「学童の入院患者やその父兄に接して養護学級の必要性を痛感した。県内に一つぐらいそうした施設がほしいものです。関東近県の国立療養所では神奈川、長野、新潟に作られており、非常に喜ばれているようです。ぜひここにも作って結核で悩む学童を救ってやりたいのが私の念願です。」（傍点筆者）

読売新聞は所長の請願が文教委員会で保留になった

とか、県教委事務局管理課長が「筋道が異なる」とか「筋として間違っている」という理由で保留にしたとかという経緯は一切触れず、最上所長の要望や特殊学級の具体的な構想を大きく伝え、そしてさらに管理課長の前向きなコメントまで引き出してくれました。

請願書の採択

この報道が県教委事務局の態度にどのような影響をもたらしたのかは分かりませんが、所長はこれが大きなターニングポイントとなったと認識しています。また、以下のように、振り返ると筋の通らない請願書であっても突破口となったとしています。

想えば七月に県文教委員会に提出した筋の通らない請願書の側面射撃が問題解決の突破口となり、有力な鍵となった。その後はスラスラと話が進んだ。

……

只前述した様に、県教育長の超慎重的態度が問題であったが七月の臨時市教育委員会も満場一致で県教育委員会に請願書提出の件を採決し、その手続をとった。

県の方でも、指示通りの筋道をふんだので、八月の委員会に於いて異議なく、養護学級開設に伴う教員増員の件を決議した。運動開始してから五カ月ぶりであった。…とに角こうして九月から待望の開設の運びとなった。（傍点筆者）

八月二日

午後四時　立入市教育長他一名来所。いよいよ養護学級本決まりも近づく。

表7　昭和31年　請願書提出から特殊学級設置決定まで

7/3	県教育委員会－請願書保留
7/15	県議会文教委員会－請願書保留
7/30	読売新聞平岡記者より電話
7/31	10時県教委事務局鈴木氏と会談、午後市教委－請願書採択？
8/2	県教育委員会－教員増員決議？
8/8	市教委－特殊学級設置決定（下野新聞8/9より）
8/15	文教委員会－請願書不採択
8/16	市教委－県教委に正式申請（下野新聞8/16より）

最初から県教委もこの調子だともっともっと早く決定したろうにと残念。（傍点筆者）

特殊学級設置がいつ決まったのか、これが最大の謎です。議事録がないので日付は正確には分かりませんが、「おらが…」では市教委の請願書採択が七月となっています。しかし、日記では七月三一日一〇時に立入市教育長と共に県教委事務局鈴木氏と会談しているので、請願書の採択はその日の午後しか〝七月〟の時間がありません。そんなことが可能だったのでしょうか、やや疑問です。立入市教育長がいたので、可能だったのかもしれませんが。

確実なことが言えないのは、この宇都宮市教育委員会の請願書採択についても市教委の議事録が存在しないからです。この前後一年程度の市教委の議事録が飛んでいるのですが、教育委員任命制成立前後の混乱があったのでしょうか。

というわけで、「おらが…」が正しければ市教委の請願書提出決議は七月三一日。この決議で県教委も腹をくくり、教員増員に同意した、または決議した（八月二日の日記からだと同二日）と推定します。

八月六日
小林県議より電話有。養護学級の件、事後報告おくれた為、其の後の経緯を話す。今月の文教委員会にかける旨の回答あり。

これは八月の県議会の文教委員会にかけるとの連絡を小林県議から受けたもので、既に特殊学級の設立は決定した時期でした。この文教委員会での結論は、請・願・の・不・採・択・でした。

「委員会の活動」　8月定例常務委員会
〈文教〉
一、月日・場所　　八月十五日　　教育次長室
二、出席者
○小泉（孝蔵）、大谷（英一）正副委員長、田谷（勘司）、手塚（勇）、稲見（貞止）、柿沼（利男）、木

塚〔彦八〕、大塚〔喬〕、小林〔義雄〕、阿久津〔金市〕各委員

○市川〔清〕教育長、熊岡〔実〕同次長外関係各課長

三、議事経過

午前十一時二〇分に開会、会議録署名員に小林、手塚亮委員を指名したのち…ほか三件の審査に入り、当局と質疑応答ののち、三件をいずれも願意妥当と認め採択すべきものと決定し、「国立宇都宮療養所に入所中の児童患者の義務教育に関する請願」一件を不採択と決定の上、閉会した。[19]

これが唯一残る宇療の特殊学級設立に関する会議の記録です。大変分かりづらいのですが、既に県教委において教員増員を決定しました。また下野新聞八月一六日の報道で、市教委が「教員の配置など県教委の内諾を得たので一六日に県教委に正式申請」とあるので、その前に保留となっていた文教委員会への請願は不採択としたということでしょう。

4　宇療特殊学級誕生

分教室方式と費用

▽分教室の設置

これまで国立療養所の養護学級には、入所と同時に学籍をその地区の学校に移し、分教室として開設し、進級や卒業はその地区の学校長が認定しているもの…がある。（中略）この様な仕組にしておくと、学校長は自分の分教室の気持で養護学級に時々顔を出し、何くれとなく指導して呉れる。又特殊科目の援助、教材の貸与等の便宜もあり、また学校の運動会、学芸会等の催し物の時のなども、自分の学校の分教室の子供として迎えてくれる。校長からみると名実共に自分の教え子であるから総て好都合で

ある。（傍点筆者）

所長は、国立療養所の特殊学級にはその制度上、分教室方式がよいと言っています。この方式は、『日本病弱教育史』等によると、多くの特殊学級で採用されています。

▽初度調弁のこと

宇都宮市はその大半が戦災を受けたこと、その上教育制度の改革と相俟って、教育方面の予算は相当窮屈である。従ってこの学級を始めるに当っても、初年度から経費のことまで市当局に交渉することになると、どうしてもその発足がおくれるとの観点から、当所では配布予算のやりくりで之を賄った。その主なものをあげると、

机其の他備品　一二八、五一〇円
参考書籍　九、七九〇
消耗品　一、八四二・六
〇小児用ベッド　九〇、〇〇〇
〇各所修繕　一三、六〇〇
計　二四三、七四二・六

〇印は施設側で当然賄うべきものであるが、その他は鈍然たる教育費である。この程度の誘い水の最小限と考えられるが、市当局でも三十二年には、当然予算計上は必至の情勢となろう。

教室は病室の大部屋を改装したもので、ほんの仮教室である。これは市当局から暫定的の借用証を取っている。（傍点筆者）

「純然たる教育費」を病院側で支出するのは、県教委事務局と交渉した当初から所長が提案していた「誘い水」で、そのことは既に見ている通りです。傍線部の意味は、本来教室は宇都宮市教育委員会事務局で負担すべきものであるので、同事務局が療養所に施設（病室）の借用書を出して借りているという体裁になっているということです。この借用書が出てくる経緯については後述しますが、結核特殊学級の設置されたほ

とんどの療養所では、療養所側が費用を負担していました。宇療の特殊学級の場合も one of them と言えます。

開設の反響　マスコミの報道

このようにして、宇療の結核特殊学級は昭和三一（一九五六）年九月一日設置され、同七日開校という運びとなりました。開校前後から新聞各紙は、これを大きく報道しています。八月一日の読売新聞の報道以後の報道を追ってみましょう。

下野新聞　八月九日
宮療養所内に　本県初の「養護学級」設置
小中各一学級を開設
加療中の児童、生徒収容

宇都宮市教育委員会は八日午前十時市役所で開き、本県初の養護学級を同市駒生町、国立宇都宮療養所（梅花寮）内に設置することに決定した。引き続いて…（中略）

養護学級は結核など身体が弱く加療しなければならぬ児童生徒は進級が遅れがちなため宇都宮療養所内に学級を開設、これら子供達を収容し勉学させようとするもので小中校各一学級ずつ設ける。

現在、同療養所には小学生五名中学生九名計十四名が入院しているが、同所に入っているものならば宇都宮市に学籍がないものでも入学させる意向である。開設は十月あるいは三学期（来年一月）からの見込み。

下野新聞　八月一六日
九月一日から開校
宮療養所内の「養護学級」

宇都宮市教委は先に同市駒生町宇都宮療養所（梅花寮）内に養護学級を開設すると決めたが、同市教委は教員の配置など県教委の内諾を得たので十六日県教委に正式申請、予定よりも早く九月一日から開設する。
小学校の学級は同市城山東小学校の分校、中学校は城山中学校の分校として設置予定。教室は同療養所の好意で病室を改造した二教室（三十二坪）と事務室一を当てる。現在のところ教員は一名の配当しか望めないので当分複式学級とし城山東小と城山中の教員がカバーする。
教育内容は「明るい希望を持つよう指導、健康増進の設計を図る」ことを重点とし「義務教育の最小限度を学習できるよう努める」ことを目標にしている。勉強の時間は毎日（日曜日を除く）三時間、日課は次の通り。
午前六時起床▽七時朝食▽八時安静▽九時三十分学習▽十時三十分検温▽十一時十五分学習▽十一時四十五分昼食▽午後一時安静▽三時学習▽四時二十分夕食▽五時十分自由時間▽八時消燈

進む準備

やがて開校準備は着々と進み、大忙しの日々が続いていきます。
日記を追ってみます。

八月一一日
相沢（敬重）市議他数名大塚（勝見）市議見舞の為来所。養護学級の事をよく頼む。

八月二一日
市教委より養護訓導の内定せる旨電話有。

八月二七日
県　市教委より養護学級の教室視察に来所。

九月一日
養護学級の専任教員小口スガ氏来所、子供と初対面。
新聞社、産経、東京新聞より来りて、写真をとるに大《おお》童《わらわ》。両校々長も来所して昼食を共にする。

九月四日

立入教育長を訪ね、七日の開設式の細部事項に就き懇談。ほんとうによろこんでくれる人の一人である。

九月五日

読売紙平岡記者より電話有。養護学級の件で訪問したいと云う。

九月六日

明日の養護学級開設式準備に万全を期す。

開校が近づくにつれて新聞報道も、明るいニュースとして伝えるようになり、盛り上がりを見せます。特に開校を楽しみに待つ子どもたちの様子が伝わってきます。

栃木新聞　九月二日

きのう養護学級開く

〝これから楽しい勉強〟

小口教諭　あいさつの声も弾み

胸を病んで療養中の子供たちが待ちに待った市内駒生町国立宇都宮療養所内養護学級はきのう一日から開設された。

この養護学級は市教委が県内の身体虚弱者が学校で勉強出来ない小中校の児童生徒を療養しながら勉学の場として国立宇都宮療養所（所長最上修二氏）に依頼、療養所の積極的な協力によって同所内に県下初の学級が設けられたもの。この日は城山中から配属された担任教諭小口スガさん（四四）が、第一病棟を改造した教室に最上所長らに付き添われて、入校生の小学生六名（男二、女四）中学生九名（男四女五）と初顔合わせを行った。また小口教諭の助手として手伝いを申出ていた星野勇氏（二九）＝前城山南小勤務＝の顔もみえた。

十五名の生徒・児童たちは真新しい椅子、机、黒板を前にしてみんなニコニコ顔、なんといっても学校で勉強が出来ることがこんなに早く訪れることとは思いもよらなかっただけにその喜びようは大変なものだった。本格的な授業開始は七日から行われるが、この学級開設までは関係者の蔭の協力がひそめられているのだ。市教委の数年前からの計画の達成のため援助の手をさしのべたのは最上同療養所長だった。

校舎については病棟を改造して木造平屋建二十二坪（教室二、事務室一）が立派に出来上がったことも最上所長の物的協力、そのほか今後の特殊学級の運営について専門家として力添えを約束するなど物心両面の協力が大きかった。それだけに開設のこの日を子供達と一緒に待ちわびている一人だった。立入市教育長も最上所長の協力がなければこの養護学級は出来なかったと感謝している。

小口教諭や最上所長らの暖かい手の中で、今まで恵まれなかった身体虚弱児、生徒の学力をいち早く取り戻すと同時に再び健康な身体となる日もそう遠くはないだろう。〔以下略〕

読売新聞　九月六日

県下初の養護学級あす発足

療養しながら勉強

国立宇都宮療養所　義務教育二年ぶりの子も

宇都宮市駒生町国立宇都宮療養所（所長最上修二氏）では同所に入院している子供たちのために養護学級の開設準備を進めていたが、このほど教室の整備や担任の先生も決まり、いよいよあす七日開設式を行う。式には小川知事をはじめ佐藤市長、市川県教育長、立入市教育長、また厚生省から尾崎国立療養所課長など約百名と同養護学級の子供十六名、父兄も参列する。授業は八日から開始されるが療養しながら学べるという養護学級は県内でははじめてのもの。

養護学級開設については最上所長は非常に熱心で、同所に入院している義務教育の子供たちが療養のため二年、三年と遅れていくのを目のあたりにみて何とかこうした子供たちを救ってゆこうと開設を思い立ち、市教委や県教委の協力を得て実現した。

先生には小口スガさん（四四）と星野勇氏（二九）の二人。小口先生はさる七日まで宇都宮西小に勤めていたが、養護学級の開設と共に喜んでその担任の先生を引受けた。星野先生は同市城山南小の先生。現在病気休職中だがほとんど全快。同所に養護学級ができるのを知って岡本療養所（国立栃木療養所）から同療養所に引越して先生を引受けたもの。

十六名の養護学級の子供たちは開設式に教室をきれいに飾ろうと造花や折ヅルつくりに病気を忘れて一生懸命。病気を悪化させてはと係の先生が心配するほど。一年、二年振りに授業する子供もおり、開設式を前に子供たち表情は明るい。

日本一の開設式

こうしてついに九月七日、宇療の特殊学級は開設式を迎えました。この時の日記と報道を見てみましょう。

九月七日

養護学級開設式　二時、教室

年来の要望、父兄共々の悲願実現。

医ム局長代理　松尾技官

知事代理　柴山衛生部長

市長代理　立入市教育長

県教育長　市川清氏

県医師会長　佐伯正之進

市教委員長　永沢末次郎氏

他　教育委員

国立栃木病院長鎌田竹次郎氏他父兄計七十名、生徒小七、中九。

祝宴　会議室、二次　盤水館、

日本一の開設式。

最後の「日本一の開設式」という一言には、これまでの所長の奔走が報われての万感の思いが込められていると思います。大変満足気です。

栃木新聞　九月八日

嬉しさ胸いっぱい

きのう養護学級開設式　M君が感謝の言葉

宇都宮市駒生町、国立宇都宮療養所内にさる一日から設置された養護学級開設式はきのう七日午後二時から同所で関係者多数が集まり開かれた。

式場は新しく出来た教室で行われたが、…式はまず主催者側の同療養所最上所長から「この学級開設は私の悲願と熱望していたもので、こんど関係者の賜で達成出来、こんな喜しいことはありません。これからは健康と勉学にはげむよう」とのあいさつがあり、次いで城山中見目校長、担任教師小口先生と厚生省松尾事務官、柴山県衛生部長（県知事代理）、立入市教育長、佐伯県医師会長ら来賓者からそれぞれ「みんな一生けんめいやるよう」激励の言葉があった。

これに対して生徒代表として中学二年TM君（一〇）から「私達は恵まれない身体にありますが、関係者のみなさんのお蔭で勉強できるようになってこんなうれしいことはありません」と感謝の言葉を述べれば、父兄達の間には目に光るものがあった。

下野新聞　九月八日

初の養護学級きのう開設す

一日三時間の学習

体育除き義務教育課程を

宇都宮市教委が同市駒生町宇都宮療養所（梅花寮）の協力で同所内に設置した本県最初の養護学級開設式は七日午後二時改装なった養護学級教室で行った。

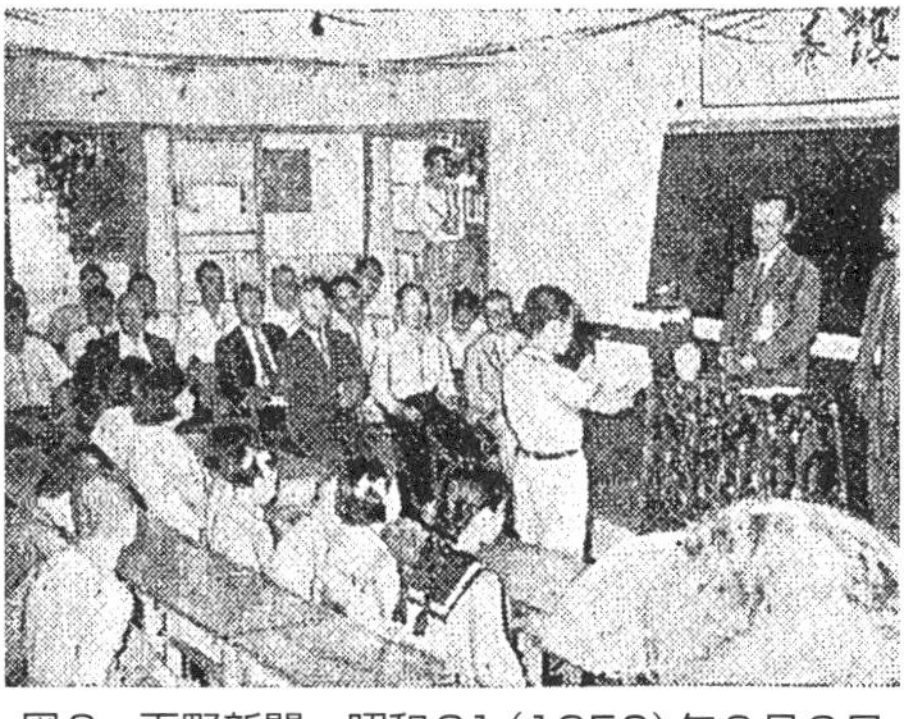

図8　下野新聞　昭和31（1956）年9月8日

式典には…が参列して行い、最上所長の「健康と勉学に精進して欲しい」とのあいさつがあり次いで健康指導と教育の任に当る小口スガ教諭（四四）の紹介と来賓祝辞があつた。会場は…生徒を祝福、ＴＭ＝中学二年生＝は、「一日も早く健康を取り戻して勉強に励みたい」とお礼を述べた。
（以下略）

これらの記事の中で八月一六日の下野新聞、九月二日の栃木新聞、九月八日の下野新聞を見ると、「宇都宮市教育委員会は」とか、「宇都宮市教委は」、「市教委が…国立宇都宮療養所…に依頼、療養所の積極的な協力によって…」などと主語が市教委等になっており、特殊学級を設置した主体が教育行政側として書かれています。

もちろん、療養所は学校を作ることはできず、学校の設置者は市になるのですが、これまで見てきたとおり、この特殊学級は療養所が主導して設立されたものでした。後述しますが、実際は療養所が敷地・建物（病棟）を提供して学校が作られたのに、建前上は市教委が学校を建設したという乖離に所長は苦しむことになります。

開設後の報道

開校後の報道は以上のように好意的なものばかりでした。特に以下の下野新聞の記事は、分量・内容ともに大きなもので、結核特殊学級に対する関心の高さを反映したものとなっています。

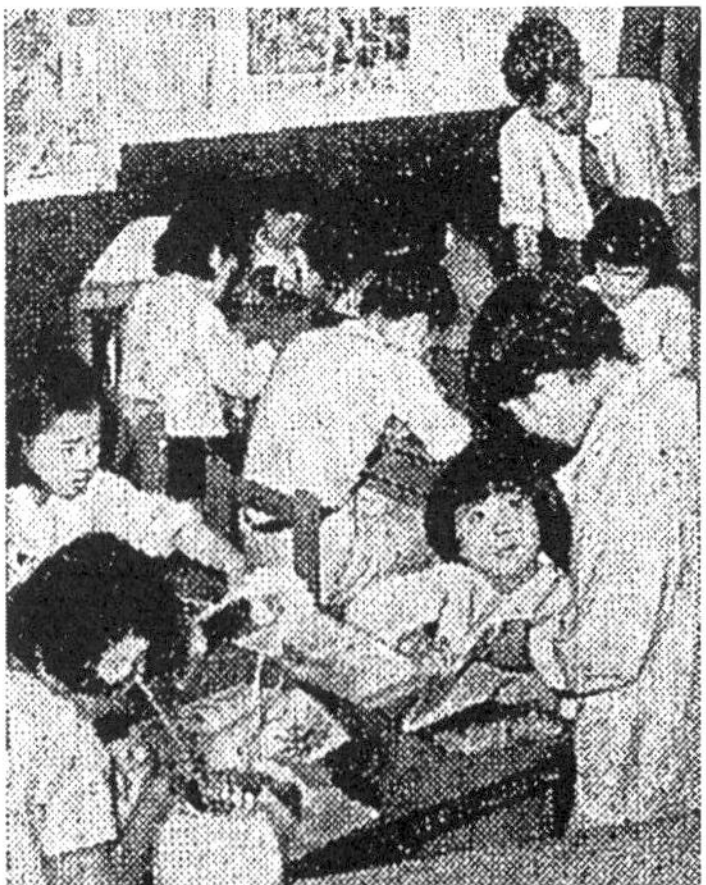

図９　下野新聞　昭和31（1956）年9月20日

下野新聞　九月二〇日

養護学級開設してから早くも十日
七年振りに勉強出来る喜び
他の療養所からも希望者

本県初の養護学級が宇都宮市駒生町宇都宮療養所内に開設されてから十日。当時十五名だった児童、生徒は十九名に増え他の療養所からも続々入学希望者があるので今年度中に定員の五十名を突破する予定。

児童、生徒たちは小口教諭、星野助教諭の指導で規律ある生活を送っている。朝は六時に起床、検温、検脈などを行った後八時に朝食、九時から十時まで勉強、次いで一時間休憩十一時から一時間勉強、午後は安静検温などの後、三時二十分から四時二十分まで勉強、その後は自由時間で自習したり、話したりして過ごし夜九時に寝る。

教育方針は「まず健康」に重点を置き、学習時間はギリギリまで切り詰め一週間に小学一、二年生が十五時間、同三、四年生が十六時間、同五、六年生が十八時間、中学生が十九時間となっている。

十九名の児童、生徒のうち年令と学年が一致して進級しているのは四名で、他の十五名は病気のため進級が遅れたものばかりで、その中には七年間闘病生活を送ったため十七歳で小学校三年生のＴ〇さん（元陽南小）や同じく十六歳で小学校五年生のＮＴさん（元昭和小）のような子もある。それだけに勉学熱は盛んで、生徒たちは「学習時間のない日曜日が淋しくなった」という。

療養所側ではだんだん設備を備え将来は養護学校にしたい。また来年度から小児科だけの病棟を設ける計画を立てている。小口教諭は「子供達のほとんどがもう学校に行けないと思い、教科書を焼いてしまったり、捨ててしまったので教科書が揃わず困っている」といっていた。

十七歳で小学校三年生のＴ〇さんは喜びを次のように綴った。（原文のまま）

私は今こうやってえんぴつをにぎりべんきょうして居るのだ。この養護学級のできる前に私はいくど学校の事を思い学友を思い苦しんだろうか。

私は今七年ぶりに机に向かい、椅子にこしかけ新しいノートに黒々としたえんぴつの字を書いている私が病気になったのは小学校の三年生だった。

病気なんてすぐに良くなると思っていた。だけどもう七年もベッドにねて居るのだ。そして私の年は十七歳だ。養護学級の生徒として小学三年生に入った。身体は大きくて学年は三年生。ふと自分の事を思ったらおかしくなった。けれどべんきょう出来る事は何んてすばらしいのだろうか。

「三年生であろうと一年生であろうとべんきょうできる事はすばらしいじゃないか」と兄さんは私をはげまして下さった。母さんは「お前もうれしいだろうが母さんの方がお前よりうれしいよ」と目を細めて笑った。

母さんは私が学校に行けないなやみをうちあけると、何時も「いいよ、いいよ、お前が退院したらお母さんが毎日家庭教師をしてあげるからね」と言って私の気持ちをなぐさめてくださった。けれど小学三年の国語はすこしやさしすぎるのだ。私は一時間のじゅぎょうに国語の教科書を一冊よむ。出来るなら来年の四月には中学生になりたい。

朝、起床のベルに目をさまし「あっ、今日もべんきょうだ。何だったけか?と思う時、何ともいえない嬉しさに歌が出る。体に気をつけ、これから私と同じ人達においつけるようべんきょうしよう。私達がこのようにべんきょう出来るようにして下さった方々に心から感謝している。

二兎を追う

▽開設後の概況

開設前は県教育庁の一部の人は入所希望者はあまりないのではないか、と杞憂していたが、現在入所している者だけでも、二十七名に達した。希望者はもっとあるけれども、入所料の問題でつかえている者も相当ある。参考の為入所料負担区分を示すと、次表の如く、即ち生保〔生活保護〕は最も多く、その大半を占め、健保関係（共済、国保）の三十％がこれに次ぎ、軽費十一％、有料七％、命令四名の順となっている。この費用負担に関することは、結核対策の根本的な問題であるから別の機会にふれたい。

区分	人員	%
生保	13	48%
健保関係	10	30%
軽費	3	11%
有料	2	7%
命令入所	1	4%

所長が「費用負担に関することは、結核対策の根本的な問題である」と述べているのは、第二章でも触れたとおりで、同様のことを繰り返し語っています。宇療の学齢児においても入所料負担区分で生保（生活保護）が四八％を占めています。

入所して養護学級の授業を受けている子供や父兄は勿論、他の入所患者も、退所した患者も、みんな嬉んでいる。これまでは療養して健康恢復してからでないと学校に行かれないと諦めていた子供が療養しながら、学ぶことが出来進級卒業が保証されたのだから大変なものだ。それこそ干天続きで萎れかかった植物が慈雨によって生気をふきかえした観がある。

一生一健一整一有一命

「二兎を追う者は一兎を得ず」と古人はいったが、この諺は養護学級に関する限り書き改むべきであろう。これは開設式に当って私の述べた挨拶の一端である。学級に入って小さい胸をふくらましてよろこんでいる子供の声を左に記すからこれによってお察しされたい。（傍点筆者）

またこの後出てきますが、所長は「二兎を追う」に特別な意味を持たせていました。

所長のまとめ 「おらが学校」のむすび

▽むすび

当所で約五カ月の短期間に養護学級の開設に成功したと思われる点を省みると

1 地ならしを比較的よくした事即ち予め関係各方面の了解を得ていたのでみんな好意的であった。

2 教育当局に交渉するに当っては現在の段階では、開設するためにあまり金のかかる話は禁物である。しかしながら将来は少くとも、次の三点は文部省で考えて貰いたい。

(イ) 養護学級設置に積極的になること。これまで療養所側から働きかけたものが大部分だ。

(ロ) 教室

これは当然熱育担当側が建設すべきものであって、私のところでやっている様に、厚生省の国有財産となっている教室を借用して、授業することは医務局整備課に心痛をかけている。これも過渡期的現象で、やがて文部省側で解決すべき問題であろう。

(ハ) 経常費

備品、消耗品費の経常費に関しても、特殊教育である養護学級に関する基本方針をせめて県教育庁あたりまで、指示徹底せしめ、予算の還付の下にこれが早急に実現する様指導してもらいたい。

以上は将来への希望であるが、現在の儘では、これから養護学級を計画する施設で、この金の話を打ち出して教育当局と交渉することは、その開設には少くとも、一年位はおくれるものと覚悟しなければならないであろう。

(三二、三、一〇)

(傍点筆者)

5　急ぎ過ぎた開校

厚生省から召喚命令

以上が昭和三二年にある雑誌に掲載され、のちに『珍病名談義』に再掲された「おらが施設」ですが、特殊学級の設立の経緯の中で触れられていない重大なことが日記には記録されています。それが傍点部「厚生省の…心痛をかけている」と述べていることです。

特殊学級設置が決定し、その後宇都宮市教委と着々と準備を進めていた最上所長でしたが、厚生省整備課に特殊学級の設立について電話して了解を得ようとしたところ、大変なお叱りを受けてしまったのです。

八月七日
市役所より教育課の係来り具体的な教授内容に就き打合わす。
厚生省整備課に電話したら、病室として建てたものを教育に使用する事は用途に就き筋は通らぬ。明日出頭せよとの命令。

なんと、所長は明日厚生省に出頭しろという命令を受けてしまったのでした。

怒りの厚生省

八月八日
八時の汽車で成瀬〔玄周〕課長と行く。曇なれども蒸暑。療養所課に行き加倉井〔駿一〕技官、浜島事務官と打合せ。三年後に教室を整備する様に教育長に申入れしてあることにして療養所課を辞し整備課に行く。
課長室　梅本〔純正《よしまさ》〕＊課長　後藤〔真一〕技官　療養所課加倉井技官と一緒に話合う。
梅本課長　石川県の医王園では一年も前からこの件でいろいろ打合せに来ており、只一本の電話で病室を教室に使用する事は筋は通らぬ。この様に重大な事をもっと事前に連絡しないという事はいけない。三年後に建てると云う確約の書類を示してもらう様にせよ。兵庫では敷地の一部を譲渡して県のものとして雨天体操場まで設けておる。とにかく国有財産の使途変更を軽々に扱われては困る。

日記の通り、厚生省整備課はカンカンでした。国立療養所の病棟は国有財産であるので、その病棟を学校の教室として使用するのは、使途を変更することになる。他の国立療養所では然るべき手続きを経て、一年後とかある程度の準備期間を経て、具体的には施設の一部を県に譲渡して教育施設を建設した上で学校を開設しているとのことでした。

日記中の医王園とは、国立療養所医王園のことで、当初は一九三八年石川県が金沢市に設立した県立の療養所でした。現在はNHO医王病院として存続し、日記で言及されている病弱特殊学級の流れをくむ石川県立医王特別支援学校も存続しています。

また、兵庫とは126頁で触れた国立兵庫療養所と全国初の県立養護学校である上野ヶ原養護学校です。昭和五三年の養護学校義務制が敷かれてからは全国の市町村の特殊学級は、ほとんどが都道府県に移管されましたが、栃木県はもちろん他県もともにこの時期に県立養護学校を設立するのは不可能だったので、兵庫を引き合いに出されても困った話でした。

所長は療養所を管轄する厚生省医務局の整備課に出頭を命じられたのですが、まず向かったのは同じ医務局の療養所課で、同課の加倉井駿一課長補佐（医務局医務課長補佐を兼務）らに相談しました。加倉井課長補佐は126頁で紹介したとおり、医療系技官で所長ら現場の医師たちに理解があった人物なので、彼に助けてもらおうとしたのでしょう。加倉井氏のアイデアで、「三年後に教室を整備する様に教育長に申入れしてあ

＊：梅本純正（うめもと よしまさ、一九一九～二〇一五）：厚生官僚・実業家。社会保険庁長官、厚生事務次官、環境事務次官、内閣官房副長官、武田薬品工業社長などを歴任。

ることにして」という話が出たのかもしれません。

その上で所長は怒りの整備課長梅本純正氏の下を訪れたのでした。整備課は国有財産たる国立病院や国立療養所を管理する事務方の人たちのセクションでした。所長はここで大目玉を食らって引き揚げたのでした。

そして次の日には宇都宮市教育長に頼み込んで、特殊学級の使用許可願を提出してもらいました。

昭和三〇（一九五五）年八月九日

朝　昨日の厚生省整備課長梅本氏の意向を市に伝える可く、立入教育長訪問し養護教室使用許可願い提出書類の了解を得。夕方作成して届ける。

なぜ最上所長は急いだか

所長はそれまで県教委事務局とのやり取りに忙殺されて、病棟の使途変更の手続きに頭が回らなかったのでしょうか。というか、整備課に根回しをすることを失念してしまったようです。他県の国立療養所の特殊学級の先行研究をしていたはずでしたが、現場に立つ専門家が施設設備上の運用について、管理する立場の人間のことを考えず、ついぞんざいになってしまうことはままある事で、病棟の教室化のための手続きには充分調査が及んでいなかったようです。これは所長の失態といっていいと思います。

日記にある厚生省担当部署の指摘の通り、「只一本の電話で病室を教室に使用する事は」拙速の感が否めません。所長が特殊学級設立の運動を始めたのが三月、実際に特殊学級が開設したのが九月七日です。所長は他に例を見ないスピードで特殊学級を作ってしまいました。それは大きな功績ですが、随分開設を急いでいる印象があります。

療養中の子どもたちの現状を憂え、この子たちのためにすぐにでも特殊学級を開きたい。この思いに駆られて特殊学級開設の準備を加速化していたようです。新聞各紙を見ると、療養所の子どもたちがいかに学校で勉強することを熱望しているか、特殊学級開設後、いかに喜んで勉強に励んでいるかが伝わってきます。それらの子どもたちの熱意が所長を駆り立てたのは間違いないでしょう。
しかし、それ以上に所長は子どもたちに対して特別な思いがあったのではないでしょうか。

亡き息子たちと重ね合わせる

特殊学級開設後、昭和三四（一九五九）年になると、日記には以下のような子どもに関する記述が繰り返し出てきます。

昭和三四年二月二日
病室廻診第一病棟。低学年の男子特に可愛い、「ドウモ有難ウ」　腰まで頭を下げて帰って行く、反之《これにはんし》、中学生の女子の態度迷惑な者あり。

三月二日
午前中廻診。第一、第五。何時でも子供の病棟の廻診は楽しい。

五月四日
午前中廻診。子供の養護学級、三月終から四月にかけて顔ぶれが随分かわった。男の子の方がはきはきして気持ちがよい。

九月二八日
病室廻診。第一病棟子供、男の子は気分よし。

一〇月二六日
午前廻診。子供病棟、男の子は可愛い。最敬礼、お早う御座います。帰りは、先生どうも有難う御座いました。みんな早く治してやりたい。

一二月二一日
養護学級、廻診。子供の笑顔がよし。六才の女の子粟粒結核の症状軽快し七五三の晴着を着て診察室に来る。可愛い。

また、『創立三〇周年記念誌』には、「これが（＝特殊学級開設が）達成されたので、療養生活に一段と明るさを増し、朝廊下で子どもに会うと金ボタンの胸を張り『先生お早うございます』と云う声は一服の清涼剤である」という記述があり、療養所の子どもたちを非常に愛おしく思っていたのがうかがえます。

これらの療養所内の子どもたちに関する記述は昭和三四年から増えてきます。昭和三一年九月に特殊学級が開設し、二年が過ぎる中、療養所の学齢期児童生徒は学校教育によって日常生活を構造化され、認知力・社会性をみるみる発達させていった。望ましい行動・態度を身に着けていく子どもたちを所長はとても好ましく愛おしく思ったということでしょうか。

所長が可愛いと思ったのは、あくまでシステム化された教育によって社会化された子どもたちで、「精神的にも大人の中に入っている為早熟」となった子どもたちではないことは明白です。

〝男子特に可愛い〟〝男の子の方がはきはきして気持ちがよい〟〝男の子は気分よし〟〝男の子は可愛い〟と繰り返し、男の子への愛情が書かれているのを見た時、子どもたちの中に空襲で亡くなった息子の姿を無意識に重ね合わせた。そのように感じました。この点については最上所長の長女恵美子氏からも同じ見解を得ています。

所長の息子たちも日記にあるような素直で行儀のよい子たちだったでしょうか。

栃木県人とは異なるマインド

所長はなぜ急いだのか、もう一点あげます。所長の行動を見ると、栃木県民とは異なる気質を感じます。以前触れた新看護体制実施の際の所長の決断、行動は、多少の困難があっても先頭を切って突き進む印象です。それが全国に先駆けて新看護体制を構築することにつながりました。

特殊学級をわずか五カ月で開校させたのもその時と同じで、こうと決めたら果敢にチャレンジする姿勢です。

栃木県人の気質は、温厚で保守的、新しいことにすぐに取り掛かることをせずに慎重に周りの様子をうかがってから、特に群馬、茨城が動いたのを見てから最後に動く、そんな感じでしょうか。ですから全国に先駆けてというのは栃木ではめったにないことです。全国で最後にとか、四六番目にとかが多いです。

結核特殊学級の設置に県教委事務局が「超慎重的な態度」だったのも、当然と言える振る舞いでした。所長の行動は、そんな栃木県人気質に阻まれてしまった面があったのでしょう。

秋田県出身の最上所長ですが、秋田県人の気質はどのようなものかは分かりません。恐らく栃木県人とは異なるマインドを持っているではないかと推測します。

巨大な隣人栃療を意識?

以下の論も傍証しかなく、推測ばかりで心苦しいのですが、もう一つ特殊学級設置を急いだ背景として、宇都宮市の近隣に国立療養所の国立栃木療養所（当時は古里村、一九五五年河内村、一九六六年河内町、二〇〇七年宇都宮市に編入）が同じ国立の結核療養所として君臨していたことを挙げます。その対抗上栃療よりもいち早く特殊学級を開設しようとしたのではという推測です。

元々宇療は結核予防法に基づいて開設された「療養ノ途ナキ者」のための市立療養所です。それに対して栃療は戦時中に軍の手によって作られた傷痍軍人療養所で、建設当時から規模が大きいものでした。戦時中共に特殊法人日本医療団に吸収され、戦後は国立療養所として同じ立場に立ちましたが、第一章の44頁の通り、昭和二五（一九五〇）年、栃療の病棟が宇療の第一病棟、第三病棟として移築されるなど、宇療の立場は微妙なものがありました。要するに昭和一九年三月に建設されたお下がりの病棟をもらったのでした。

宇療の最大規模は三八〇床にとどまりましたが、栃療は敷地もより広く、最大六八〇床にまで拡大し、一時は四五棟の外気舎を備えていました。何より宇療は肺結核のみの療養所だったのに対し、栃療はカリエスも収容していたので、医局には複数の整形外科医が常駐していました。また宇療にはないケースワーカーも導入し、附属準看護学院もありました。

他県と比較してみると、栃木県の人口規模で国立療養所を三つ持っているのは多過ぎる感があり（群馬県と茨城県はともに一つ）、特に宇療と栃療が極めて近い場所に位置しているのはバランスが悪いと映ります。

恐らく戦後の早い段階で、最上所長は宇療がやがて栃療に吸収されてしまうのではないかと危機感を持っていたと思われます。

宇療が栃療に先駆けて行ったものには、特殊学級の設置以外に、新看護体制（宇療―昭和三〇年、栃療―昭和三一年）があり、栃療に先駆け、全国最先端の療養所となろうとの意思を感じます。

6　宇都宮市による校舎の建設

『珍病名談義』に掲載された「おらが学校」は、昭和三二（一九五七）年に掲載されたものに加筆された一文「その後の養護学級のあらまし」がありました。それが以下のものです。

◆その後の養護学級のあらまし

開設されてからは関係各方面の協力によって順調に成長して、三十五年十月には宇都宮市が新校舎を建てて、明るい教室で子供らが勉強にいそしむようになった。

新校舎の建設

開設当初の宇療の特殊学級はこれまで見てきたとおり、宇都宮市立の小中学校の分教室ながら、療養所が出資して病棟の一部を改造して校舎を作りました。新校舎は宇都宮市が費用を出して建設したものです。新校舎建設の経過を所長の日記で追ってみます。

昭和三三（一九五八）年二月一五日
見目（城山）中学校校長来所。テレビの件、養護学級の教員の件。学級新築の件等、懇談

六月二三日
見目校長来所。養護学級の学校建築の件

昭和三四（一九五九）年一二月五日
佐藤市長と養護学級教室設立の件で懇談。

一二月一〇日
四時、立入市教育長より教室の電話有。面会す。養護学級新築は旧中学校の古材使用で見通し可能、とのこと。
厚生省松尾正雄課長より養護学級療育費の予算を通過させる為の地元選出議員への運動を話す。
以上二件で明朝市長と会うべく秘書課長岩崎氏に約束す。

：

市長に明日九時半に面会を約束する。

一二月一一日
九時二十分に市役所へ。市長に面会。快諾を得。
一時半　小林（道一）県教育長を訪問。養護学級の件で懇談。
二時半帰所。

一二月一五日
午前　市国保。階段で後藤氏に会う。学級建築のこと

を話す。

二月一六日

一時市議一行（十二名）視察。状況報告、視察す。大体目的達成？今、一おし。

昭和三五（一九六〇）年一月一二日

十時基金、市教育委員会鶴見〔富男〕氏と会う

一月二六日

35年度整備計画の書類の案に筆を入れる。硬い読みなれない文章はなかなか骨が折れる。

道路の改修、古い建物の改修緊急なものばかりである。何と言っても第一病棟の小児科病棟は急いでやりたい。

二月二四日

立入教育長より電話あり。養護学級校舎建築、旭中よりの移築とのこと。校長と協議の上、明日実地にみる予定

昭和三五（一九六〇）年二月二五日

一時岡部〔城山東小〕校長と小松〔熊次〕庶務課長と平面図をみながら協議して市役所へ。立入教育長、鶴見次長とあって話合をし　須藤技師同道で旭中へ。

三月二二日

上東京で養護学級の教室その他の件、法的には一般財産に下げて貸すこと。これはわかっているが成るべく市側に迷惑をかけぬように。

出張所　所長　経理課長と係官笠原事ム官と相談

事ム官同道で本省へ。橋本〔寿三男〕*療養所課長は係官を呼んで同席の上　所長と会談。

四時まで待って〔鶴田寛〕整備課長、後藤〔真一〕技官と会談、結局一部貸与？

*：橋本寿三男：生没年不詳、厚生官僚、医務局療養所課長、厚生省病院管理研究所長を歴任。

五月二四日
八時発　上京。
：
鶴田整備課長に養護学級の教室建築について懇談する。
：
市役所建築課で新築の件で来所。
六月一〇日
八時の電車で上京。
：
学級の教室
七月一一日
午後基金事務所
夜市教育長、次長、瓦井〔正雄〕建築課長と会食。橋本〔註：会食した場所〕
九月六日
穴山整備課長、日下部〔逸男〕事ム官同道来所。養護学級教室の件で了解を得る。
一〇月一二日
九時半、長尾課長?と市役所へ。落成式の件その他件で鶴見次長と懇談、了解を得。
一〇月二三日
養護学級の門標書く。平生筆を持たぬ故、意のままにならず。
一〇月二七日
養護学級（特殊学級）の落成式。十時。あいさつ、雨降って地固る。この廊下もやがて建つ気運であろう

最後の廊下の記述は、教室棟から病棟までの渡り廊下に屋根がついていなかったことを指しています。

以上の日記の内容を整理すると、次のようなことが分かります。

①初めて校舎新築の話が出たのが、昭和三三年、見

目校長との懇談の際であるが、実際に具体的な動きがあったのが、昭和三四年一二月の市長との面会・懇談後である。

②その直後に「新築は旧中学校の古材使用で」など具体的な建設プランが浮上し、厚生省にもその時点で話が通じていると推測される。

③また、関係者への根回し（小林教育長、市議ら）も怠らず、特に厚生省に対してはこの問題に関して三度上京し、用地の宇都宮市への貸与（国有財産である土地の貸与）を引き出した。

①に関しては、拙速に動かずじっくり準備をしていたことが感じられます。また②③に関しても、肝心の厚生省と何度も連絡を取りながら新校舎建設の許可を得た印象です。

新校舎建設に合わせて三五年度に第一病棟を小児病棟に作り替える計画を立てていますが、「何と云っても第一病棟の小児科病棟は急いでやりたい」と吐露し、子どもたちに対する並々ならぬ思いが募っています。

校舎建設裏話

なお、宇療の創立六〇周年記念誌の座談会には、次のような事務方の証言が載せられています。

養護学級の校舎が…多分これが私が最上先生に指示を受けまして、大蔵省に出したのであります。宇都宮財務局の所長さんに何回も会いましてやった思い出がございます。

これは、…最上先生と特に親しかった市長さんが当初、尽力されまして宇都宮の庁舎の空いたのを解体しまして、国立の施設の中に持ち運びました。養護学級らしく校舎を作って頂きました。この建物につきまして、本省の方と大蔵省の財務局と何回もやったし、…当時は簡単にですね、市の方から国の方へ寄付して頂くと、単純な考え方でした。また、佐藤市長さんも、…簡単にですね、寄付するような気持ちであったらしいんですが…。…いざ、…大蔵省になりますと、簡単に行かないわけですね。と言うのは、この根拠となるのは、国有財産の関係と地方の地区財産の関係がございます。

地区財産ですね。…よく国の大きな税金というものが、地方の方に実際流れて行きます。そうしますと、出す方ともらう方は、違う立場になりますから、大蔵省の立場になりますと、赤字を出して困っているところに渡して初めて、補助金的な意味のお金が生きるわけですが、おまえさんの所は黒字だと、黒字の所へ持ってきて、出すならこれは話がわかるんですね。余裕があるから寄付した。ところが、普通の場合は、赤字ですから赤字の対象になる人が或はものが、国の方へ寄付するとは何事かと、国有財産と認められなきゃだめだと。困りまして、せっかく作ったものをどうするかと、言うことで、ひねりだしまして、仕方がないから国有財産を逆に用いまして、じゃ、これを借りよう。施設も借りる。それから建物敷地も借りる。建物敷地も貸す。この敷地の方は、市にお貸しします。だから、敷地代を頂きます。借りたものは出してまた、出しますと言うような回りくどいやり方をしまして、なんとか貸してもらいました。（『創立六〇周年記念誌』、内容が重複しているため編集しました。）

森の中の白亜の校舎

昭和三五年十月の新校舎落成を報じる下野新聞の記事は以下のようなものでした。

下野新聞　昭和三五年一〇月二八日

養護学級の校舎が落成

宇都宮療養所

国立宇都宮療養所内城山

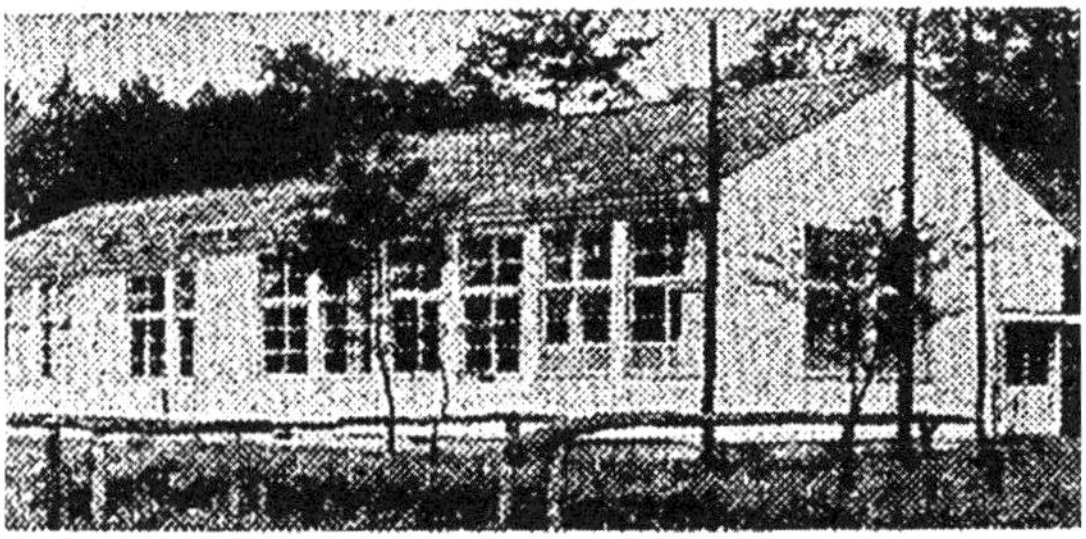

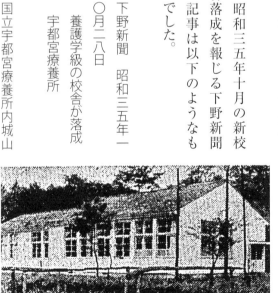

図10　下野新聞　昭和35（1960）年10月28日

東小、城山中養護学級校舎落成式は二十七日午前十時古沢〔共治郎〕市助役、篠崎県教委指導課長、鶴見市教委次長を迎えて行った。新校舎は木造モルタル平屋建二百二十平方メートル、総工費一三十五万八千円で同療養所北庭に新築したもの。
同養護学級は従来教室がないため、療養所の一室を借りて授業をしていたが生徒が五十二人にふえたため、複式学級では成績が上がらないので新築したもので、小学校二学級、中学校二学級に分離する。

再び「二兎を追う」

養護学級の学科の成績は比較的よいことは前にのべたが、そればかりでない。五十余名の子供は寝食、起居動作、療養、勉強とみんな共同生活を送っているので、生活指導の効果も上っていることは見逃せない。一々数え上げるときりがないけれども一例を紹介する。

小学五年の女の子、一人っ子で家庭にいた頃は、自我意識の強い子供だったそうだ。入所して二、三カ月たったら自分の身のまわりのことをよくするようになったこと。ことに身よりのない孤児のために同情していろいろつくしてやるという気持がおきたこと、お行儀がよくなったこと、言葉づかいがよくなったことなどで涙を流して親によろこばれた。よい点を数えあげると「人づくり」の一端を担っていることになる。

健康恢復という一兎
義務教育という一兎

これを大事にかかえて退所する子供のはればれしい姿をみるとき、すべての苦労はケシ飛んでしまう。

このように、特殊学級において日常生活の構造化にすることで、児童生徒が社会性を獲得していった事例を紹介しています。遠山有能も『勉強をすれば病気もよくなる』と子どもたちに言って聞かせ、最上所長は二兎を得るという言葉で表現されたが…と述べており、「二兎を追う」は宇療の特殊学級の目標を表して結核特殊学級に携わる人々の間の合言葉、キャッチフレーズとなったのです。

7　まとめ　最上所長の功績

結核特殊学級設置の全国的なうねり

全国各地の国立療養所で結核特殊学級が誕生するという療育現場でのうねりは、中央官庁、すなわち文部省や厚生省を動かしました。

114頁で述べた昭和二八（一九五三）年の文部事務次官通達は昭和三二（一九五七）年五月の文部事務次官通達によって改正され、身体虚弱者が「病弱者および身体虚弱者」に改正されています。そこでは結核性疾患があるものが「病弱者」とされており、「長期にわたり療養を必要とするが特別な方法によって教育ができるもの」と定められています。

これは宇療を含めて全国の結核療養所で特殊学級が設置され、身体虚弱者以外に、現在疾病中の者に対しても教育が行われるようになった実態を、文部省が追認する通知だったのです。

さらに、療養―厚生省の側から教育―文部省へ療養所に学校を併設してほしいとの要望が出されました。

昭和32年11月には、厚生省医務局長から文部省初等中等教育局長あてに「児童に対する結核対策の一環として小児病棟を設置し治療しているが、これらの施設に学校を併設して、医療に併せ教育を行うことは極めて重要な意義を有するものと思われる。しかし未だ教育機関の併設をみていない療養所も数箇所あり、地元においても要望があるので、文部省においても円滑に推進されるよう配慮を願いたい。」との依頼（「国立療養所における入所児童の教育について」）がなされた。（「病気療養児の教育について〈通知〉」〈文部省初等中

等教育局長、平成六年一二月二一日〉より抜粋)

文部省もこれを受けて各県教委に対し適切な措置をとるよう通達を出しました。

これを受けて、文部省は、翌昭和33年1月、各都道府県教育委員会あて文部省初等中等教育局長通達「国立療養所における入所児童の教育について」により、「地域によっては、学校教育が行われず、就学義務の猶予又は長期欠席を余儀なくされていることは極めて不幸なことであり、教育の機会均等の精神にもとるものであるから、適切な措置をとるように」と指導している。(同右)

こうして今まで見捨てられ、いなかったことにされていた療養所の学齢児に、教育上の救済の手を差し伸べるべきであると正式に認められたのです。

宇療の特殊学級は、表6中の特殊学級とともにこのような全国的な結核特殊学級の設置のうねりに大いに貢献しました。これは最上所長や上記の特殊学級を作った所長たちの、特筆すべき大きな功績と言えるでしょう。

結核児童療育の制度化成る

以上のような結核特殊学級設置の広がりは、その後も全国的な展開を見せ、児童福祉法の改正によって、結核児童に対する療育がきちんと定められました。

すなわち昭和三四(一九五九)年五月の厚生省告示第一五九号によって、児童福祉法第二一条の九第四項の規定に基づく、指定療育機関の指定が始まります。更に昭和三六(一九六一)年、厚生省は「結核にかかっている児童に対する療育の給付について」という通知を出し、カリエスなどの骨関節結核以外の結核児童も対象としました。宇療は昭和三五年の国立栃木療養所の指定に続き、昭和三六年十月一日に県内二番目の指定を受けました。

これは結核児童に療育給付（現物支給）及び療養生活に必要な物品を支給する制度です。これによって最上所長が常に心を砕いていた「経済問題」、すなわち「費用負担に関することは、結核対策の根本的な問題である」という点が、結核児童においてようやく解決を見たのです。「その後の養護学級」でも次のように記しています。

さらに三十六年十月からは療育医療の指定医療機関となったので医療費の負担の心配が少くなったことはよろこばしい。

またこの通知には次のように書かれています。

○結核にかかっている児童に対する療育の給付について

（中略）

第一　一般事項

1　結核児童療育の方針

…結核児童に対する療育の給付は、…とくに長期の療養を必要とする結核児童を病院に入院させ、適正な医療を行なうとともに、併せて学校教育を受けさせ、これに必要な学習用品を支給し、かつ児童の療養生活の指導を行ない、必要に応じて日用品を支給するものである。したがって、都道府県…は、教育関係諸機関等にも、この趣旨を徹底させ、その協力を得てその目的が十分達成されるよう努めること。

（中略）

4　指定医療機関

（1）療育の給付は、…入院させて行なうが、指定療育機関としては、結核の専門的治療を行ない得ることはもちろん、小児専用の結核病棟又は病室を有し、児童の生活上の指導を行ない、かつ、入院した児童が義務教育を受け得るように養護学校若しくは特殊学級が病棟若しくは病室に近接する場所に設置され、又は教員の派遣が行なわれている病院が指定されること。

（中略）

（2） 指定の基準は、…この取扱いは次のとおりであること。

イ （中略）

ニ 入院中の結核にかかっている児童のための特殊学級の設置又は教員の派遣は、養護学校の場合と同様に小学校及び中学校の両者について行なわれているか、又は行なわれることが明らかであること。

（以下略）（傍点筆者）

この通知によって、結核学齢児に対する療養所内特殊学級の設置が法律上の制度として確立したのです。繰り返しますが、ここにたどり着くまでに療養所で結核特殊学級の設置運動に尽力した最上所長ら療養所の所長ら関係者の苦労が実ったものと言えます。

そしてこれは、全て厚生省管轄の児童福祉法改正という〝療養側〟からの改正で、〝教育側〟からのものではないことを付け加えておきます。

［註］

（1）最上修二・遠山有能「新看護体制開始まで」『病院 5（1）』、一九五六年、三一頁
（2）前掲最上修二・遠山有能、三三頁
（3）文部省『病弱教育の手引―指導編―』一九八五年、一〇頁
（4）宮城県立西多賀支援学校ホームページ
（5）栃木県県民衛生部『衛生統計 昭和三一年度』一九五七年
（6）栃木県総務部統計課（編）『第3回 栃木県統計年鑑 昭和32年度刊』一九五八年
（7）栃木県教育委員会事務局（編）『教育月報 一九五六年七月号』二八～三一頁、『教育月報 一九五九年七月号』二七～三〇頁より作成
（8）前掲『教育月報 一九五六年七月号』二八頁より再引
（9）『毎日新聞栃木版』一九五六年五月一四日
（10）『読売新聞栃木版』一九五六年八月一日
（11）清水貞夫・相澤雅文「宮城県下の結核学童の教育保障と病虚弱養護学級―ベッドスクールの宮城県での広がり―」『京都教育大学 特別支援教育臨床実践センター年報（第9

号)』二〇一九年、四頁

(12) 国立宇都宮療養所(編)『国立宇都宮療養所創立三十周年記念誌』一九五九年、九頁

(13) 国立療養所東栃木病院(編)『国立療養所東栃木病院創立四〇周年記念誌』一九八四年、一三三頁

(14) 前掲清水貞夫・相澤雅文、五頁

(15) 全国病弱虚弱教育研究連盟病弱教育史研究委員会(編)『日本病弱教育史』一九九〇年、七二―七四頁、文部省『特殊教育百年史』一九七八年、四四四―四五一頁、中村満紀男・岡典子「昭和37年380号通達までの県と市の特殊教育分担論・対象論と就学基準の確立およびその硬直化」『福山市立大学教育学部研究紀要』二〇一五年、八一頁、各特別支援学校・養護学校のホームページより作成。なおこの時期、新潟県立三条結核病院、岐阜市民病院、岐阜県高山赤十字病院、高知赤十字病院内にも特殊学級が設置されている。

(16) 日本結核療養所協会(編)『日本結核療養所(病院)総覧』一九五七年、八頁

(17) 前掲書『創立三十周年記念誌』、五〇頁

(18) 遠山有能『雑木林の中で』、七九頁

(19) 栃木県議会事務局(編)『県議会月報 昭和三一年九月号』一九五六年、一二一頁

第四章　特殊学級と教師・児童生徒

1　特殊学級の教師たち

最初の教師小口スガ

特殊学級最初の教員は、九月一日付で城山中学校に異動となった小口スガ教諭で、明治四五（一九一二）年生まれ。下野新聞は、小口教諭任命の記事を顔写真付きで伝えています。

宮市養護学級教諭に小口さん

宇都宮市教委は同市駒生町宇都宮療養所内に設置した養護学級教諭に市内西小学校教諭小口スガさん（四四）を一日付で任命した。同教諭は闘病の経験があり、療養生活に理解をもっているところから選ばれたもの。なお小口教諭のほかに同療養所に入院中の市内城山南小教諭星野勇氏（二八）も指導に当たることになった。養護学級は七日に開校する。(1)

「元患者」先生であった彼女の、病弱教育のパイオニアとしての労苦と功績は大いに讃えられ、昭和三三（一九五八）年文化の日に模範教育関係職員として表彰されました。以下その紹介文です。

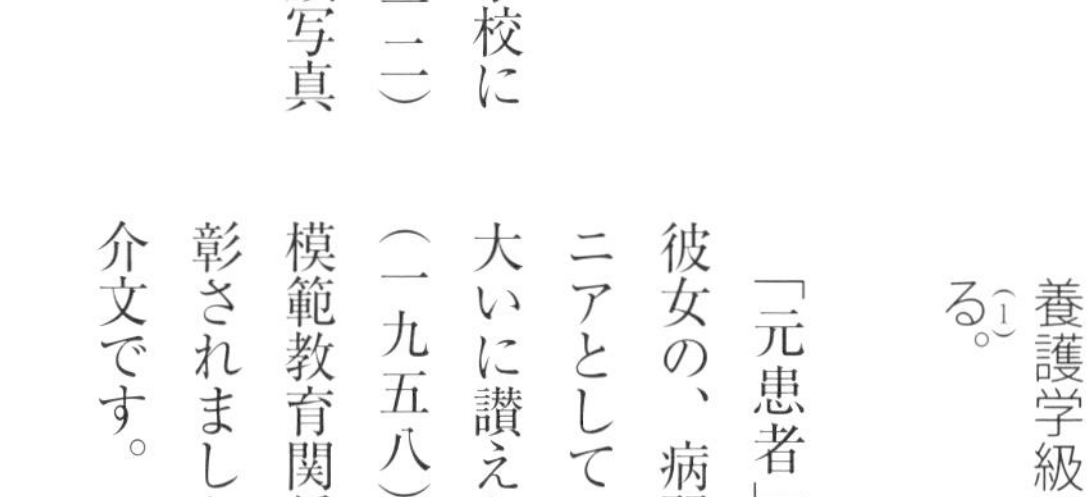
宇都 宮市 宮市養護学級 教諭に小口さん

教委は同市駒生町宇都宮療養所内に設置した養護学級教諭に市内西小学校教諭小口スガさん（四四）を一日付で任命した。同教諭は闘病の経験があり、療養生活にも理解をもっているところから選ばれたもの。なお小口教諭のほかに同療養所に入院中の市内城山南小教諭星野勇氏（二八）も指導に当ることになつた。養護学級は七日開校する。

小口教諭

図1　下野新聞　昭和31（1956）年9月2日

模範教育関係職員

宇都宮市立城山中学校　教諭小口スガ

本県唯一の養護学級の開設に当り、進んでこれが担任を志望し、以来一貫、恵まれぬ病弱生徒の指導に日夜心胆を砕いている。とくに医療と学習との調査に努め、とかく孤独感に陥り易い病身の生徒に対し常に慈母のごとき愛情を傾けており、その献身的奉仕の姿は、誠に他の模範である。(2)

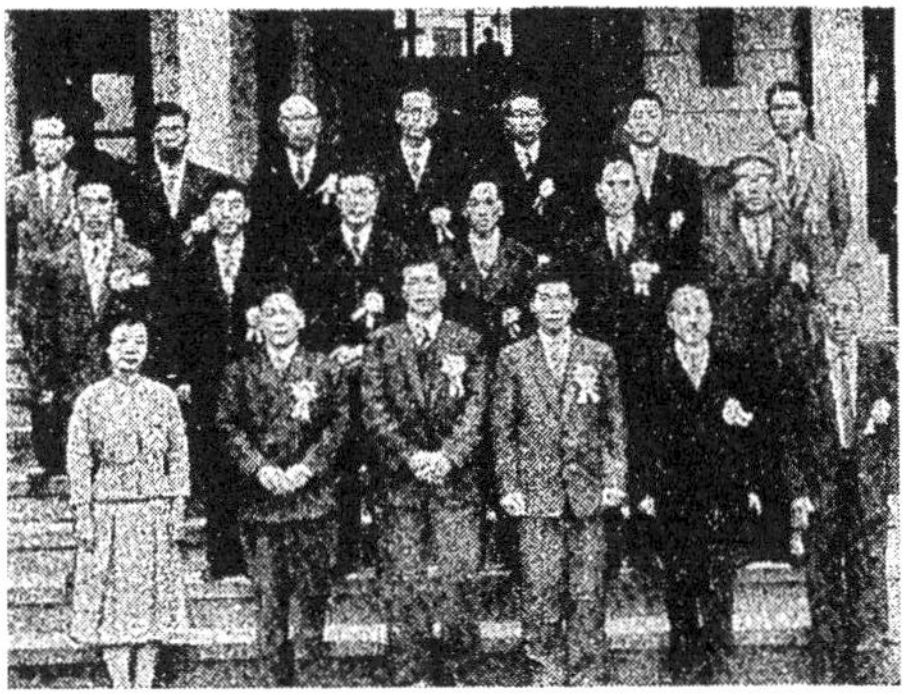

図2　下野新聞　昭和33（1958）年11月4日。前列左が小口

このの ちも小口は異動することなく宇療の特殊学級に勤務し、昭和四一（一九六六）年三月を最後に退職しました。最上所長の日記には次の記述があります。

昭和四一年四月三日
小口スガ先生（養護学級）退職の記念に色紙を書く
「仁徳」、額に入れたら少しはえる

患者先生とは

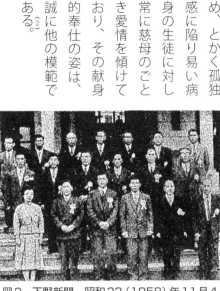

療養所内では特殊学級が正式に設置される前から療養所の中で患者の中からボランティアで子どもたちに学習を教える人々が現れていました。この私的な自然発生的な学校が、のちの特殊学級へと発展した場合が各地で見られ、この教師役を務めた人々は「患者先生」とか「患者教師」と呼ばれました。病弱教育の真の起源はこうした患者先生にあります。

患者先生を務めた人々には実際に教員の資格を持っていた人や、資格はないが子どもたちに様々な勉強を教えていた患者がいました。［青木純一　二〇〇七］によれば、小学校の教員は明治期から結核に感染した者が多く、職種別でも教員は感染率が高い職業でした。(3) 現在でも学校保健安全法施行規則第一三・一四条によって教員には結核検診が定められています。

療養中の教員にとっても「授業」は有効なリハビリテーションでした。また、ハンセン病の療養所でも同様の患者先生が大正時代から出現しています。

患者先生の例を挙げると、

・昭和二二（一九四七）年、国立秦野療養所（現NHO神奈川病院）で、療養中の教員経験者が教育を実施。[4]

・昭和二六（一九五一）年九月、国立岡山療養所内（現NHO南岡山医療センター）で子どもに対する補習教育が療養中の教師の手で始まる。[5]

・昭和二七（一九五二）年、国立秋田療養所（現NHOあきた病院）に小児結核児の入院が多くなり、入院していた教員が教育を行った。[6]

・同年六月、国立岐阜療養所（現市立恵那病院）当時、各病棟に入院中の児童を「ほ号病棟」に集め、入院治療中の快方に向かった教職員の奉仕によって学習が行われた。[7]

・同年、国立療養所松江病院（現NHO松江医療センター）に入院中の児童に、入院患者の好意によって個別指導が行われた。[8]

・同年、広島県立地御前病院内で、併設の県立教職員保養所入所中の教員が結核性疾患児の教育を開始。[9]

・同年、高知県の幡多結核療養所（現高知県立幡多けんみん病院）内で、学齢児に対し療養中の教員が教育を開始。[10]

・国立新潟療養所（現NHO新潟病院）では療養中の教員の会「教療会」が立ち上がり、行政機関に教育施設開設を陳情するとともに補習授業を始めた。そして、昭和二九（一九五四）年献身的な運動が実を結び新療学園が開設、児童生徒数一六名で私的な制度ながら病弱教育がスタートした。[11]

・昭和三一（一九五六）年五月、国立療養所宮城病院（現NHO宮城病院）第一〇療棟内で、起居を共にしていた大人の患者の一人が先生となり、小学生四名の生活・学習の指導を開始。[12]

こうした患者先生とベッドスクールの誕生は、以下の宮城県立西多賀支援学校のホームページ「沿革—ベッドスクール開校から現在に至るまで」で詳細に紹介されています。[13]

そのようなとき、勉強ができず退屈な毎日を過ごしていた子どもたちに対して、療養所の患者の一人で教員資格をもち、身動きできる程度まで病状が回復した菅原進さん（当時33歳）が、昭和29年8月から勉強を教え始めました。

そして「勉強したい、教えてほしい」という子どもたちを前に…菅原さんは「この子どもたちが学校から見放されたらどうなるのか。病気が治って社会に出たとき困らないように、読み書きくらいは教えてやらねばならない」と考えるようになり、昭和29年8月…誰に勧められたわけでもなく自発的に、子どもたちに勉強を教え始めたのです。

（中略）

最初は、自分も生徒も患者なので、安静時間を避けて午前と午後の1時間ずつ漢字や計算を教えました。ありあわせの紙で問題を作りテストをして採点しました。当時、病院で勉強することは正式には認められていませんでしたが、子どもたちに勉強が必要なことは誰の目にも明らかでしたので、療養所の職員は菅原さんが授業をしているのを、そっと見守っていたそうです。

戦後栃木県では宇療のほか、国立栃木療養所、国立足利療養所（現あしかがの森病院）の三つの国立療養所に入所していた教員が、入所していた児童生徒に対し、私的な教科指導を行っていたという記述があります。[14]しかし、こうした患者先生らの来歴や、私的ベッドサイド授業が具体的にいつ始まったのかは不明です。

わずかに具体的に述べられているのは、『国立栃木療養所一五周年誌』にある以下の記述です。

整形外科病棟には、10名近くの骨関節結核罹患児童が入所しています。この子供達はいずれも、幼少期に発症し、就学猶予あるいは免除などという消極的な義務教育対策にまかせられていて、適切な生活指導を受けることもなく、ほとんど野放しと言った状態で、日々を過ごしていました。

（中略）

所長をはじめ井上ケースワーカーほか多くの人達の協力を得たことは幸せでした。お陰で公認の学級ではないが有志の交代指導によって子供達に勉強する機会を与えることができました。(15)
（傍点筆者）

ところでこの当時の栃木県の教職員の結核休職者は表1の通りです。(16) 昭和三〇年度当初、全教職員休職者の中で、結核による休職者が八二％に達していたことが分かります。昭和三〇年四月一日現在の休職者数は、教職員全体の一・四一％でした。

また昭和三〇年三月一日現在で、休職教職員の実態調査によると、自宅療養者七六名、入院療養者六三名となっています。

表1　年度別休職者調査数

4/1現在（昭和）	27	28	29	30
休職者総数	215	244	209	186
結核休職者数※1	211	219	187	152

※1教育公務員特例法第14条

「押しかけ患者先生」

宇療特殊学級のもう一人の教員星野勇は昭和二（一九二七）年生まれで、開設前は国立栃木療養所に結核で休職療養中でした。星野が宇療特殊学級の教員となった経緯は以下のようです。

当時、宇都宮市立城山南小学校に在職中で、国立栃木療養所に入院加療中の星野勇教諭はこのこと〔宇療の特殊学級設置〕を聞いて所長北村省三に希望を申し出たが退所に至らず、設置の延期ができないか〔宇都宮市教育長〕立入隼人に問い合わせたところ、すでに9月1日に設置を許可してしまったという返事であった。そこで星野勇は、国立栃木療養所から国立宇都宮療養所へ転院してその手伝いをしたいと申し出た。それにより、宇都宮市立城山中学校の小ロスガ教諭が9月1日付で小学校も兼ねて任命され、正式ではないが星野勇が健康回復を重ねながら手伝いをするという形で、昭和31年9月7日開設式が挙行された。(17)

彼はいわば〝押しかけ患者先生〟となったわけです。半年後彼は復職して正式に宇療の特殊学級に異動となりました。（以下最上日記より）

昭和三二（一九五七）年四月八日
午後一時半より養護学級始業式入学式
新任星野教官の新任式

星野の授業の様子は「2　授業風景と児童生徒」で引用する資料で垣間見ることができますが、以下の最上日記の記述はどうでしょうか。

昭和三三（一九五八）年一月二四日
星野勇先生の音楽教室も回を重ねること四回となった。ＮＨＫでこれを聞きつけて養護学級の録音をとりに羽石放送係来る。
音楽を聞き、子供、教師と私の録音をとって帰る。

その後、星野は宇療特殊学級で三年間勤務したのち、河内町立古里中学校（現宇都宮市立古里中学校）に異動し、昭和三五（一九六〇）年、国立栃木療養所内に結核特殊学級（河内町立岡本小・古里中分教室）が設置されると、担当教諭として赴任しました。

昭和四〇（一九六五）年には古里中に新設された精神薄弱児特殊学級の担任を務めるなど、本県の特別支援教育に大いに足跡を残しました。その功績によって昭和三八（一九六三）年、小口と同様に模範教育関係職員として表彰されました。のち宇都宮市立清原南小学校長などを歴任しています。（平成一七（二〇〇五）年七八歳で死去。）

療養所職員も教師の代役を、看護婦も保母兼任

創立六〇周年記念誌の座談会から、看護婦の回想を取り出してみます。それによると、看護婦は保育士を兼任していたようで、療養所の職員も教員の数が足ら

ないので、勉強を教えていたようです。

○　そのときの先生は小口先生…星野先生とお二人が教えていらっしゃいましたけれども職員の中で今村先生〔医師〕や大羽さん〔事務職、後国立横須賀病院事務長〕もそれぞれ数学や英語を教えていました。

○　当時は3病棟の西側には、大人の結核の患者さんと、それから養護学級の卒業生が収容されていたんです。で、大部屋の方には幼児の部屋が一部屋、それから学童の部屋がありまして、大体学童は小学生、中学生とに分かれて30名位収容されていたと思います。（中略）学童達はとても幸せでしたね。…治療を受けながら学校へ行って、休学にもならないで卒業したり、それから退院し、すぐに母校に戻れたり、進学も出来た訳なんです。（中略）みんな明るくて、くったくのない、子ばかりでした。そんな思い出があります。

○　この子供達をどうして素直にみんなとなかよく過ごさせたらよいかと思いまして、裕福な家庭の子供もあるし貧しい家庭の子供もおりました。それでお互いにおやつをうちから持ってくるとみんなで分けて食べるのよと言って、貧しい子供にも分けさせて上げたのです。そうすると貧しい子供はどうも有難うと言って食べておりました。どうしても盗癖になると困ると思いましたものですから、うちからお小遣いがこなくて困る人は婦長さんが「いつでも貸してあげるから言いなさいよ」と言うとくるんですよね。「どうしたの」と言うと、「お小遣いが無くなったの」「だめよそれじゃ。いくら?」と言うと「30円貸して」って借りにくるんですよね。それを持って「どうもありがとう」と帰っておりました。

その当時養護学級の〔小口〕先生がお一人なものですから、体も弱かったので、お休みが多かったんですね、そうすると、子供達が「婦長さん今日先生がお休みなんだけどどうする」ってくるんですね、そうすると私も困ってしまいましてね、「高学年の人は自習しなさい。低学年の人は、今日はなに?」って言うと「算数なんだよ」って言うんですね。「引算なら、こうこうすると出来るんじゃない」って言うと、「うん、分かった」って。そういう様なことがありました。

○　退院するとき、家族の方がこられても、「うちに帰るのがいやだ！」って泣いて、私の所からはなれない子供がおりました。そういう事が今では、懐かしくて。その子供達も今では、結婚されて、お母さんになっておられます。

子供の中に2、3印象深く残っているのですが、病棟婦長は平石さんが担当していた頃だったかと思いますが、男の子でした。物心ついて家に帰ったが、その夜から外に飛び出して「看護婦さん助けてくれー」「助けてくれー」としばらく泣かれて困りましたと父母から連絡があったこと。

（『創立六〇周年記念誌』筆者が編集しました）

教員の異動

昭和三一年度途中に開設した宇療の特殊学級は、小口教論、星野助教論の実質二人でスタートしましたが、児童生徒数の急増とともにすぐに教員が増やされました。（以下最上日記より）

昭和三二（一九五七）年一二月二五日

外来をやっていたら立入教育長からの電話―来る一月から教師を三人としたいからすぐ書類を出す様とのこと。

早速見目校長に連絡する。耳寄りなお歳暮だ。

以下、昭和四九年三月に閉鎖になるまで各年度の教員数を表に示しました。この表中にある児童生徒数は、何月の時点のものか不明ですが、年度内に転入転出が多数発生しているはずなので、あまり意味がありません。このことについては後ほど詳述します。

教員の宇療特殊学級での勤務年数は、最長が小口の

表2　宇療特殊学級年度別教員数・児童生徒数

年度	西暦	城山中			城山東小		
		名称	学級生徒数	教員数	名称	学級児童数	教員数
32	1957			2			1
33	1958			2	養護学級		2
34	1959			1	養護学級		2
35	1960			2	養護学級		2
36	1961		特殊2学級	2	養護学級		2
37	1962			2	特殊学級		2
38	1963			2	特殊学級	2学級児童13	2
39	1964		特殊3学級	3	特殊学級	2学級児童28	2
40	1965	養護学級	2学級生徒16	3	特殊学級	2学級児童15	2
41	1966	養護学級	2学級生徒22	3	特殊学級	3学級	2
42	1967	養護学級	2学級生徒14	4	特殊学級	2学級	1
43	1968	養護学級	2学級生徒7	3			
44	1969	養護学級	1学級生徒4	1			1
45	1970	養護学級	1学級生徒2	2			1
46	1971	養護学級	1学級生徒1	1			
47	1972	養護学級	1学級生徒2	1	特殊学級（病弱）	1学級	1
48	1973	養護学級	1学級生徒1	1			

※栃木県連合教育会（編）『学事関係職員録』より作成
名称と学級児童生徒数は記入がない年度がある
昭和32年度は星野勇が小中を兼務していたので、教員の実人数は2人である

九年半、以下六年一人、四年四人、三年三人、二年四人、あとの九人は一年間です。

これを他の療養所の特殊学級、すなわち国立栃木療養所（当時）内の結核特殊学級（とちの木教室）と比較してみます。同校は昭和三五（一九六〇）年宇療特殊学級に遅れて開設し、昭和五四（一九七九）年に県に移管されるまで、河内町（村）立岡本小学校、同古里中学校の分教室として続いていました。

とちの木教室の開設から宇療特殊学級が閉鎖となった昭和四九（一九七四）年までを比較してみます。

一年間で異動した教員が四人のみ、二年が二人、三年が一人で、それ以外の教員は皆四年以上勤務しており、一〇年以上にわたって勤務していた教員も二人いました。とちの木教室はカリエス学級と呼ばれることもあり、より専門性を求められることもあったのでしょうか、やや宇療の特殊学級と事情が異なる点があるようです。

また同年に開設した肢体不自由児施設若草学園内

の特殊学級（宇都宮市立細谷小・陽南中学校分教室）は昭和四三（一九六八）年度に県に移管されますが、その間の教員の異動を見ると、ほとんどの教員が三年以上勤務しています。

全体として宇療特殊学級の教員の勤務年数は短く教員の回転（＝異動）が速いのです。多様な学力からなる子どもたちに個人指導で対応し、事実上の独立した学校なので少人数で本校同様の校務をこなさなければならないため、教員の業務は多忙であったと思われます。そうした事情もあったからでしょうか。

城山中見目校長の熱意とその死

城山中学校長見目長吉は、第三章で宇療特殊学級開設の「熱心な協力者」として紹介しました。彼は特殊学級開設後も度々宇療を訪れ、特殊学級の設備充実のために汗を流しました。最上日記で追ってみましょう。

昭和三二（一九五七）年一二月二八日
養護学級終業式
見目校長も参列

昭和三三（一九五八）年二月一五日
見目中学校校長来所
テレビの件、養護学級の教員の件。
学級新築の件等懇談

二月二五日
見目長吉校長、上京の序でに製菓会社訪問しテレビの件を交渉。

三月二四日
見目校長来所
製菓会社に申し込んでいた養護学級へのテレビ寄贈の件　断られたので出入商人に対して寄付させせたらとの意見　これは殊に困るので、厚生省の方で考えてもらう様にすると答えておいた。

四月一日
見目校長　市教委でテレビを何とかするとの由。よくもねばったものだ。

所長の言うとおり、子どもたちのために粘り強く交渉をしてテレビを勝ち取ったようでしたが、日記には見目校長の突然の訃報が書かれます。

一二月五日
見目校長腹痛を主訴して佐伯病院に入院　奥さんより電話で見舞う。
昨日より腹痛　熱その他なし。
兎に角、上腹部の病気（穿孔《センコウ》？）だったら開く方がよいと進言。
済生会入院

一二月六日
見目校長、本日十時死亡。午後自宅におくやみに行く。
奥さんは病気を出来るだけしらべて貰ったのでくいなしと言う。
天晴《あっぱれ》、あれを開かないで、死んだらどうも心残りでしたと言う。

一二月八日
見目校長自宅葬、二時
小雨ふる中でしめやかに行われた。

四九歳の若さでした。当時の医療水準では、見目夫人の「出来るだけしらべて貰ったのでくいなし」の言葉の通り、やむを得ないことだったのでしょうか。

2　授業風景と児童生徒

訪問記「病窓に早春の陽を浴びて」

宇療の特殊学級に関する資料は、断片的で乏しいものですが、『教育月報』に掲載された次の二編のレポート「訪問記」は、開設当初の特殊学級の雰囲気を伝える大変貴重なレポートです。

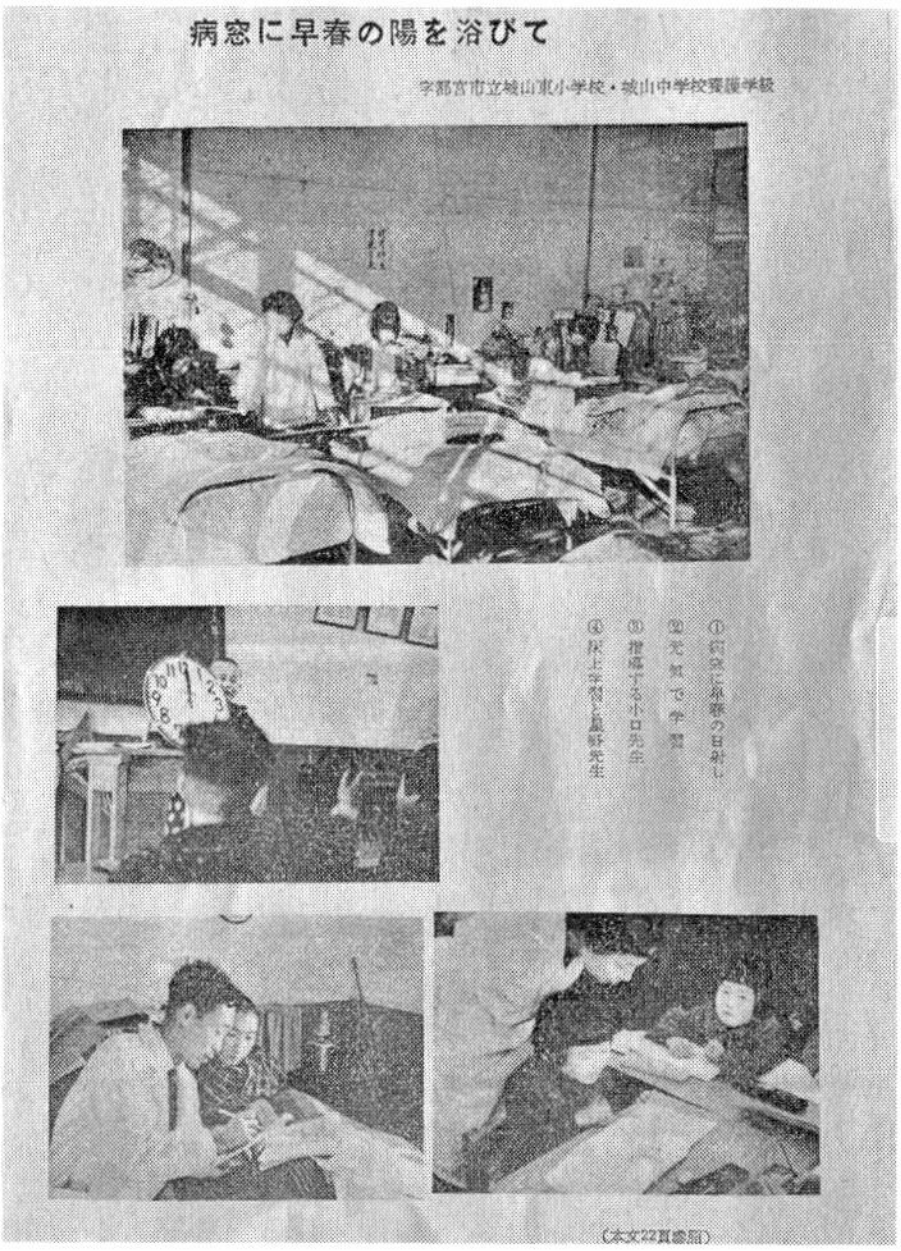
病窓に早春の陽を浴びて
宇都宮市立城山東小学校・城山中学校養護学級
（本文22頁参照）

図３　訪問記「病窓に早春の陽を浴びて」扉写真

『教育月報』は栃木県教育委員会事務局が発行していた月刊誌で、現在同事務局が発信している「県教委だより」と栃木県連合教育会が発行する『下野教育』の内容を合わせたような冊子です。

最初の「訪問記『病窓に早春の陽を浴びて[18]』」は、宇療の特殊学級が開設して一年半後の報告で、それによると学校が軌道に乗っている様子がうかがえます。

〈訪問記〉病窓に早春の陽を浴びて

宇都宮市立城山東小学校・城山中学校養護学級を訪れて

指導課・調査課

二月二十一日（金）午前中、私共は（指導課高瀬・松本指導主事、調査課増渕主事）国立宇都宮療養所内にある城山東小学校・城山中学校養護学級を訪れた。

先ず、所長室に通され（所長出張につき不在）遠山有能医務課長さん、高橋完治主治医、小口スガ、星野勇、吉田喜美子先生方の歓迎をうける。

（中略）
ここに現在入所して療養につとめる児童・生徒の数は、小学生二十三名、中学生二十八名、計五十一名で、病気療養に努めながら学習をつづけている。

三ヵ月の医師の観察期間を経て、各々その病状により学習をつづけることが出来るような配慮がなされている。学習の状態は、教室学習と床上学習とに分れていた。先ず、**教室の学習**の状況を見せていただいた。

星野先生の指導で、算数の時間。十九名の児童が元気で勉強をしている。特に、一年生の「時計の見方」など、仲々元気で、病人とは思えぬ程である。

ついで、中学生の国語の時間は、小口先生の「文法」である。病人につきまとう暗さは一つもなく、明るくとても朗らかな授業だった。教室に入る入口にはこう書いてあった。

「勉強の時間は、午前二時間と午後一時間。

八時四十五分から九時三十五分の一時間と十時半から十一時十五分の二時間目。月・水・金の前半は小学生、後半が中学生。火・木・土の前半は中学生、後半が小学生、後半は九時半から十時十五分の一時間目と十一時十五分から十二時まで。

午前中の授業は、小学生と中学生がひとつ教室になることはない。」

こんな意味のことが書かれており、音楽の時間でも歌をうたうことは禁じられている。

次に**床上学習**を見る。柔い早春の陽ざしの射し込む病室にベッドが並んでいる。ここでは病床に坐りながら学習をしている。吉田先生や星野先生が寄り添うごとくにしてこれらの子どもたちに教えていた。徹底した個人指導である。師弟愛に目頭が思わず熱くなるのを感じた。（床上学習者四名）

このようにして、検診の観察時間を経て、学習を許されるこどもたちは、それぞれ学習を続けられることは、こどもたちにとって、どれほどうれしいか分らないのである。（別記病床作文を参照）

（傍点筆者）

「訪問記」には「日課表」と「学習区分一覧」が付けられており、授業は午前中二時間、午後も一時間授業がありました。子どもたちは安静度に応じて、床上学習（ベッドサイド授業）か教室授業何時間（一〜三時間）か、決められていました。また当初、結核患者は歌を歌うことができないので、音楽の授業には様々な楽器やレコードを使った授業が行われました。

この中には勿論、年齢超過の生徒もいる。しかし、病療により平常な学習を続けられなかったこうしたこどもたちは、たとえ中学校の二年生でも、喜んで小学校五年の学習をするという具合で、もう勉強それ自体が貴重なものであり、何よりもうれしいのだ—と先生方はいっている。中には、九年間もこの病院にいるこどももいますと、星野先生はいっていた。

入所者は生活年齢が違い、進度の程度もまちまちである。例えば、中学校一年生には、三年の該当者が二名、高校一年のものが一名、高校二年の該当者が三名といずれもまちまちである。ではこうした生活年齢の複雑な学級をどう経営していったらよいだろうか、この点について小口先生はこう語る。

第三章の開校時の新聞報道等で紹介されている通り、学校へ行けなかったために年齢超過の子が依然としていることが記されています。訪問記の続きを見てみましょう。

経営は困難——まず生活指標を目標に

入所八年、同じ空白でも、親を離れた療養ずれで「小さい大人」になってしまっては困る。

○心理な面では、

先ず愛情がない。

内向でいんけんになり勝である。

言葉が乱暴である。

わがままで、自己本位である。

病気からくる劣等感がある。

自己内省的で、せん細な感情をもっている。

○身体的な面では
身体的には大人である。
体力がなくて、疲れ易い。
耳や鼻の病患が多い。
○学力の面では
学習力がまちまちである。
理解度は高いが、学ぼうとする意欲の割合に学力は劣っている。
教育の空白などを一心に埋めようとするが、病気療養という特殊な条件から知的な裏づけがなく、誤字が多く、また筆順を間違う。

学習区分一覧（昭33・1・15現在）

学校	小学														中学								合計	
学年	1		2		3		4		5		6		計		1		2		3		計			
性別	男	女	男	女	男	女	男	女	男	女	男	女	男	女	男	女	男	女	男	女	男	女	男	女
在籍児童生徒数	4	2	2	5	1	2	0	1	2	0	1	3	10	13	1	5	5	10	1	2	7	17	17	30
	6		7		3				2		4		23		6		15		3		24		47	
安静	0	0	0	0	0	0	0	0	0	0	0	0	0	0	0	0	1	1	0	0	1	1	1	1
床上学習	0	1	0	1	0	0	0	0	0	0	1	0	1	2	0	0	0	5	0	0	0	5	1	7
教室学習	2	1	1	0	1	1	0	0	1	0	0	0	4	3	1	0	0	1	0	0	1	1	5	4
教室学習2	2	0	2	1	0	0	0	1	0	0	0	1	4	3	0	2	0	1	0	0	0	3	4	6
教室学習3	0	0	0	2	0	1	0	0	1	0	0	0	1	3	0	3	4	1	1	2	5	6	6	9
観察	0	0	0	0	0	0	0	0	0	0	0	2	0	2	0	0	0	1	0	0	0	1	0	3

備考　入所して3週間は観察期間、その上で学習時間が決められる。

以上のような状況から、教育目標をこう立てている。

教育目標

病棟その場が、教育の全体である。
自主的技術の養生―教科外の活動を通して。
・家庭的な雰囲気の助長。
・協力一致の精神の涵養。
・豊かな心情の涵養。
・音楽や図工の指導。
・保健栄養。
・健康的な見方、受取り方。
努力点については、入所と保健管理面に重点を置いている。

努力点

○入所については
家庭的な雰囲気を
身廻りの始末を

協力してたのしい生活を
○健康管理面については
完全清潔。
環境管理、病気を克服する心。
○教科面については
自主的態度、基礎的な学習、調和的な学習に重きを置いている。遅れたものを取り戻すために個人の凸凹・個人指導の徹底をはかる。

視聴覚教育による視野の拡大。
○生活指導の面では
子供会
安定感
きまりを守り、一致協力し、円満な社会生活を送れるようにする。
余暇の活用。
更に、先生方はこう語っておられる。
ここでは、教育するということは治療なんです。散歩・作業・療養―これに相当するのが教育であるという。安静度・作業・療養・教室・症状―こうした矛盾がそれぞれ生きている。精神面では、変ってくる感情の安定、即ち安定感が、治療の一つとして大きく浮んで来るのです。治療と学習―二つの大きな矛盾をどう教育に結びつけていくかと言うところに、養護学級の経営の困難があり、先生方の苦労も一通りではない。
高橋主治医は「みんな言うことをきいてくれてうれしい。学習時間数が少しでもふえることが、とてもうれしいんですね」という。星野先生も「こどもたちは自分の症状をよくわきまえて、先生の言いつけを守り、他の人が進んでいてもちゃんと自分のところをや

日課表　城山中東小学校養護学級

冬期時間	日課	夏期時間
6:30	起床検温検胴洗面	6:00
7:30	朝食	7:00
8:00	安静	7:30
	朝の話し合い	8:20
8:45	学習①前	8:30
9:30	学習①後	9:15
10:15	検温検脈	10:00
10:30	学習②前	10:15
11:15	学習②後	11:00
12:00	手洗い昼食	11:45
	話し合い	
	昼休み	
1:00	安静	1:00
3:00	検温検脈	3:00
3:20	学習③	3:20
4:05	自由時間	4:05
5:00	手洗い夕食	5:30
5:30	自由時間	6:00
7:00	検温	7:00
7:10	自由時間	7:10
9:00	消灯就寝	9:00

ります。」

（中略）

さて、最後に、先生方と病院の雑木林を歩いた。さんさんと早春の陽が溢れ充ち、苔のみどりがとても美しかった。

「生徒達はここまで来るのがとても楽しいんです。いつまでも動こうとしてしないんです」と小さな橋をわたりながら話した。療養と学習―二兎を追うこどもたち。…早く健康になれるよう心から祈って、雑木林に白く浮ぶ療養所に別れをつげた。…増渕記―（傍点筆者）

子どもたちの心理状態として「病気からくる劣等感がある。自己内省的で、せん細な感情をもっている」とあります。このことは後述する遠山有能医師が実施した心理テストの結果と一致しており、結核児童の不安傾向が顕著に見られることを示しています。

教員が力を入れていることは、（通常の学校と同様に）生活上の規律を構築しようとしていること、家庭的な雰囲気も醸成して児童生徒の精神的な安定を図ろうとしていることです。

視聴覚教育としては、実社会を見ることができないためにテレビなどが活用され、安静時間に入る前に一定の時間、病棟で各室に放送による安静指導や文学の朗読、レコードで音楽鑑賞などが行なわれました。

「子供会」は、児童会・生徒会が作られ、子どもたちの自治活動・奉仕活動を行ない、病棟で小鳥当番をつくって小鳥の飼育、廃品回収、食事の世話をしたり、食堂備えつけのテレビで見る番組の選択をしたりなど、数々の仕事をしたそうです。

そしてそれらが療養と結びついていること、「教育するということは治療」であることを強調しています。このあと「訪問記」には子どもたちが綴った作文が掲載されています。

日記から

この子がつづる〈作文〉

宇都宮市立城山東小学校養護学級

小学四年M・I

九月〇日雨
今日も、教室へ行けませんでした。よし子ちゃんはベッドの上で勉強してもよいそうです。私もよくねていて、早く勉強をしたいと思いました。
（中略）
九月〇日晴
お父さんとお兄さんがきました。
私は、とってもうれしかった。ひっしにぶらぶらあるきました。家に帰ったようなきがしました。
九月〇日晴
今日から、教室で勉強してもよいことになったので、私はうれしくてたまりません。みんな、元気な顔で教室で勉強していました。
十月〇日晴
今日は城山東小学校の運動会です。朝早くはなびがなりました。なったちょうしにみんな起きてしまいました。早起きしてしまいました。早くよくなって運動会したいなあ、と、思った。
十月〇日晴
今日から教室で二時間勉強してもよいといわれました。私は、うれしくて、うれしくてたまりませんでした。それにくらべて、ちいちゃんは、三時間なのでくやしいです。
十一月〇日晴
…MさんとTさんが、ぺんてるそめーる展に出した。テーブルかけがにゅうせんしました。
先生が「にゅうせんした」と、いったときはみんな「わあっ！」と、いってよろこびました。
ひさしぶりに、ふろに入りました。すごくアカがでました。だれもでました。看護婦さんがたまげました。
十二月〇日晴
きのうと、同じで「虫の音」と「みなと」の合奏のれんしゅうをしました。
今日は、新しいお友だちが一人入ってきました。…小学一年です。とてもかわいいです。安静時間はとても静かにねていました。感心してしまいました。こんどから私も、ぜったい、しゃべらないことにしました。

（中略）

二匹の兎を追って

宇都宮市立城山中学校養護学級　中学二年　A・M

毎日、ベッドの上で生活している私。

毎日、ベッドの上で勉強している私。

毎日、療養と勉強という二匹の兎を追っている私。

この養護学級が、できて一年余過ぎた今、私たちは、毎日旅装をしながら勉強しているのだ。一つの教室の中で小学一年から中学三年までのお友だちが、みんなして助けあって勉強をしているのだ。

私は病気の関係で今は、ベッドの上で勉強している。

思えば、病気になって療養しなければならなくなった時、学校もそして机からも鉛筆ノートともしばしの別れか、又永久の別れかと思ってあきらめた。そして毎日のベッド生活が暗かった。

たとえ、病気のためとはいうものの、中学もでず、もちろん卒業証書もない。私はこれからの長い年月に病気が治って一体どうしたらよいのだろうと考えると、夜も眠ることができなかった。

毎日、毎日、勉強もしないで、ただそのへんにある本を読んで一日が終る。私は悲しかった。せめて少しずつでもよいから、自分を進歩させたいと思う自分。

（中略）

でも、お母さん安心して下さい。

この養護学級に入って一年、ようやく勉強のやり方が身について近く二年を修了することができます。もう一年頑張れば中学を卒業できるのです。

どこからともなく、大きな希望が胸の中にうずまいてくる。

（註）那須郡西那須野町立西那須野中学校出身
療養は小学六年の途中からで、今までに三年余のベッド生活を続けている。父は死亡、時々作文に今の自分の姿をお父さんに見せたいと書く。

この訪問記には、以下のいくつかの統計が載っています。その中で「診療費負担別調べ」についてては割愛します。

下の「児童生徒月別入退学一覧」中の〝入学〟・〝退学〟とは年度途中で療養所に入所、または同退所となった人数を表していると考えられます。毎月の入退所（特殊学級転入転出）の数を示した貴重なデータです。

それを見ると、毎月入所者（転入）がいること分かります。退所者（転学）が少ないのですが、恐らく三月四月の年度の切り替え時に多く転入出するものと思われます。

毎月何人もの転入生がいるということは、年齢超過の生徒もいることも相まって一斉授業が極めて困難だったと考えられます。本文中の「努力点」にある「個人指導の徹底を図る」の通り、子どもたちがそれぞれの勉強をする中、

昭和31年度

学校	種別	月／性別	9 開級時	9 未定	10 〃	11 〃	12 〃	1 〃	2 〃	3/25 日現在	計
小学	入学	男	1	1	1	1	0	0	0	0	4
		女	5	0	1	0	1	1	1	0	9
	退学	男	0	0	0	0	1	0	0	0	1
		女	0	0	0	0	0	0	0	0	0
	累計		6	7	9	10	10	11	12	12	12
中学	入学	男	3	1	0	1	1	1	0	0	7
		女	5	1	2	2	0	0	2	0	12
	退学	男	0	0	0	0	0	0	0	1	1
		女	0	0	0	0	0	1	0	0	1
	累計		8	10	12	15	16	16	18	17	17

備考　小学12名中卒業生5名、中学7名中卒業生6名

昭和32年度

学校	種別	月／性別	4月 1日 在籍	4 未定	5 〃	6 〃	7 〃	8 〃	9 〃	10 〃	11 〃	12 〃	1/15 日現在	2	3	計
小学	入学	男	3	3	0	1	2	0	0	1	0	1	0			11
		女	4	1	1	1	0	2	1	0	1	1	2			14
	退学	男	0	0	0	0	0	0	0	0	0	0	0			1
		女	0	0	0	0	0	0	0	0	0	0	1			1
	累計		7	11	12	13	15	17	18	19	20	22	23			23
中学	入学	男	2	1	0	0	2	0	1	0	0	1	0			7
		女	9	5	0	1	0	2	0	0	0	0	1			18
	退学	男	0	0	0	0	0	0	0	0	0	0	0			0
		女	0	0	0	0	0	1	0	0	0	0				1
	累計		11	17	17	18	20	21	22	22	22	23	24			24

教員が個人指導をするといういわゆる寺子屋方式で授業が行なわれていたのでしょう。

訪問記「この施設の子ら」

次の訪問記は昭和三五（一九六〇）年一二月号の『教育月報』に、栃木療養所内のとちの木教室の訪問記とともに掲載されたものです。

養護学級宇都宮療養所[19]

光を求めるこども

宇都宮療養所の養護学級は、宇都宮市立城山東小学校・城山中学校の特殊学級で、胸部疾患（結核）のこどもたち、小学生二九名、中学生二三名が療養と学習に励んでいる。先生は、小口スガ・秋場荘介・滝田潔・吉田喜美子の四先生が指導にあたっている。

私は前にこの学級を訪れたことがあったがこんどびっくりしたことは、新しい校舎（三教室・職員室）が建っていたことであった。場所は病院の一番奥の欅《けやき》林を背にしたところである。ここに移転したのが十月三日のことというから、ごく最近のことでもある。十月二十七日が落成式ということで、忙しそうだった。

お待ちになって下さった竹渕校長先生（城山東小校長）に案内されて、この立派な教室を見る。椅子は特別な肢掛椅子と斜面の特殊な机である。「ここの子どもたちは、病気のこどもたちですからね、環境整備が大事ですよ」—と、竹渕校長先生は話される。

「まるで、自宅から学校へ通われているのと同じですね」と言うと、「こどもたちもそう言っているんですよ」、と傍の小口先生はいかにもうれしそうに瞳を輝かす。ただ病棟からの往来に屋根がないので、皆異口同音に、「雨の時など、屋根があるといいんですがね」と、空を仰いでいた。

この訪問記は、一〇月に新校舎が落成した直後に訪問したもので、真新しい真っ白な塗装が眩しく映る校舎の写真が掲載されています。場所が「病院の一番奥の欅林を背にした」とあるのは、療養所の敷地の一番北で、口絵3の空中写真中の○で囲んだ建物、また49頁の地図で、○で囲んだ〝W1F（昭31）〟とある（昭31は35の間違い）建物が校舎です。続きを見てみましょう。

ここは、小学校の国語の時間、こどもたちの短詩が板書きされていた。

秋晴れ
白い雲一つなく良い秋晴れだ。
（中略）
太陽
太陽の光が鏡をはんしゃさせている。
私のからだもあたた

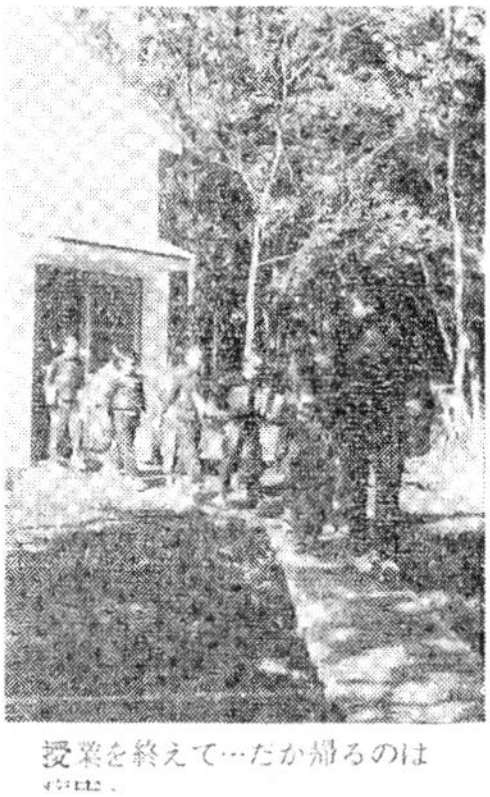

図4　訪問記「この施設の子ら」より

めて下さい。
（中略）

子どもたちのこの短詩、それはいたけない傷心の表現であろうか。秋晴れ、太陽の光を求める気持は、健康へのあこがれのように思われて、じいっと黒板を見つめていた。

一〇時
オルゴールの昔がきこえて
もう一〇時かあーと一人つぶやく。

病床に聴くオルゴールーそこに病者特有の哀愁と溜息がーひとりつぶやくのである。それは病者の悲しいつぶやきでもある――。

しかし、子どもたちは明るく、先生の指導によって

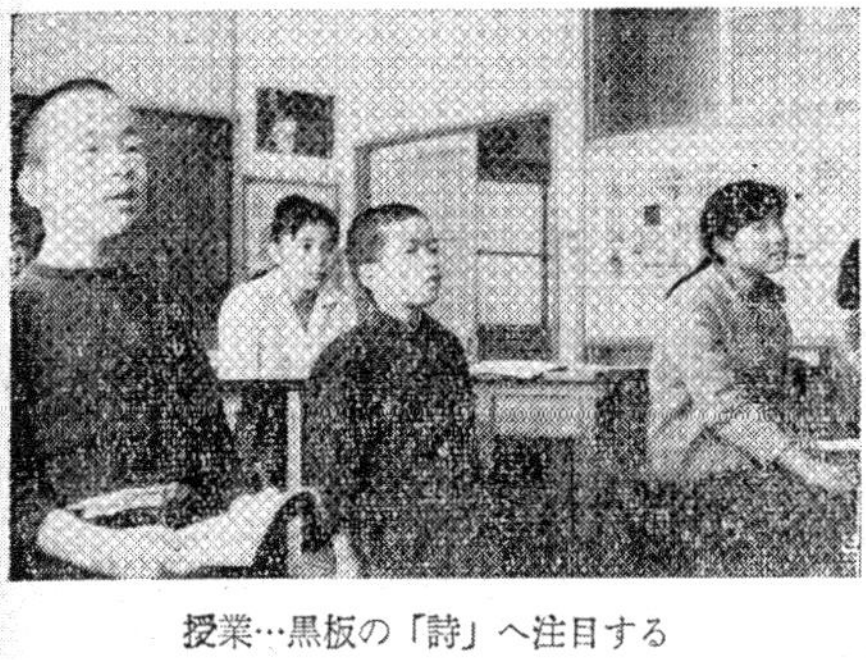

図5　訪問記「この施設の子ら」より

授業は進められ、時々笑い声も起きる。

先生方は全く忙しい。教室での授業を終るとすぐに病室での床上学習の指導である。布団の上の子どもに寄りそうようにして指導する先生の親切さ―なかなか容易ではない。

一つ一つ病室を廻わってみる。スケッチをするもの、教科書を読むもの。ここでも枕元の本立てには、教科書や参考書をはじめ童話や漫画の本が並べられている。中には『復活』や『チボー家の人々』という難しい本もあって驚いた。

寝ている小学生の女の子に「淋しいかい」ときくと、「うん」とあっさり肯定して、秋晴れの室を窓越しに見つめた。青空がこの子の健康を祈っているようだった。

早期治療が大切

私たちは、職員室に戻って、話し合った。

竹渕校長先生は、「ここでは健康の回復―安静が第一要件です」と、教育目標をこう説明された。

○情緒を安定し、静養を尊び、一日も早く健康の回復を願い
○基礎学力の確保につとめ
○自主性と社会性を伸ばす

これが学級の教育目標である。「結核を治療しながら、学習を進めるためには医療担当者との緊密な連絡をはかることが大事ですし、暖かい雰囲気を作ることに努めなければなりません」―こう小口先生は語られた。これについて、担当医の高橋先生は、こうした施設を全国的に見てこう説明された。

「（中略）入所当時の排菌者は凡そ三五％。陰性化した排菌者の大多数（八〇％）は、七カ月以内に陰性化し、一部（二％）は一年から三年を要する。しかし全排菌者の三〇％は三年たっても陰性化しない―」

即ち、長期に再悪化が多いので、早期発見が大切だ

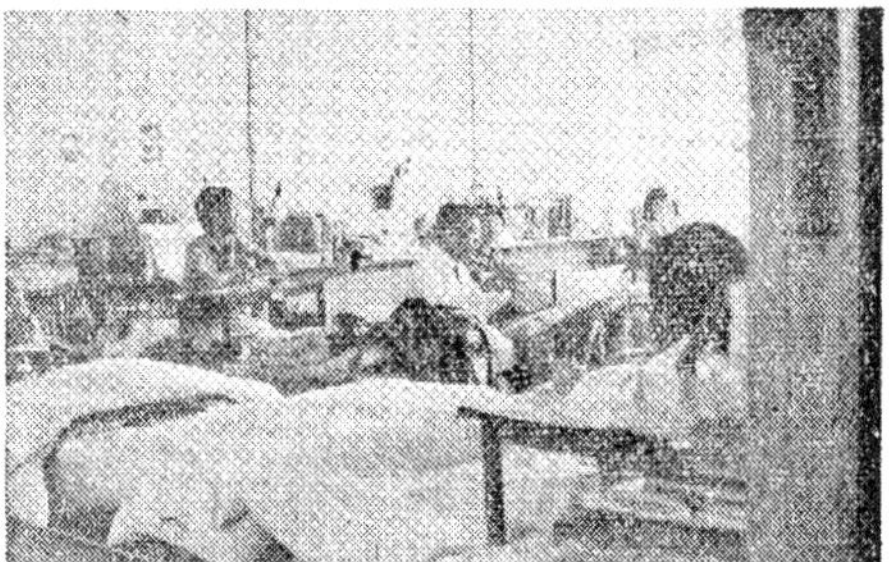
床　上　学　習

図6　訪問記「この施設の子ら」より

ということである。

（中略）

そして、こういう施設はもっと作られなければならないし、充実していかなければならない問題であり、先ず一般の方々に知って貰わなければならない――とこう結んだ。

（中略）

いずれにしても闘病と学習――この二兎を追いつつ、明日の希望に生きるこの施設の子らのために、ただ安価な同情ばかりでなく、救い手を、愛の手を真剣に考えてやるべき日が来ているように感じたのである――。

（傍点筆者）

以上が第二の訪問記ですが、ここで教員たちが強調することは、最初の訪問記と同様で、精神的な安定に配慮しつつ療養と勉強の両立を図ることです。

学校行事と生徒の活躍

内部の施設設備も年を追って充実し、市費のほか県・国の補助も受けるようになりました。また様々な年間行事が計画され、春と秋の遠足（バス会社の好意により教室に出られる程度の子どもが、二～三時間バスに乗って遠足に行く）、七夕祭り、クリスマス、ひなまつり、学芸会、映画会、花火会、幻灯会、誕生会、レコード鑑賞会、本校の運動会見学、卒業生を送る会などが行われました。

子供達に一番評判が良かったのは遠足や七夕祭りやクリスマスなどですけれども遠足も校長先生がバス会社に交渉しましてバスを無料で提供してもらって2・3時間でいかれる所まで行きました。例えば総合グランドに行ったり万葉植物園に言ったり鬼怒川温泉ではなくて河原ですねそれから日光や佐貫の観音、那須等に行った事を思い出します。（『創立六〇周年記念誌』）

最上日記には小中の校長も招いての大盛況の学習発表会も記録されています。

昭和四六（一九七一）年一一月二六日
十時から養護学級の学習発表会
小人数ながら盛会　子供達はやるわいと思った
遠山先生の手品もあって拍手かっさい　十二時十分修了。

また市内のギャラリーを借りて行う図工展に子どもたちは積極的で、一般の児童生徒に伍して、染織展や配色展にも出品して多くの入選作品を生んだそうです。そのギャラリー展の様子を新聞各紙が報道しています。

栃木新聞　昭和三四（一九五九）年一月三一日
〝心をうつ〝明暗〟
宇都宮養護学級作品展画面に表現された病状

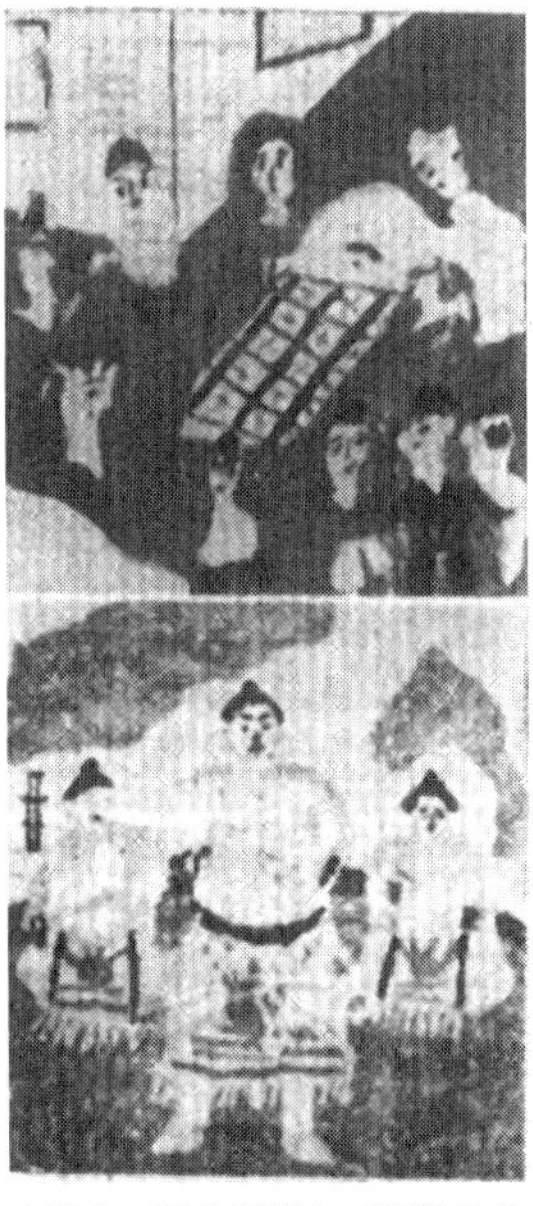
図7　栃木新聞　昭和34（1959）年1月31日

小、中学校在学中、結核を病み療養生活をつづけている宇都宮療養所の養護学級、児童、生徒の〝病める子たちの生活写真と作品展〟が二十九日から三十一日まで、東電サービスセンターで開かれ、苦しみや悲しみの中から生まれた絵や折紙細工百余点が展示されている。宇都宮市療養所養護学級（駒生町）はさる三十一年九月に、城山東小城山中の分教場として設けられ、すでに一七人の卒業生と、三十人の退院者を出している。現在の在校者は五十七人で、うち小学生二十五人（男十三人、女十二人）、中学生三十二人（男七人、女二十五人）となっている。

作品の中で目につくのは、小学五年まで峰小に在学、三十二年四月入所したK・S君（一三）の絵画で入院してから本年一月二十九日に退所するまでの作品を製作年月順に十八点展示、その病状につれて心理的な動きが変化する過程を現わしていることだ。入所して間もないころの絵は紫、黒、褐色など暗い色彩のものが多く、病気がよくなるに従って絵が明るくなっている。しかし医師の回診を描いた二枚の絵は、医師の顔を紫や黒の一色で塗りつぶしているのはその時の心の動揺や不安の反映なのであろう。また整形手術に運ばれる友達を励ます絵は、病廊を太々と褐色で塗りつぶし、ベッドを押す看護婦、友だちのせつない祈りに似た心が、画面にリアルに表現されていて見る者の心に訴えてくる。その他の児童、生徒の絵もベッドで描かれた特殊な環境のニュアンスがにじんでいるものばかり。かんずめの空きかんを利用、これを細工、配色して作った筆立や動物たちの折紙細工など参観者の関心を集めている。【K・S君の〝整形手術の友を励ます〟絵㊤と〝若乃花の土俵入り〟】

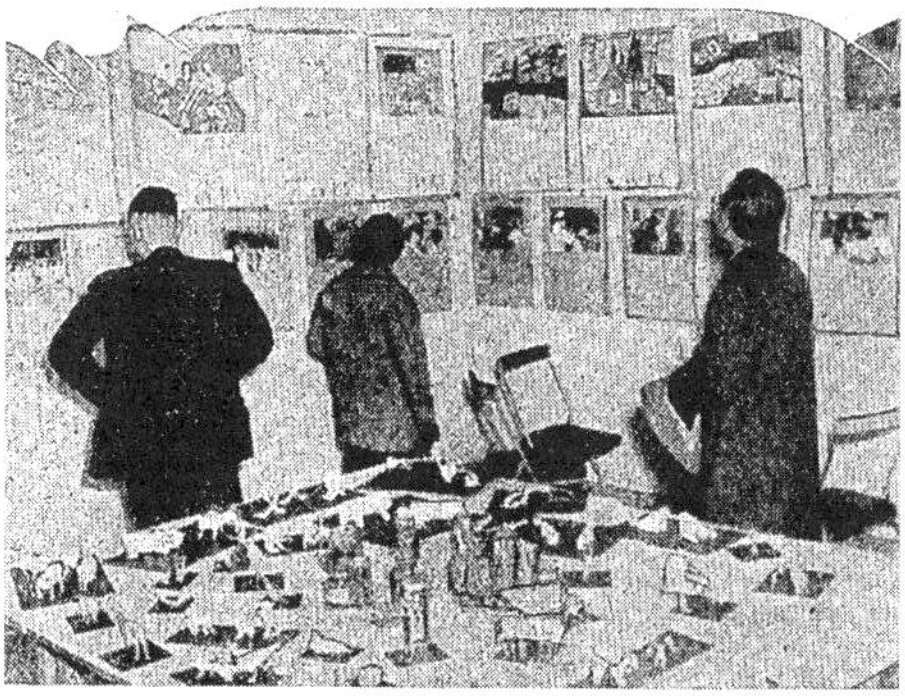
図８　下野新聞　昭和34年1月30日　作品展の様子

晴れの卒業式　マスコミの報道

昭和三二（一九五七）年三月の最初の卒業式は、新聞各紙が大々的に報道しました。最上所長にとっても感慨深いものがあったことが、日記からうかがえます。

昭和三二年三月二五日
午後一時より養護学級卒業式
立入教育長、大武連合会会長等の来賓　型の如く式。
県下最初の病人の卒業　修業式。意義のある式
新聞記者多数来所有。

下野新聞　昭和三二年三月二六日

初めての証書手に嬉し涙
養護学級の第一回卒業式

胸の病気と戦いながら勉強する宮市駒生町国立宇都宮療養所（所長最上修二氏）の養護学級第一回卒業式（小・中合せ十一名）は、二十五日午後一時から立入宮市教育長、大竹宮市ＰＴＡ連絡協議会長ら来賓、父兄ら多数が出席して開いた。

式はまず同学級の所属校阿部《ママ》（岡部）城山東小、見目城山中校長とがあいさつ、来賓祝辞があり、続いて在校生を代表してＹＡさん（中学二年）から送辞、卒業生を代表してＩＴ

「長いものは療養生活八年になりますが、勉強するときは一番楽しかった。長い間本当にありがとうございました。」

と答辞があった。同級卒業生は卒業しても相変わらず療養生活を続けなければならないが小学校を八年も遅れて卒業するＮＴさんは

「年令も満十七歳となり、卒業証書などもらえないかと思っていたのに…」

とその喜びを語っていた。

なお卒業式を祝って、同療養所内患者自治会（代表ＮＮ氏）から卒業記念にアルバム各一冊、数年前同所を退院した宮市花房町ＫＳさんから高さ一尺五寸大の西洋人形が贈られた。

同学級を始めて卒業する生徒は、…の十一名である。

栃木新聞　昭和三二年三月二六日

十一人が明るく
宇都宮療養所養護学級の卒業式

（中略）

終って中学二年ＹＡさんの送辞があって中学校卒業生ＩＴさんが〝養護学級のおかげで卒業出来ることとなり、喜びに耐えません〟と答辞をのべた。

病気で倒れ、再び学校の机に向かうことを半ばあきら

めかけていた子供たちにとっていままでの七カ月は一生にとって最大の感激、卒業生のうちには健康な身体だったらとっくに女学校に進学している、ＳＭさん（十八）昭和小五年のとき発症、こんど小学校を終えるＮＴさん（十七）らがおり、全部二—三年遅れている。しかしこの日の卒業式を迎えて卒業する人も進級する人もみんな同学級が発足する当時とは比較にならないほど表情は明るく、ヒトミは希望に燃えていた。最後に小口教諭が奏するオルガンに合せて長い間、夢の中で口ずさんだ〝仰げば尊し〟を学級全員と付添いの看護婦さんが唄う二部合唱が冷たい病棟から春の暖かい周囲の山々に流れた。

喜びの卒業生は次の通り。（略）

朝日新聞　昭和三二年三月二七日

きのう初の卒業式

宇都宮の養護学級で

（中略）

この日、病室を改造した養護学級教室は卒業生、在学生四十人のほか最上所長はじめ付添いの看護婦さんたちでぎっしり、式次第は型通りだが、普通の年齢で卒業したのは、十一人のうち中学校のＹＴ君（十五）ら三人だけ。

（中略）

式の間も、子供たちの疲れを心配する看護婦さんたちが身体の調子をきいて回るのも、養護学級らしい風景。この子供たちの勉強中は、教室の前を通らないという申合せをするほど気を使っていた。…来賓の立入市教育長が、「みなさんは療養と勉強の二つのウサギを追って、いま一匹のウサギ—卒業証書を手にしたのです。これからはもう一匹のウサギである病気を治すためにがん張って下さい」と励ませば、子供達の間から病人とは思えぬ朗らかな笑いがもれる。

養護学級をはじめてから受持った小口スガ先生（四五）は、この日の喜びをこう語った。

クラスの子供達の年齢がまちまちであることや、一人一人、病気の程度が違うこと、病気のために神経質になっていることなどで、とても苦労しましたが、やっと十一人を卒業させることができて、こんなにうれしいことはありません。中でも家庭の生活から離れている子供達に協力の気持ちをもたせるのが、一番むつかしいことでしたが、一つの病室を家庭のようにして、大きい子を中心に小さい子の面倒をみさせるようにしました。これが大きな効果をあげたようです。中学校を卒業した子が、一日も早く元気に社会へ出てくれるのを祈っています。

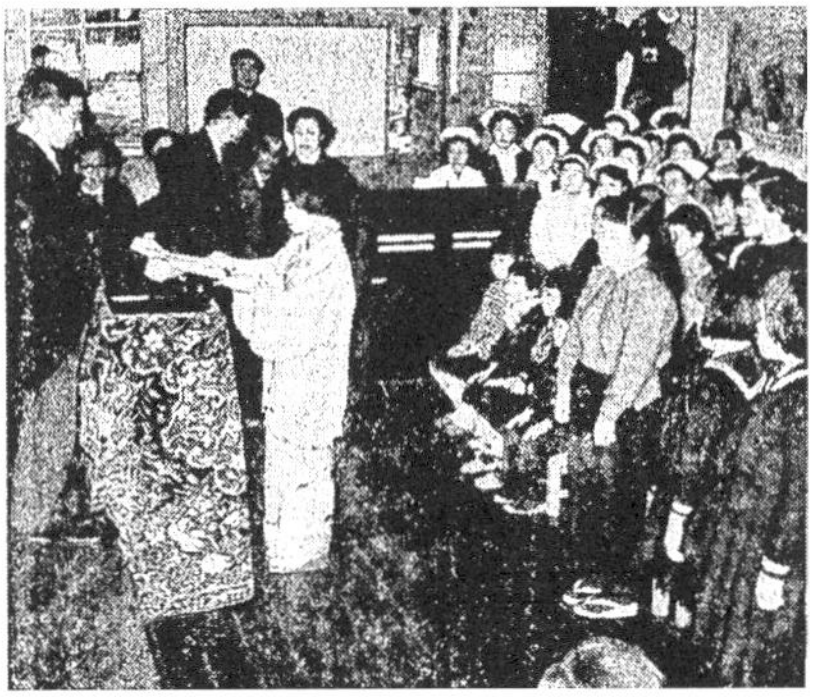

図9　下野新聞　昭和32（1957）年3月26日

その後の卒業式の話題も各紙で報道されました。

栃木新聞　昭和三四（一九五九）年三月二七日

学級を増やして

養護学級　卒業生が資金寄付

僕たちの願いをかなえて…闘病生活をしながら勉強に励んできた国立宇都宮療養所養護学級の卒業生たち十四人は卒業式のきのう二十六日、最上所長らに現金千円を差出した。これを基金に養護学級を増設して自宅療養をしている不幸なお友だちを救ってくださいというみんなの願いだ。

養護学級の第三回卒業式は父兄や来賓などを招いて午後一時から行われた。卒業証書と賞品の授与、最上所長や来賓の祝辞、卒業生代表KNさん（一五）の答辞など型通りの式が行われた。卒業生は中学十四人、小学校三人の十七人だけ。この中には卒業と同時に退院という二重のよろこびにわくMKさんのような場合もある。しかしHK君（中学）やYMさん（中学）SKちゃん（小学）らは卒業式にも出席できなかったし、残る十三人も、ベッドでの生活を送らなければならないという気の毒な子供たちだ。

しかしこの子たちは悲しんだり、弱音を吐くようなことは決してなかった。それは同じ結核という病魔にとりつかれながら、養護学級にも入ることが出来ず、さびしい自宅療養をしているお友だちがたくさんいるからだ。

卒業式が間近に迫ったころ、中学校の卒業生十四人が集まっていろいろ相談し合った。はじめはみんなでお金を出し合い、学級に長く残るような記念品を贈ることに話がまとまった。ところがいま勉強している教室はたった一部屋。それも病室を改造した小さく、お粗末な建物だ。だから自宅療養をしている気の毒な多くのお友だちをどんどん収容できるようにするため学級をふやすなり、できれば養護学校を建てるような金にしていただこう、ということに、みんなの考えが変わった。

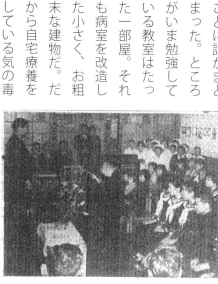

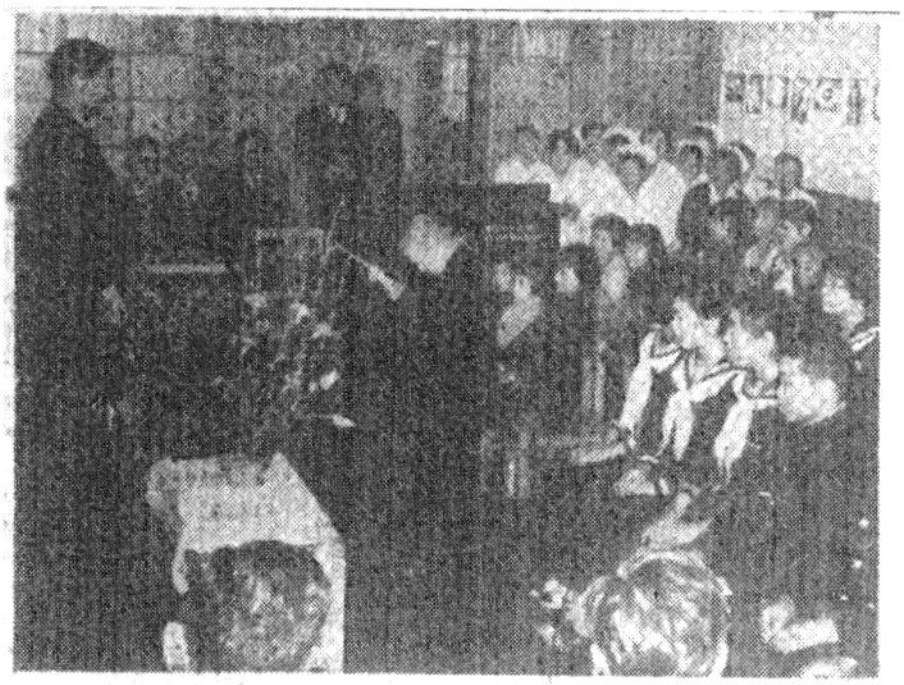
図10　栃木新聞　昭和34（1959）年3月27日

さっそく、みんなはお小使いの中から百円ずつを持ち寄った。千四百円が集まった。このうち四百円は長い間お世話になった小口、星野両先生に贈る記念品代にあて残る千円を、ぼくたちの願いをかなえて…と、式の終ったあと最上所長と池田〔城山〕中校長の二人に届けたのだった。
最上所長らは子供たちの願いにすっかり感激してしまった。そして「みんなの望みが一刻も早く実を結ぶように、できる限り努力をする」と約束していた。

毎日新聞　昭和三四年三月二七日
　病床で晴れの卒業式
　国立宇都宮療養所内　養護学級の十七人

（中略）

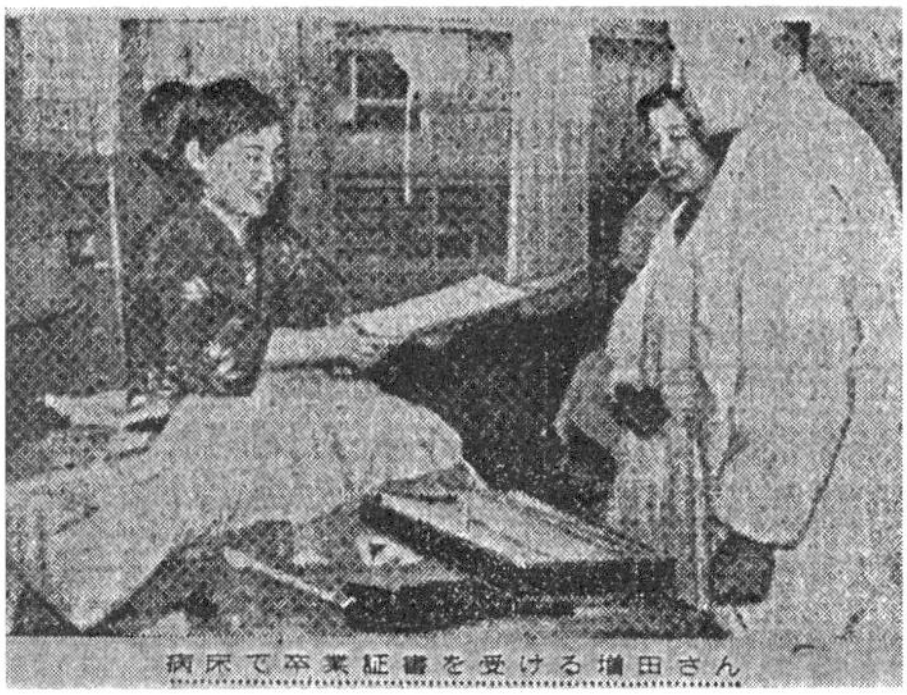

図11　毎日新聞栃木版　昭和34（1959）年3月27日

第一病とうの教室と五病室の六ヵ所で卒業式が行われた。教室では学級育ての親小口スガ先生の奏でる〝乙女の祈り〟のオルガンで十二人（小学二、中学校十）が最上所長ら看護婦、父兄の拍手に迎えられて式が始まった。岡部城山東小校長、池田城山中校長から一人々々に証書が授けられた。日ごろの苦しみを忘れたような晴れ晴れとした空気のうちに、生徒たちは家に帰るのではなく、下級生に囲まれて隣接の病室へと引取り参列者の涙をさそった。

その他の生徒たちは絶対安静のため、隣室の病床で卒業式を迎えたが、これは初めての試み。このうちに先月末、大手術をしたばかりの小学生ＳＫさん、また中学校の4日間のうちのＨＫ君とＹＭさんは三年越しに病床での勉強で一度も教室へ出ることなく、それぞれベッド上で卒業証書を受取った。

（以下略）

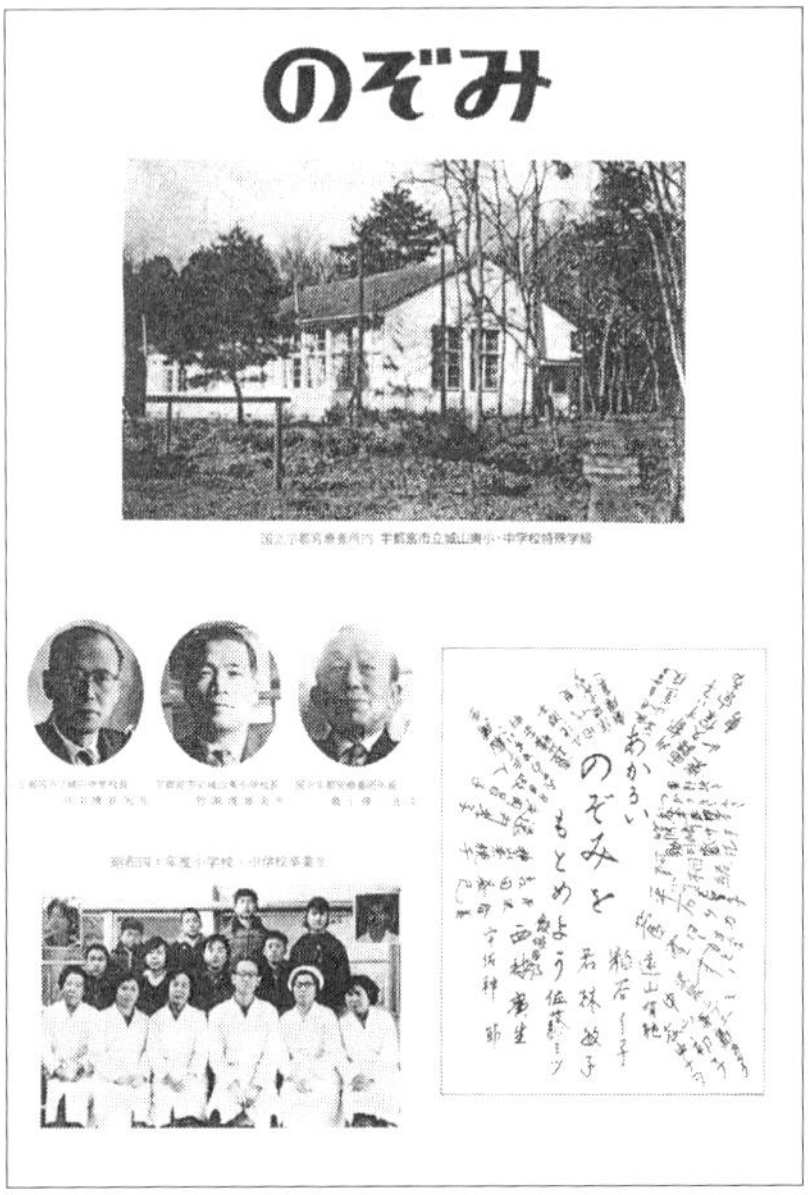

図14　宇療閉院記念誌の特殊学級のページ[20]

図14の「のぞみ」は、おそらく卒業文集のようなものだと思われます。特殊学級校舎の数少ない全景写真が写っています。また集合写真には小口教諭、遠山医師の姿が見えます。寄せ書きの中には、当時の教員の名前も見えます。

卒業後の高校合格

卒業してからその子どもたちが高等学校の入学試験に合格して新聞に載ったこともあります。

下野新聞　昭和四二（一九六七）年三月二四日

高校合格変わりダネ

退院と二重の喜び

喜連川八年間の闘病を克服

県立高校の合格者がきのう二三日、県内四九校で一斉に発表された。毎年のことながらこの日は合格、不合格をめぐって県内は悲喜こもごもの一日だった。とくに八年間の療養生活を克服して晴れの栄冠を獲得した少女、…をひろってみた。

○…小学生のときから国立療養所で八年間も療養生活

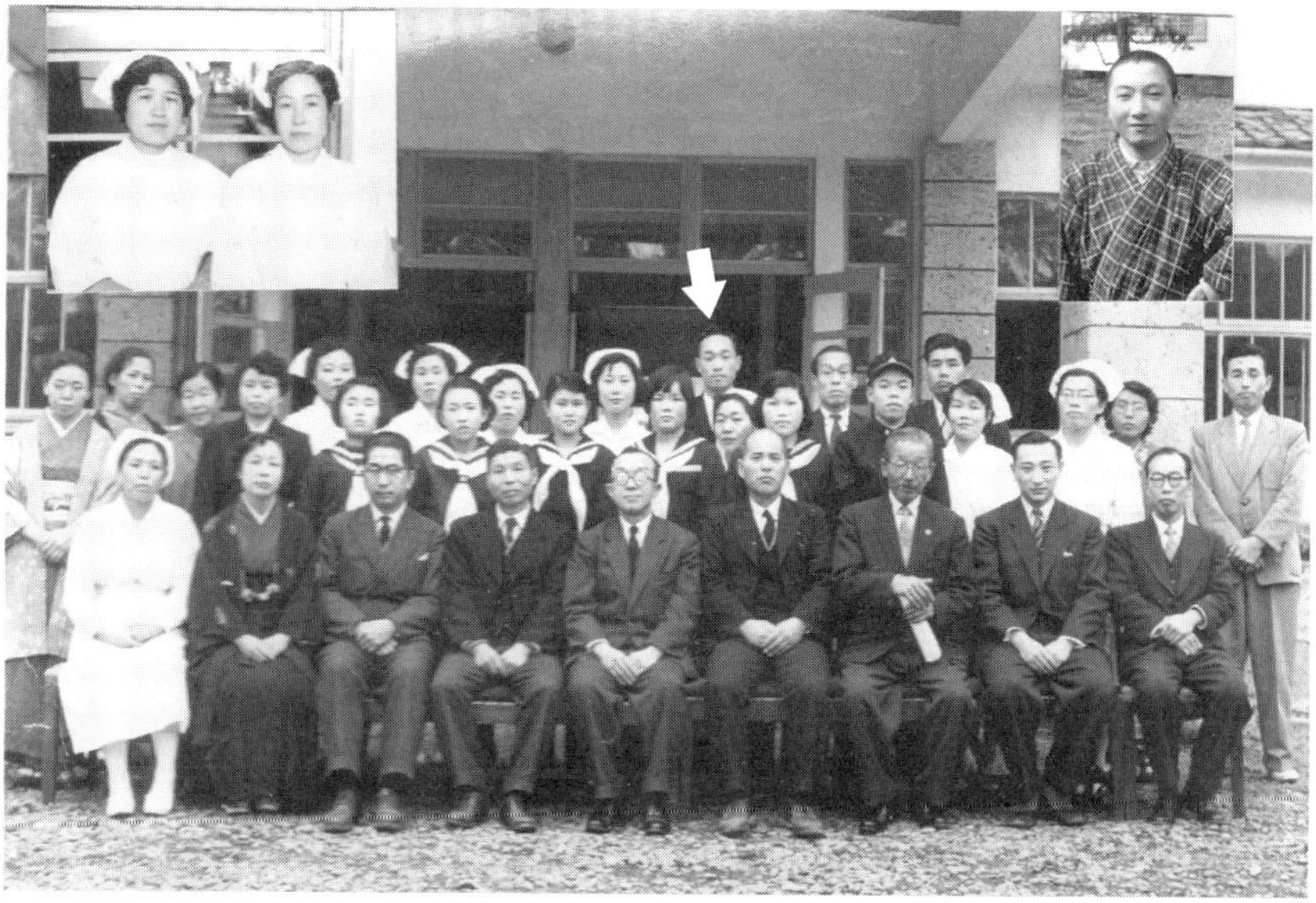

図12　昭和32（1957）年3月25日　第1回卒業式　宇療の本館玄関前。前列左から2人目小口教諭　4人目城山東小岡部校長　5人目最上所長。6人目城山中見目校長　一番後列の矢印の男性が星野助教諭

を続けていた一少女が高校入試に合格、同室の患者や看護婦さんなど関係者から祝福を浴びながら近く退院する明るい話題がある。

この少女は喜連川町鷲宿、農業Oさんの二女、Hさん（一五）で、小学校一年のとき、結核にかかって宇都宮市駒生町にある国立宇都宮療養所にはいった。

（中略）

Hさんは中学一年まではベッドに寝たきりで授業を受け、ようやく歩けるようになった中学二年のときから同療内にある特殊学級に通学したが、同級生に追いつくためには人一倍努力したという。

病気も快方に向かい、からだに自信がついたので、念願の喜連川高校家政科を受験したところ、見事、合格した。同療養所で八年間も療養生活を続けながら高校に入学したのはHさんが初めて。それだけに現在、同所の特殊学級に在級中の小中学生各二〇人はHさんの高校合格を自分のことのように喜んでいる。

Hさんが『合格して本当にうれしい。高校では大好きな国語と歴史を一生懸命勉強したい。また洋裁も習い

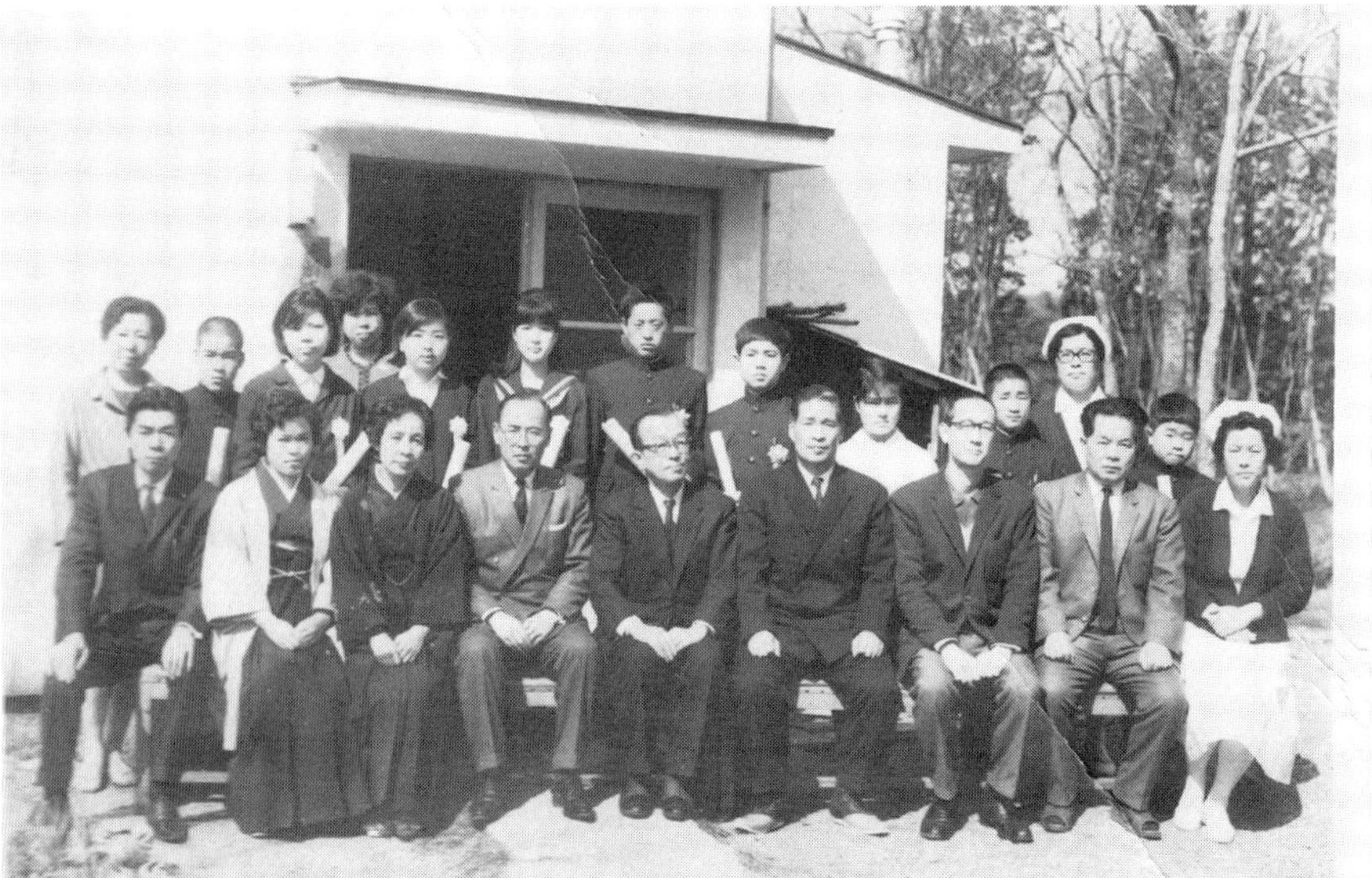

図13　(推定) 昭和36 (1961) 年3月卒業式　特殊学級の校舎前。前列左から3人目小口教諭　4人目城山中戸田校長　5人目最上所長。6人目城山東小竹渕校長　7人目遠山医師

たい』と語るそばで療養所の菅野看護婦長は『八年という長い間のブランクを克服したHさんの努力に敬意を表します。Hさんの合格がこの寮の生徒たちの今後の励みになる事でしょう』とよろこんでいた。

これ以外の卒業後の進路については、全般的な動向を後述します。

3　医療と教育の関係　遠山有能の論文から

第三代所長　遠山有能

療養所内の学齢児を担当した医師には、最上所長や高橋完治医師らの名前が上がりますが、特殊学級の創設から閉校まで最も多く携わっていたのは、医務課長で昭和四七（一九七二）年からは第三代所長（院長）を務めた遠山有能です。既に本書では何度も登場している遠山ですが、ここで改めて彼のプロフィールを紹介しましょう。

遠山は大正一〇（一九二一）年東京生まれで、京都府立医科大学卒業後、昭和二二（一九四七）年から二九年まで国立秋田療養所に勤務していました。同二九（一九五四）年より宇療に勤務し、同六二（一九八七）年に院長を退職するまで、結核療養所として斜陽化する宇療を、何とか脳卒中リハビリ患者も受け入れる病院に転換させました。

宇療の特殊学級は最上所長によって誕生し、遠山によって育てられたといえます。宇療に入所した子どもたちの面倒を見る傍ら、彼は小児結核に関して何本かの論文を発表し、学会やシンポジウム等で何度か講演をしています。

以下遠山の残した二つの論文「国立宇都宮療養所における養護学級」（『医療　16（4）』、一九六二年）、「結核小児の教育」（遠山・小口スガ・秋場荘介、『日本胸部臨床　23（10）』、一九六四年）を手掛かりに、宇療特殊学級での教育成果を見ていきます。この論文が書かれた当時は、宇療特殊学級の歴史における途中経過ですが、児童生徒の入退所数（累計）や入所期間の統計などを知ることができる貴重なものとなっています。

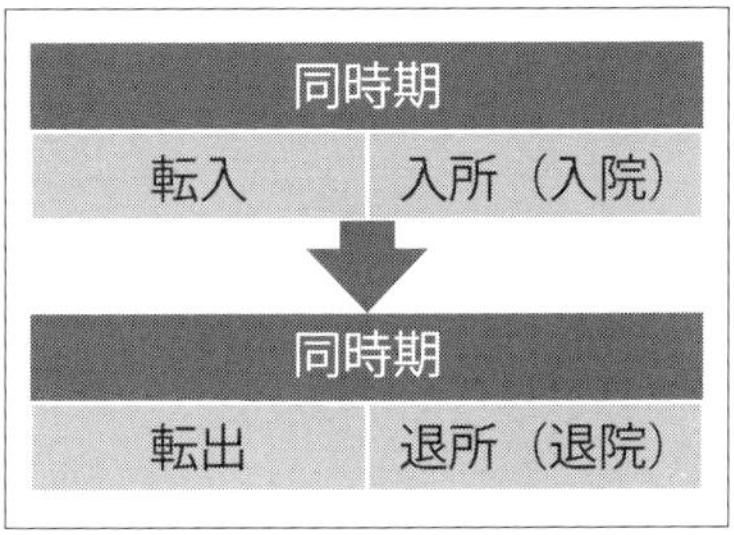

図15　転入転出と入所退所

入退所と転入転出

病院に併設している学校（院内学級）は、児童生徒の病院への入所と転入学、退所と転出が一致している場合が基本です。（図15参照）一方、医療的な入所施設などに入所している子どもたちは、入学前の幼児期から学齢期以後も同施設に入所を続けている場合も多く、入学から卒業まで施設に併設した学校で学びます。

病院併設の特別支援学校では年度内に複数の児童生徒が入退院をするので、その分児童生徒の転入転出が年度途中に頻繁に発生します。

当時の療養所では、入所期間はその子どもの病状によって、数カ月から数年にわたる場合とまちまちで、年度内で入所↓退所となる場合もありました。化学療法等が進歩し、かつ外科手術を受けた者が減少すると、療養所への入所期間はどんどん短縮化していったので、児童生徒の出入り、すなわち転入・転出は頻繁に発生していました。他方、入所中に死亡した場合（死亡退所＝学校除籍）も宇療でも四件ありました。

ですから四月年度当初の在籍者数を単純に比較して

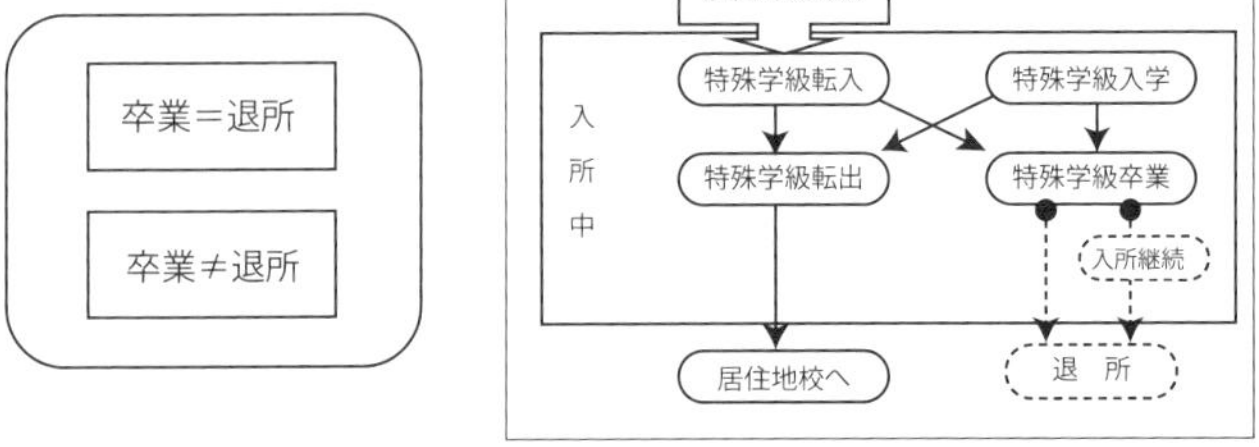

図16　転入＝入所と転出＝退所

も、転入転出の実数が分かりません。年度内に入所（転入）・退所（転出）が複数あるからです。こうした児童生徒の異動を追跡するにはカルテがあれば可能でしょうが、既に失われているでしょう。また、分教室の本校に指導要録など学籍関係の書類が残っていればいいのですが、それらは既に失われているか、残っていたとしても個人情報の壁に阻まれると思われます。

というわけで、結核特殊学級における子どもたちの出入りの実態把握は極めて困難だと思われます。

実際に宇療の特殊学級については開設から閉校までの児童生徒の異動を集計したものはありませんが、2で紹介した訪問記「病窓に早春の陽を浴びて」において、昭和三一年・三二年の転入転出の記録が一部残されているのを既に示しました。

児童生徒の異動

遠山が残した最初の論文「国立宇都宮療養所における養護学級」は、昭和三一年九月から昭和三六年九月の満五年間の記録を残しています。転入転出の実態を更に見てみましょう。

> 開設当時（昭和31年9月）入所していた児童はわずか13名に過ぎなかったけれども、年とともにその数は増加し現在では67名を収容するに至った。
>
> 入所者は毎年約30名で、36年9月末までに男子70名、女子107名をかぞえ、一方退所者も次第に増加して、総計110名となった。
>
> （傍点筆者）

まず五年間の児童生徒の異動数です。入退所状況の表とそのコメントでは、〝入所〟〝退所〟と

入退所状況

	入所			退所		
	男	女	計	男	女	計
～31年	2	7	9			
31年	10	14	24	2	1	3
32年	17	15	32	6	7	13
33年	8	22	30	9	13	22
34年	11	18	29	10	9	19
35年	10	15	25	12	14	26
～36年9月	12	16	28	14	13	27
計	70	107	177	53	57	110

なっていますが、入所は特殊学級への入学または転入、退所は卒業または転学の数で、一月から一二月までをまとめたと思われます。なお、「訪問記」であげた表の数字は四月から翌年三月までの年度で区切っているので、三一年と三二年の数が違っています。現在六七名というのは九月時点での出入りを合わせた数です。

　次に統計表は割愛しますが、結核性疾患の一四九名中、五七例三九％が排菌をしており、この子どもたちは教室で授業が受けられませんでした。遠山が二年後発表した「結核小児の教育」の中でも、「最も必要である床上教育や、排菌者の教室学習については文部省は原則的には認めないという矛盾がある」(21)とされています。

入所期間

退所した患者について在所していた期間を見ると、1年未満のものが最も多い。

1年未満で退所した者は非結核を除いても、退所者の35％であり、2年未満、3年未満のものはそれぞれ26％、28％となっている。最も長期間療養した者は12年であり、全般として平均15、6カ月となっている。

退所者中、死亡は4名で、…。

　右のように、入所期間が極めて長い子どもがいることが改めて分かります。一方、一年未満の者も三五％で、先ほどの入退所数と合わせると、非常に「出入り」が多くなっています。そのため「学齢超過」の者が当初は多かったのですが、徐々にその数が減少していることを以下で指摘しています。

　肺結核症を発見してから、入所までの期間が早ければ生活年齢と学齢のくいちがいはないが、開設当時には隔たりの多いものがあって教師も児童も苦労をしたが、次第に正常化しつつある。しかし今なお他病院から転所してきた17名（約3分の1）がおくれている。

この学齢超過生徒は最も新しい記録で、昭和四四

入所期間（カッコ内は非結核）

入所期間	男	女	計
～3カ月	6 (5)	10 (6)	16 (11)
～6カ月	4 (1)	6 (1)	10 (2)
～1年	9 (1)	12 (1)	21 (2)
～1年6カ月	8 (2)	8 (2)	16 (4)
～2年	8	4	12
～3年	11 (1)	16	27 (1)
～4年		3	3
4年～		6	6

卒業生数

年度	小学生	中学生
31	5	6
32	4	3
33	3	14
34	5	11
35	12	7
計	29	41

退級者の動向

退所後在学中	小学生	35
	中学生	17
養護学級卒業	就職	6
	家事従事	17
	高校進学中	5
	療養中	13
退所後他校卒業	就職	6
	高校進学中	2
	不明	4
死亡	退所後	1
	在学中	4

（一九六九）年一月時点の中学二年一名（女）、同三年一名（男）ですが、いつまでいたのかは不明です。

当所養護学級の卒業生数は小学生29名、中学生41名である。

「卒業生数」の表の卒業生数と「退級者の動向」の表の数が先ほどの入退所状況の表の退所数に含まれます。「退所後在学中」が特殊学級から居住地校へ転学した児童生徒、「退所後他校卒業」が特殊学級から転学してすでに居住地校を卒業した生徒です。

特殊学級を卒業して、高校に進学している者が五名いることについて、遠山は「短い学習時間でも学力に関しては一般の学校に比べて必ずしもおくれていないということが学童への大きな励みとなっている」と述べています。教育の「成果と効用」については、後述します。

安静度と授業

194頁2の訪問記では「音楽の時間でも歌をうたうことは禁じられている」とありましたが、以下の遠山の論文では昭和三六年の授業が、安静度に応じて次のように実施されていたことを伝えています。

学習時間は安静度に応じて定め、1度：安静、2度：病状により床上1時間、3度：床上1時間、4度：教室2時間、5度：教室4時間の5段階に分けており、5度では唱歌、徒手体操も行なっている。

教師は小、中学2名ずつで4学級にわかれ、小学生は40分、中学生は45分学習を行なっており、35年度の卒業生も補習授業をうけている。[22]

既に化学療法の発展によって今まで治らなかった患者が治るようになり、また学校検診の普及が早期発見→療養期間の短縮をもたらす時代に入っているはずですが、療養所では依然として安静療法を墨守して療養が続けられていました。

しかし、二年後の「結核小児の教育」の論文を見ると、小児と安静の問題について遠山は次のように述べています。

小児の結核患者に安静を強いることはむつかしいばかりでなく、これを強行すれば神経質になったり、食欲を失ったりしてむしろ有害な場合さえあるのである。実際に入所中の小児を見ていると、うつわをあふれた水のようにおさえてもおさえてもはけ口を見つけて動きまわっており[23]…。

そして、結核の経過に安静はそれほど重大な影響をもたらさないので、「われわれは自由時間における動きを観察した上で、安静度5度の患児については、体育の時間にはラジオ体操程度の徒手体操を、音楽の時間には

安静度と学習時間（国立療養所34施設、37年6月）

安静度＼学習時間	0	1	2	3	4	5	6
1	●			×			
2	●	×○	×○	○	○		
3	●	×○	×○	×○	○	○	
4		×○	×○	○	○	○	○
5				○	○	○	○
6				○		○	○
7						○	

×床上学習　○教室学習　●学習なし[24]

声楽もおり込んでいる」としています。

一方で、遠山は安静度の決定が、結核予防会による安静度表（X線所見に基づく）や、ある研究者による体温、X所見、体重、自覚症、赤沈、結核菌などの主要症状を綜合した決定などによらず、「一般には医師の主観によってきめられるのが大部分であろう」と述べています。

そして国立療養所には厚生省医務局療養所課の定めた安静度表があるのですが、「3、4の国立療養所における安静度と学習時間は非常にまちまちである」として右の表を挙げています。

安静度の決定が医師の主観で決められているというのは驚くべきことで、またその決定した安静度によって教室学習かベッドサイド授業かの授業の形態や一日の授業時間も、同じ国立療養所でも大きく異なるというのです。結核特殊学級の教育はすべて医師たちの言わばさじ加減でいかようにも変ったのです。そこでは教師たち教育側がその決定に関与できません。学校側は、医師が決定した所与の条件下で教育内容を考えていったのです。

元来療養所への入所・退所も医師が決定するわけですから、その中での教育も医療に従属するのは当然のことでした。こののち結核療養所では結核患者が激減して斜陽化するにつれて、結核以外の病人を受け入れて存続を図ります。宇療は脳卒中リハビリの病院に特化して、小児を受け入れませんでしたが、様々な病気を持つ病児が入院してきた療養所もありました。病院の院内学級はその様々な子どもたちに教育を施しました。

〔長峯　一九八七〕の分類によると、病弱教育の変遷は次の四段階に分けられます。すなわち「第一期　結核対象期　自然発生的に　そこに子どもがいるから」「第二期　喘息対象期　闘病の精神　病気に打ち勝つために」「第三期　全慢性疾患対象期　容病　病気を受け入れて生きる」「第四期　重心包括期　生の尊厳　生きていること自体の大切さ」[25]の四期です。

この慢性疾患には、筋ジストロフィー症、心臓疾患、糖尿病、白血病や精神疾患など様々な疾病があり、その病院（療養所）の医師が関心を持っている病気の子が入院してきて院内学級に転入したという側面もあって、対象の疾病が変われば児童生徒数も変動しました。

人が生まれ育ちに左右されるように組織も成育歴が影響します。すなわち医師が院内学級の児童生徒を創り出すという構造は、結核療養所の特殊学級以来綿々と続いているのです。

リハビリテーションとしての教育

「訪問記」で見たように、特殊学級の子どもたちは精神的な不安定さを持っていました。遠山はこのことを「国立宇都宮療養所における養護学級」において、田研式「不安傾向診断テスト」の結果が示す具体的な数字で明らかにしています。さらにその後も継続的にこのテストを続け、講演でも次のように述べています。

> 田研式不安テストの結果を見ると、国立療養所に入所している肺結核小児は一般に不安傾向が強く、…中学生相当年齢の女子では、学齢を超過しているか否か、発病からの期間、入所期間、病気の見通しなどの点についてははっきりとした関連を持っている…。[26]

そして結核小児への教育は、そうした不安感情を和らげる効果を持っていると述べています。遠山はそれを不安な気分を和らげる、気分転換するという意味合いで「転換療法」と呼んでいますが、今日この用語はあまり一般的ではありません。また、そうした精神的な治療のあとの段階として、教室学習が作業療法となるとしています。

遠山は特殊学級での教育を治療・療養に資する療法＝セラピーと捉え、教育の「効用」に重きを置いているのです。

教育の成果―進路実績

遠山はセラピーとしての教育の効用の他に、教育そのものの成果として学力が向上し、高校にも合格者を出していることを挙げています。二つ目の論文「結核小児の教育」でも、「38年度には卒業生のうち高校を受験した9名中8名が合格しているから、この点からみても勉強がおくれるということはほとんど問題にはならないと思われる」(27)と進路実績の成果を繰り返し述べています。

さらに『創立四〇周年記念誌』中の「養護学級の歩み」でも次のように述べて、下の表を掲げています。(署名がありませんが、筆者は遠山だと思われます)

こうして養護学級は満12年の歩みを続けてきた。…入級者総数349名を数え、小学校の卒業生67名のうち12名は卒業と同時に出身地の中学校に進み、中学生98名も現在療養所に残って療養を続けている者11名の他は退所し、高校進学、更に大学~就職戦線へ進み家事に従事している者、結婚して母親となった者等々、それぞれの道に進んで活躍している。途中退級者の中には原級にかえってから健康優良児にえらばれた者もあるときいているし、高校を卒業し国鉄に入って電気機関車の運転助士に合格して働いている者もある。又看護婦になって働きながら通信の高校で勉強も続けながら立派にやっている者も2名、今看護婦の卵となって勉学中の卒業生もいる。

中学校卒業生の動向(44.1月現在やや正確を欠く)

卒業生数	療養中	在家アフタケア修了生	アフタケア	準看護学院	就職中中学卒	高校卒	高校在学中	大学在学
98	11	24	1	1	36	16	5	4

進学状況

	数	公立高校	私立高校	大学
中学卒業者	98	17 (内3定時制)	11	5
中途退級者	68	28	6	5

中学卒業者-進学率28.58%　中途退級者-同左50.0%(28)

註)「中学卒業者」は特殊学級を卒業した者、「中途退級者」は居住地校へ転学した者

全ての子どもが教育を享受する体制へ

現代の我々は、どんな障害を持つ子どもでも教育を受ける権利を持ち、例え長期間にわたって入院を余儀なくされる子どもでも直ちに教育の機会が提供されることを当然視しています。それまで就学免除の扱いを受けていた障害児も昭和五四（一九七九）年、養護学校義務化によって教育を享受することができるようになりました。

旧結核療養所でも長峯の分類のように様々な障害の子どもを受け入れ、重度心身障害児の入所施設を作っている病院が多数あります。そこでの教育や、自宅を出られない子どもたちにも「訪問教育」が行われています。

そうした現代から見ると、遠山の説く「療法としての教育」や進学実績ばかりを強調するのは、全ての子どもに教育を享受させる視点からは当時の限界を感じます。しかし、それでも現代の病弱教育・院内学級へと続く大きな一歩でした。

4　特殊学級の終焉

創立一〇周年・一五周年

時は流れて、宇療の特殊学級も創立一〇周年・一五周年と歩みを重ねていきました。記念式典の様子を最上日記で紹介します。

昭和四一（一九六六）年九月七日
十時　養護学級十周年記念式　市教育委員会　県予防課長その他来賓を迎えて開会、
祝辞「有難う」、教育委員会表彰　余と遠山医ム課長、学校長表彰、余、遠山医務課長　小口先生　菅野（婦）長　表彰される、一寸オモワユイ、後懇親会

昭和四六（一九七一）年九月七日
十時より養護学級開設十五周年記念式、城山中学校よりブラスバンド三十二名来りて演奏。
篠原中学校長中村東小学校長の式辞の次に余の式辞、植木主任教諭による学級沿革、遠山医務課長の医学的観察報告、ブラスバンドの数曲演奏、入所中の児童生徒の演芸　城山東小の紙芝居、遠山、篠原、中村各氏の手品あり
十二時閉会その後会議室で昼食　両校長、教頭、養護学級植木、薄井両氏　余、医務課長、事務長、総婦長、一時終了。

同窓会

療養所を退所した後も、元患者は経過観察で診察を受けに療養所に来ていたようです。元特殊学級生が来ると、同窓会のようです。（以下最上日記）

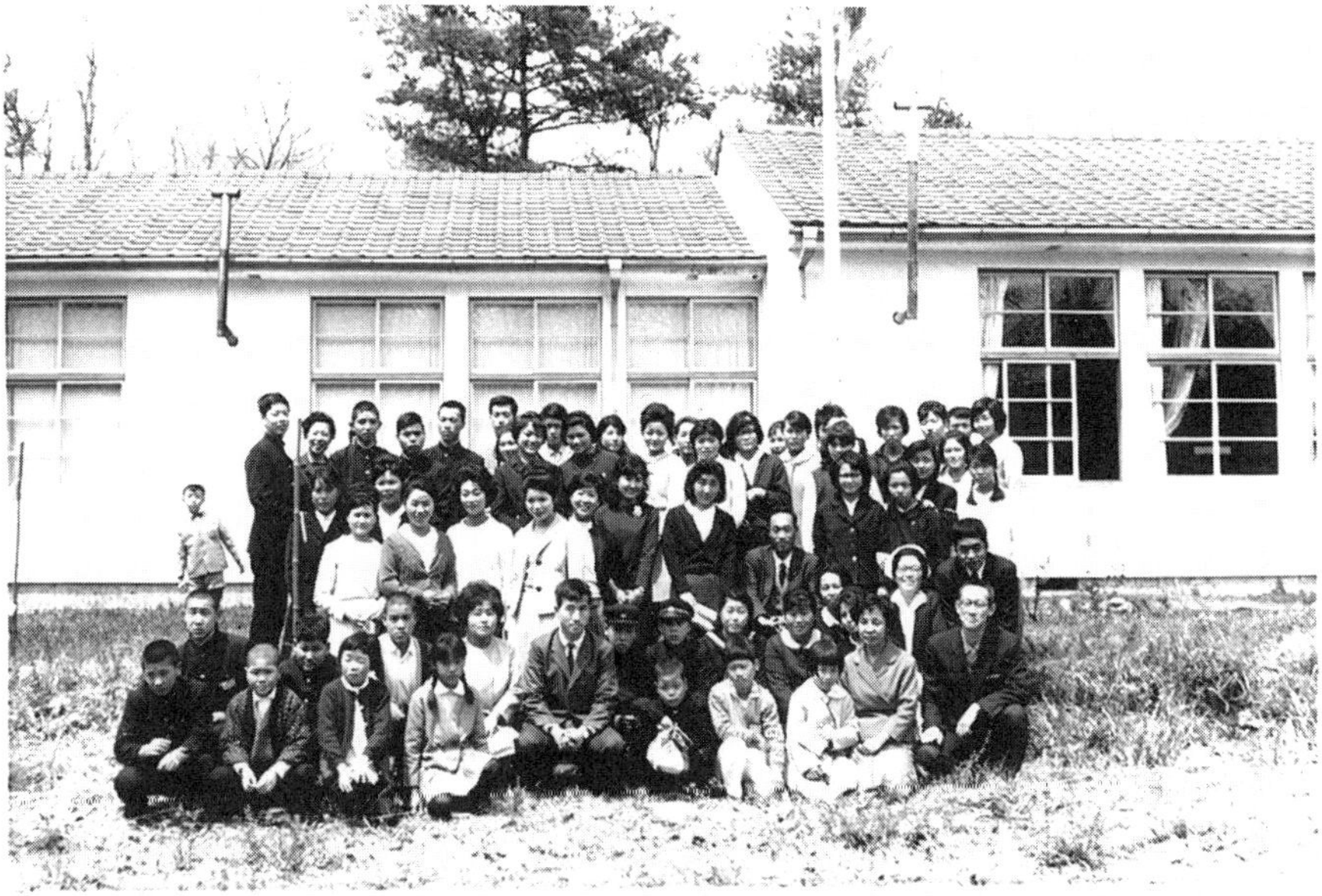

図17　宇療の特殊学級の同窓会　撮影年不明。宇療の特殊学級校舎前　前列右から遠山医師　小口元教諭　3列目で座っているのが星野勇教諭

昭和四六（一九七一）年七月三十一日
外来　比較的〔多い？〕養護学級卒業生、三人
そのうち二人＝一人は東京、一人は大宮から子供を連れて来所。
宇都宮在住のIさんはまだ一人。

実際の同窓会は、遠山によると次のようなものでした。

かつて学級で学び原級にかえって高校から大学に進み卒業と同時に国家公務員上級職の試験に合格し、県の職員となって活躍しているSさんを会長に、退級者、卒業者によって同窓会もつくられ、年一回養護学級の教室で集りがもたれ親交を暖めている。（『創立四〇周年記念誌』）

二、三年前、養護学級の同窓会に招待をうけた。幹事の一人は公務員、一人は農業に従事しているということであった。てきぱきと事をはこんでいる今の彼らが、養護学級時代の彼らと同じ人間であろうかと頭の中でなかなか重ならなかったが、次第に同窓生が集まってくるに従ってますますとまどうばかりであった。子連れで来る人、りゅうとした背広すがた、着飾った和服姿の女性などなど。会場を間違えたかと思うほどであった。それもその筈である。開設当時の昭和三十一年から、もう二十年もたっているから、あの時十歳の小学生が今はもう三十歳になっているのである。いろいろな時代の人達が集まって来ているので、話題も豊富である。時間がたつにつれて話ぶりも、様子も、あの頃の少年少女にすっかり帰ってしまった。[29]

表3　宇療の特殊学級　沿革

昭和31（1956）年8月	特殊学級編制認可申請書を栃木県教育委員会に提出
昭和31（1956）年9月	栃木県教育委員会において認可される（小・中各1学級）開設式を挙行
昭和33（1958）年2月	小・中学校各1学級増加
昭和34（1959）年11月	在籍小学生30人・中学生21人　保護者・教職員による後援会が結成
昭和35（1960）年10月	校舎落成式を挙行
昭和37（1962）年4月	中学校1学級増加。在籍59人（最大在籍数）
昭和41（1966）年9月	開設10周年記念式を挙行
昭和46（1971）年9月	開設15周年記念式を挙行
昭和49（1974）年3月	該当児いなくなり廃止となる

激減する児童生徒　閉校へ

周年を重ねる一方で、化学療法の普及等で昭和三七（一九六二）年四月一日現在の在籍児童生徒五九名が最大となり、その後年を追うごとに児童生徒数は減少の一途をたどりました。宇都宮市教委からは、次のように言われたようです。（最上日記より）

昭和四六（一九七一）年一月八日
十時養護学級始業式　一人でも児童おる間は、学級は閉鎖しないとのこと。

○　年々学童が少なくなって来てしまいまして、養護学級の先生方も少なくなって来まして。小学校に1人、中学校に1人位になってしまいましてね、開校当時と同じような状態になってまいりました。その時に進学する子がたまたま1人入ってきまして、英語の先生がいなかったんです。その時、遠山先生が退庁後にその生徒に英語を教えていらした事を思い出します。

○　遠山先生の担当した子供のごく一部でしてピーク時には70～80名が入院して居り愛情あふれる先生の治療で最後の人まで治療して社会に送り出したのは院長就任間もなくの頃だったと思います。（『創立六〇周年記念誌』　筆者編集済み）

190頁表2の児童数の通り、既に昭和四三（一九六八）年度から小学生は在籍者がいなくなり、その後も一時的に（短期間の）入所者があるのみだったようです。最後の中学三年生の卒業をもって閉校となりました。

特殊学級の校舎はしばらく残されていましたが、やがて建物は栃木県へ移管されて栃木県衛生福祉大学校の保健看護学部看護学科本科の学生が宇療において実習するための臨床教室（控室）になりました。口絵4の空中写真には、敷地の北西に小さな建物が映っています。

［註］

（1）『下野新聞』一九五六年九月二日

（2）栃木県教育委員会事務局（編）『教育月報一九五八年十一月号』、三頁

（3）青木純一「二十世紀初めにおける小学校教員の結核とその対策―流行の背景や公立小学校教員疾病療治料の効果を中心に―」『日本教育政策学会年報14』、二〇〇七年

（4）全国病弱教育研究連盟・病弱教育史研究委員会（編）『日本病弱教育史』一九九〇年、七二頁。

（5）岡山県立早島支援学校ホームページ

（6）前掲書『日本病弱教育史』、七二頁

（7）岐阜県立恵那特別支援学校ホームページ

（8）前掲書『日本病弱教育史』、七二頁

（9）同右、七三頁

（10）同右

（11）新潟県立柏崎特別支援学校ホームページ

（12）宮城県立山元支援学校ホームページ

（13）宮城県立西多賀支援学校ホームページ

（14）「栃木県特殊教育35年の歩み」作成委員会『栃木県特殊教育35年の歩み』一九八六年、二〇頁

（15）国立栃木療養所（編）『国立栃木療養所十五年誌』一九五九年、三一頁

（16）前掲書『教育月報一九五五年八月号』、八頁

（17）前掲書『日本病弱教育史』、一九六頁

（18）前掲書『教育月報一九五八年三月号』、二一―二四頁

（19）前掲書『教育月報一九六〇年十二月号』、一一―一二四頁

（20）城山中校長の名前が『戸川』とあるが『戸田』の誤り

（21）遠山有能・小口スガ・秋場荘介「結核小児の教育」『日本胸部臨床　23（10）』、一九六四年、七二一頁

（22）3の引用はここまで、遠山有能「国立宇都宮療養所における養護学級」『医療　16（4）』一九六二年

（23）前掲「結核小児の教育」、七一八頁

（24）前掲「結核小児の教育」、七一九頁

（25）長峯博「病弱児の教育と健康」『学校保健研究　29（8）』一九八七年、三五二―三五三頁。

（26）遠山有能「第三八回日本結核病学会総会演説要旨」『結核38（3）』一九六三年、一六九頁

（27）前掲「結核小児の教育」、七二一頁

(28) 国立宇都宮療養所(編)『創立四〇周年記念誌』一九六九年、四六、四八頁
(29) 遠山有能『雑木林の中で』七九頁

おわりに

1 ＷＨＯの療養所に関する勧告の衝撃

ＷＨＯ結核専門委員会第八回報告

一九六四年に「ＷＨＯ結核専門委員会第八回報告」が発表されました。この報告書でＷＨＯが勧告したことは、当時の日本が実施していた結核予防・診断・治療方式を否定するもので、特に治療に関しては「入院治療は不必要」、「療養所治療は中止すべきである」、「抗生剤の三剤併用（ＩＮＨ・ＳＭ・ＰＡＳ）一年間でよい」とされ、結核予防会を中心とする日本の結核治療関係者に衝撃を与えました。

しかし、結核予防会重鎮の青木正和は、「経済的状況が厳しい途上国を意識して作られたもので」、日本は関係ないとしてすぐには対策を変えなかったと述べています。[1] そして自ら、日本はやがて結核治療のグローバルスタンダードから乖離《かいり》したと認めています。

この点について、常石敬一は「現在、結核発病、即入院という対応は、いわゆる先進国では日本だけの常識となっている」「日本は今でも、結核の疑いがあるとＸ線撮影をし、発病していると入院させてひと安心、という悪習から脱皮できていない」[2] と厳しく批判し、結核学の専門家たちが「利益共同体としての既得権の確保の意識」を持っていたために、ＷＨＯの勧告を受け入れて結核対策を変えることができず国際標準から外れてしまったのだとしています。

現在の日本で、結核は感染症法の二類に分類されており、排菌していれば入院となりますが、平均二ヵ月程度で済むそうです。

療養所の特殊学級は日本の結核対策のあだ花か

一九六〇年代に療養所は必要ないとされたのは衝撃的です。もしこの勧告を日本が受け入れていたら、療養所や特殊学級もなくなっていたでしょう。日本の結核治療では医師によって不必要に入院（入所）患者が作られ、不必要な特殊学級が作られていたことになるのでしょうか。また命令入所はハンセン病の療養所の場合ほどではないにしろ、人権侵害になりかねません（ハンセン病の療養所は一度入ったら二度と出られませんでした）(3)。

あなたは結核療養所に長期間入所する必要はなかったと言われたら、「私の青春を返せ！」と訴える人がいないでしょうか。それはともかく、結核特殊学級は日本の結核治療に咲いたあだ花だと例えられるのではないでしょうか。

かつての結核療養所の特殊学級は、現在病弱教育（院内学級）の特別支援学校に接続して存続しているものが多くあります。それらの学校ももっと早くに療養所がなくなっていたら、現在とは違うものになっていたかもしれません。

2 厚労省発表の再編対象公立病院

二〇一九年発表の再編対象公立病院

二〇一九年九月、厚生労働省の「地域医療構想に関するワーキンググループ（第二四回）」は医療提供体制の「再検証要請対象」四二四病院を含む、公立・公的医療機関一四五五病院の情報を公開しました。

これは高齢化や人口減少による病院の役割見直しのために各自治体が地域医療構想を実現する過程で、多額の公費が投入されているにも関わらず、診療実績が乏しい病院名を公表し、各地の病院の統合・再編を推進させようとするものです。その対象として全国で四二四の病院名が挙がりました。

この発表に対して再編対象となった病院はもちろん、各地の自治体からも地域医療を崩壊させると激しい反発を招きました。しかし、専門家からは、急性期医療を掲げている病院の医療提供状況を可視化させたなどと高い評価を受けています。

これは「お宅の病院は実績のない〝なんちゃって急性期病院〟じゃないですか。急性期の機能は他の近隣の病院に統合したらどうですか」と求めるものですが、必ずしもその病院の役割を全否定したものではありません。

かつての療養所は存続するのか

再編対象となった病院には、地方の公立病院、かつての国立病院や国立療養所であったＮＨＯの病院、赤十字病院、済生会病院、ＪＣＨＯの病院の名前が多数挙がっています。

それらの中には旧療養所のＮＨＯの病院を中心に、病弱教育の特別支援学校が併設・隣接している病院が含まれており、また肢体不自由児の入所施設を持つ病院も名前が上がっていました。

この再編の動きは新型コロナウイルス感染症の影響で先行きが不透明になりつつありますが、再編対象とされた病院は今後どうなっていくのでしょうか。統合されて消えていく病院がある一方で、医療の内容を変えて提供し、病人の受け皿を維持し続ける病院もあるでしょう。それはかつて結核療養所が結核以外の病気を受け入れて国立療養所〇〇病院として存続したのを繰り返すようです。

表にあげた病院は例え急性期の機能を他病院に移されても、重度心身障害児や肢体不自由児の入所施設を併せ持ち、特別支援学校を併設・隣接していることが強みとなって病院を存続させることができるのではないでしょうか。

公立病院の再編は避けられないことですが、病院への入院を余儀なくされた子どもたちが切れ目なく学校教育を受けられ、また重心児が教育を受けながら安心してその生を全うできることを切に願って結びとします。

表1　特別支援学校を併設・隣接する再編対象公立病院(4)

No	再編対象病院	沿革	特別支援学校
1	独立行政法人国立病院機構盛岡病院	旧療養所	盛岡みたけ支援学校
2	独立行政法人国立病院機構仙台西多賀病院	旧療養所	西多賀支援学校
3	独立行政法人国立病院機構宮城病院	旧療養所	山元支援学校
4	独立行政法人国立病院機構宇都宮病院	旧療養所	岡本特別支援学校
5	独立行政法人国立病院機構東埼玉病院	旧療養所	蓮田特別支援学校
6	独立行政法人国立病院機構千葉東病院	旧療養所	仁戸名特別支援学校
7	独立行政法人国立病院機構神奈川病院	旧療養所	県立秦野養護学校
8	新潟県立吉田病院	旧療養所	吉田特別支援学校
9	独立行政法人国立病院機構新潟病院	旧療養所	柏崎特別支援学校
10	市立恵那病院	旧療養所	恵那特別支援学校
11	独立行政法人国立病院機構宇多野病院	旧療養所	市立鳴滝総合支援学校
12	独立行政法人国立病院機構兵庫中央病院	旧療養所	上野ケ原特別支援学校
13	独立行政法人国立病院機構松江医療センター	旧療養所	松江緑が丘養護学校
14	独立行政法人国立病院機構南岡山医療センター	旧療養所	早島支援学校
15	独立行政法人国立病院機構広島西医療センター	療養所を統合	広島西特別支援学校
16	独立行政法人国立病院機構東佐賀病院	旧療養所	中原特別支援学校

No	再編対象リハビリテーションセンター・療育センター	特別支援学校
1	千葉県千葉リハビリテーションセンター	袖ケ浦特別支援学校
2	富山県リハビリテーション・こども支援センター	高志支援学校
3	兵庫県立リハビリテーション中央病院	のじぎく特別支援学校おおぞら分教室
4	福岡県立粕屋新光園	福岡県立福岡特別支援学校
5	北九州市立総合療育センター	北九州市立小倉総合特別支援学校

［註］

（1）青木正和『医師・看護職のための結核病学　結核対策史』二〇〇四年、七六―七七頁。

（2）常石敬一『結核と日本人　医療政策を検証する』二〇一一年、一七一―一七二頁。

（3）命令入所は基本的人権の大きな制限であるが、結核予防法における「命令」は強制力がなかったといわれている。

（4）厚労省発表の病院の中から筆者が病院のホームページ等で確認し作成したが、漏れている特別支援学校があると思われる。

参考文献

青木純一『結核の社会史』御茶の水書房、二〇〇四年
青木正和『結核の歴史』講談社、二〇〇三年
赤坂憲雄『武蔵野をよむ』岩波新書、二〇一八年
荒木優太（編著）『在野研究ビギナーズ―勝手に始める研究生活』明石書店、二〇一九年
磯田道史『感染症の日本史』文春新書、二〇二〇年
一ノ瀬俊也『昭和戦争史講義―ジブリ作品から歴史を学ぶ』人文書院、二〇一八年
金沢市若松療養所（編）『金沢市若松療養所年報　昭和13年度』一九三八年
金田章裕『景観からよむ日本の歴史』岩波新書、二〇二〇年
月刊「厚生サロン」編集室（編）『国立病院・国立療養所航空写真集』日本厚生協会出版部、一九九六年
厚生省『厚生白書（昭和36年度版）』一九六一年
厚生省医務局国立病院課・国立病院課（監修）『国立病院・国立療養所要覧　昭和５５年７月１日現在』厚生共済会、一九八〇年
厚生省医務局国立療養所課（編）『国立療養所年報　昭和３２年度』一九五八年
神戸市立屯田療養所『神戸市立屯田療養所年報　大正15年―昭和3年』一九二六―二八年
国立療養所史研究会（編）『国立療養所史（結核編）』一九七六年
常石敬一『結核と日本人　医療政策を検証する』岩波書店、二〇一一年
戸高一成　大木毅『帝国軍人　公文書、私文書、オーラルヒストリーからみる』角川新書、二〇二〇年
栃木県連合教育会（編）『新版栃木県教育史　下巻・戦後史編』一九九〇年
野口悠紀雄『１９４０年体制（増補版）』東洋経済新報社、二〇一〇年
長谷川貴彦（編）『エゴ・ドキュメントの歴史学』岩波書店、二〇二〇年
福田眞人『結核の文化史』名古屋大学出版会、一九九五年
「ほそや地区」郷土誌刊行委員長斎藤喜八（編）『ほそや地区郷土誌』一九九七年
文部省『特殊教育百年史』東洋館出版社、一九七八年

あとがき

筆者が宇療について調べだしたのは、宇療の跡地であるとちぎ健康の森内のわかくさ特別支援学校に勤務してからである。まったくゼロの知識からスタートしたし、中々資料が見つからなかったので、宇療特殊学級の校舎が療養所の敷地内のどこにあったのかを突き止めるのに一年近くかかった。

その後も乏しい文献を探し、所長の日記や手記、関係者の証言などをできる限り収集して掲載し何とか一冊の書物にまとめることができた。が、課題が残った。

多くの組織・団体では、その一〇年ごとに周年行事を開催し、その間の歴史を記念誌としてまとめ、組織の沿革を積み重ねていく。もちろん、学校も同様だが、既存の小中学校の分教室として出発した結核特殊学級はその沿革がきちんと残されていない。それは形式的に近くの小中学校の分教室とされただけで、実質的には異なる場所に建てられた別な学校だからだ。

そうした結核特殊学級の中には、やがて（県立の）養護学校として独立し、現在も病弱教育の特別支援学校として存続しているものがあるが、それらの学校のほとんどは前身となる分教室時代を自校の歴史として意識していない。大抵は養護学校として独立した時を創立年としている。

こうして分教室の本校も、接続した特支校も自校の歴史ととらえていないのだから、この特殊学級の歴史は消えてしまうのである。本書で度々引用した宮城県の西多賀支援学校のホームページは、その中で例外中の例外で、よくぞこの特支校がこの歴史をまとめてくれたものである。

従って結核特殊学級の歴史は、どこの場合も資料が乏しいと言わざるを得ない。ましてや宇療の特殊学級は、養護学校に接続することなく閉校となったので、どこにも資料が残っていないというのが実情である。特にこの学校で働いていた教員の回想や証言など一次史料とも言えるエゴ・ドキュメントを見つけられなかったことは、この学校の全体像をつかむ上で大きな欠落といえる。

言い訳めいたことを書いたが、これも自分の力量のなさがなせる仕業であろう。「はじめに」で書いたとおり、本書を読んで特に宇療の特殊学級の教員や、最も必要だが最も欠けている当時の患者＝児童生徒ら関係者からの御教示をぜひお寄せいただきたい。


本書を執筆するにあたり、多くの方々の援助をいただいた。

まず何といっても最上修二所長の遺児、最上恵美子氏である。父君の日記を快く提供していただき、それとともに本書に掲載されている貴重なアルバム・写真、他にはほとんど現存していないと思われる戦前の宇療の年報などを提供していただいた。本書はほとんどそれらにより形作られている。

恵美子氏には度々筆者の勤務先に足をお運びいただいた。そこは氏が誕生から一八歳になるまで過ごした療養所（官舎）のあった場所なのであるが、父君のことや宇療のことについて、何回か聞き取り調査をさせていただき、家族や長年官舎に住んでいた人しか知り得ない貴重な情報をいただいた。

これらの御協力がなければ本書は完成しなかった。ご夫君の最上勝弘氏とともに深く感謝する次第である。また本書の装丁は、最上恵美子氏の長女である最上真千子氏がデザインを買って出て作成してくださったものである。真千子氏が抱く祖父のイメージで作っていただいた。これまた感謝する次第である。

最上修二所長の日記は、万年筆でサラサラと書いたもので、最初は読めない字が多く閉口した。他人に読ませるつもりはなかったであろうから当然である。そこで読めない文字は、宇都宮東高等学校教諭の川田純之教諭にお願いして読んでいただいた。氏は古文書が読める近世史の研究家である。何回かに分けて日記等の文章を添削していただくと、段々と筆者でも読めるようになった次第である。これまた大変感謝申し上げる。

最上日記には、時折横文字＝アルファベットが出現する。主にドイツ語で書かれた医学用語で、英語も混じっており、筆記体で書いてあることもあって解読は難航した。それらは岡医院の岡一雄氏に解読いただいた。また同じく医師の戸村光宏氏には最上所長が亡くなる時の医学的な情報を提供していただいた。

両氏とも栃木県の医学史について研究をされている方で、結核史に関して貴重なご教示もいただいた。宇療や最上所長について調べを続けながら、こんなことを調べているのは自分一人だけだと自嘲気味に確信していたが、最上所長のことで両氏と情報交換ができた時は、とても感激した。お二人には深謝する次第である。

その他にも左記の多くの関係機関に調査をお願いし、資料や情報の提供をいただいた。

栃木県立岡本特別支援学校、ＮＨＯ宇都宮病院、栃木県医師会、栃木県立日光明峰高等学校、栃木県教育委員会事務局、栃木県教育委員会河内教育事務所、宇都宮市教育委員会、宇都宮市道路管理課、栃木県立文書館、栃木県立図書館、栃木県議会事務局、栃木県連合教育会、宮城県立西多賀支援学校、宇都宮市駒生町大貫商店、同町株式会社青晃園、株式会社島津製作所、宇都宮市駒生町宝木地区自治会、宇都宮市立城山中学校、宇都宮市立城山東小学校、宇都宮市立宝木小学校、宇都宮市立清原南小学校、宇都宮市立一条中学校、栃木県立わかくさ特別支援学校教職員、以上の各団体担当者の方々には感謝申し上げたい。

最後になったが、編集の労を取っていただいた随想舎の卯木伸男氏にも感謝申し上げる。

令和三年三月

橋本　伸一

［著者紹介］
橋本　伸一（はしもと　しんいち）
1960年　宇都宮市生まれ
1983年　早稲田大学第一文学部西洋史学専攻卒業
1983年より栃木県内の県立高等学校教諭を務める
2016～18年　栃木県立足利中央特別支援学校長
2018～21年　栃木県立わかくさ特別支援学校長

二兎を追う　宇都宮療養所所長最上修二と結核特殊学級

2021年3月20日　第1刷発行

著　者 ● 橋本　伸一

発　行 ● 有限会社 随 想 舎
〒320-0033　栃木県宇都宮市本町10-3 TSビル
TEL　028-616-6605　FAX　028-616-6607
振替　00360－0－36984
URL　http://www.zuisousha.co.jp/

印　刷 ● モリモト印刷株式会社

装丁 ● 最上真千子

定価はカバーに表示してあります／乱丁・落丁はお取りかえいたします
 ISBN978-4-88748-389-7